NANDA-I-NIC-NOC の基本を理解する

最新の動向と看護計画への活用の仕方

第 **2** 版

［編集］
黒田裕子
看護診断研究会代表

医学書院

〈編者紹介〉
黒田　裕子
1977年徳島大学教育学部看護教員養成課程卒業。北里大学病院脳神経外科病棟勤務，聖カタリナ女子高等学校衛生看護科・専攻科，日本赤十字社医療センター脳神経外科病棟勤務を経て，聖路加看護大学修士課程修了(看護学修士号取得)。日本赤十字中央女子短期大学講師を勤め，1988年聖路加看護大学大学院看護学研究科博士後期課程に入学，1991年同大学大学院修了(看護学学術博士号取得)，同年より，東京医科歯科大学保健衛生学科看護学専攻・助手(学内講師)として勤務。1993年より日本赤十字看護大学助教授，1995年同大学教授として勤務。2003年4月より北里大学看護学部・大学院修士課程・博士後期課程教授，2004年4月より開講した北里大学大学院看護学研究科クリティカルケア看護学教授として勤務，2012年7月より北里大学看護学部長，北里大学大学院看護学研究科長。2015年4月から2016年12月まで徳島文理大学保健福祉学部看護学科・大学院看護学研究科教授，この間2016年4月から同年12月まで徳島文理大学大学院看護学研究科長。現在は看護診断研究会代表。

NANDA-I-NIC-NOCの基本を理解する
―最新の動向と看護計画への活用の仕方

発　行　2016年7月1日　第1版第1刷
　　　　2019年2月15日　第2版第1刷ⓒ
　　　　2021年7月15日　第2版第2刷

編　集　黒田裕子
　　　　(くろだゆうこ)
発行者　株式会社　医学書院
　　　　代表取締役　金原　俊
　　　　〒113-8719　東京都文京区本郷1-28-23
　　　　電話　03-3817-5600(社内案内)
印刷・製本　山口北州印刷

本書の複製権・翻訳権・上映権・譲渡権・貸与権・公衆送信権(送信可能化権を含む)は株式会社医学書院が保有します。

ISBN978-4-260-03801-0

本書を無断で複製する行為(複写，スキャン，デジタルデータ化など)は，「私的使用のための複製」など著作権法上の限られた例外を除き禁じられています。大学，病院，診療所，企業などにおいて，業務上使用する目的(診療，研究活動を含む)で上記の行為を行うことは，その使用範囲が内部的であっても，私的使用には該当せず，違法です。また私的使用に該当する場合であっても，代行業者等の第三者に依頼して上記の行為を行うことは違法となります。

JCOPY　〈出版者著作権管理機構　委託出版物〉
本書の無断複製は著作権法上での例外を除き禁じられています。複製される場合は，そのつど事前に，出版者著作権管理機構(電話03-5244-5088, FAX 03-5244-5089, info@jcopy.or.jp)の許諾を得てください。

■編集

黒田　裕子　看護診断研究会代表

■執筆者一覧（五十音順）

黒田　裕子　看護診断研究会代表
小泉　純子　戸田中央総合病院看護部
榊　　由里　日本医科大学付属病院高度救命救急センター
杉田　里絵　戸田中央医科グループ本部看護局
中西　雅代　前NTT東日本関東病院看護部
中野由美子　聖隷淡路病院看護部
成井　美穂　北里大学病院看護部
福田　和明　四天王寺大学看護学部看護学科
古澤　圭壱　東邦大学医療センター大森病院看護部
益田亜佐子　NTT東日本関東病院看護部
宮城智賀子　東邦大学医療センター大森病院看護部
柳瀬　圭司　愛知医科大学病院EICU
山田　紋子　静岡県立大学看護学部看護学科

まえがき

　本書は，2016年に刊行された『NANDA-I-NIC-NOCの基本を理解する―最新の動向と看護計画への活用の仕方』の改訂版である。2018年に，NANDA-I看護診断，NIC，NOCの最新版が出版された。そのために，本書の内容もそれら最新版にあわせ改版する必要が生じた。

　『NANDA-I看護診断―定義と分類2018-2020　原書第11版』は，T. Heather Herdman氏と上鶴重美氏を編集者として2018年に刊行された(文献1)。一方，『看護介入分類(NIC)　原著第7版』は，H. K. Butcher, G. M. Bulechek, J. M. Dochterman, および C. M. Wagner氏を監修者として2018年に刊行された(文献2)。さらに『看護成果分類(NOC)　原著第6版』は，S. Moorhead, E. Swanson, M. Johnson, および M. L. Maas氏を監修者として2018年に刊行された(文献3)。

　本書はこれら最新版のNANDA-I看護診断，NIC，NOCをすべてにわたって使用させていただいた。

　第Ⅰ章は，「最新のNANDA-I 2018-2020の基本的理解」として，分類構造を含め，新しく加わった看護診断名，修正された看護診断名，削除された看護診断名を詳しく解説し，最新版の全容を読者がわかりやすく理解できるように工夫した。第Ⅱ章は，「最新のNIC原著第7版の基本的理解」，第Ⅲ章は，「最新のNOC原著第6版の基本的理解」として，最新版の全容を紹介した。第Ⅳ章は，「看護計画にNANDA-I-NIC-NOCをどのように使うのか」として，まず，「NANDA-I-NIC-NOCを用いる看護過程の展開」を解説した。この考え方を使って，慢性期事例1，慢性期事例2，急性期事例，超急性期事例，終末期事例1，終末期事例2の合計6事例を取り上げ，NANDA-I-NIC-NOCを用いる看護過程の展開を解説した。これらの事例の解説には，データベースをNANDA-I看護診断の分類法の枠組みに沿って詳細に取り上げたうえで，13領域アセスメントを詳細に説明した。そのうえで，NANDA-I看護診断，NIC，そしてNOCの選定方法を根拠とともに解説した。

　本書は，NANDA-I看護診断，NIC，そしてNOCを日々の看護計画に使っている看護師の方々に，アセスメントの基本的な理解を基盤として，NANDA-I看護診断，NIC，NOCの選定の仕方を理解していただくことをねらいとしている。読者諸氏にご指導をいただきながら，今後，より理解しやすい解説を心がけていきたいと考えている。是非，本書へのご助言をいただきたい。

　最後に丁寧で適切な編集をしていただいた医学書院の編集者の方々と木下和治氏に，この場を借りて御礼申し上げる。

2019年1月吉日

黒田　裕子

●参考文献
文献1
T. H. Herdman, & S. Kamitsuru(2017/2018)/上鶴重美(訳), NANDA-I 看護診断―定義と分類 2018-2020 原書第11版. 医学書院.
文献2
Butcher, H. K., Bulechek, G. M., Dochterman, J. M., & Wagner, C. M.(2018/2018)/黒田裕子, 聖隷浜松病院看護部(監訳), 看護介入分類(NIC) 原著第7版. エルゼビア・ジャパン.
文献3
Moorhead, S., Swanson, E., Johnson, M., & Mass, M. L.(2018/2018)/黒田裕子, 聖隷浜松病院看護部(監訳), 看護成果分類(NOC) 原著第6版. エルゼビア・ジャパン.

目次

執筆者一覧 ……… iii
まえがき ……… v

I 最新の NANDA-I 2018-2020 の基本的理解　　黒田裕子

- NANDA-I とは何か ……………………………………………………………… 2
- 最新の NANDA-I 2018-2020 の分類構造 ……………………………………… 2
- NANDA-I 2018-2020 看護診断分類の変更点 ………………………………… 11
- 看護診断概念構築のための多軸システム …………………………………… 32
- 標準化された共通言語としての看護診断 …………………………………… 34

II 最新の NIC 原著第 7 版の基本的理解　　黒田裕子

- 看護介入分類（NIC）とは何か ………………………………………………… 36
- NIC の構成と基本的な定義 …………………………………………………… 36
- NIC 原著第 7 版の分類構造 …………………………………………………… 38
- NIC 原著第 7 版から新しく加わった 15 介入 ………………………………… 43
- NIC の強み ……………………………………………………………………… 47

III 最新の NOC 原著第 6 版の基本的理解　　黒田裕子

- 看護成果分類（NOC）とは何か ……………………………………………… 50
- NOC 原著第 6 版の分類構造 …………………………………………………… 55
- NOC 原著第 6 版から新しく加わった 52 成果 ………………………………… 62
- NOC の強み ……………………………………………………………………… 64

IV 看護計画に NANDA-I-NIC-NOC をどのように使うのか

1. NANDA-I-NIC-NOC を用いる看護過程の展開　黒田裕子 ……………… 66
- 第 1 段階の情報収集および第 2 段階のアセスメント …… 66
- 第 3 段階：関連図の作成と全体像の描写 …… 81
- 第 4 段階：看護計画の立案 …… 82
- 第 5 段階の実践および第 6 段階の評価 …… 87

2. 事例の看護計画にNANDA-I-NIC-NOCを活用する

慢性期の事例1 宮城智賀子・杉田里絵・中野由美子 ……………… 88
- ■第1段階の情報収集および第2段階のアセスメント ……………… 88
- ■第3段階：関連図の作成および全体像の描写 ……………… 109
- ■第4段階：看護計画の立案 ……………… 114

慢性期の事例2 福田和明 ……………… 120
- ■第1段階：情報収集 ……………… 120
- ■第2段階：アセスメント ……………… 120
- ■第3段階：関連図の作成および全体像の描写 ……………… 135
- ■第4段階：看護計画の立案 ……………… 139

急性期の事例 山田紋子・柳瀬圭司 ……………… 145
- ■第1段階：情報収集 ……………… 145
- ■第2段階：アセスメント ……………… 152
- ■第3段階：関連図の作成および全体像の描写 ……………… 161
- ■第4段階：看護計画の立案 ……………… 164

超急性期の事例 榊　由里・古澤圭壱 ……………… 172
- ■第1段階：情報収集 ……………… 172
- ■第2段階：アセスメント ……………… 183
- ■第3段階：関連図の作成および全体像の描写 ……………… 195
- ■第4段階：看護計画の立案 ……………… 195

終末期の事例1 中西雅代・益田亜佐子 ……………… 203
- ■第1段階の情報収集および第2段階のアセスメント ……………… 203
- ■第3段階：関連図の作成および全体像の描写 ……………… 221
- ■第4段階：看護計画の立案 ……………… 222

終末期の事例2 小泉純子・成井美穂 ……………… 232
- ■第1段階の情報収集および第2段階のアセスメント ……………… 232
- ■第3段階：関連図の作成および全体像の描写 ……………… 250
- ■第4段階：看護計画の立案 ……………… 251

付録　NIC-NOCの最新分類構造の表　福田和明 ……………… 259

索引 ……… 269

I

最新の NANDA-I 2018-2020 の基本的理解

I 最新のNANDA-I 2018-2020の基本的理解

NANDA-Iとは何か

本章はNANDA-I 2018-2020を基本的に理解するための解説をしていく。

NANDAインターナショナル（NANDA-I[*1]）は，2002年に前身の北米看護診断協会（NANDA[*2]）が国際的な組織へと拡大発展し現在に至っている。遡ると看護診断の分類の起源は1973年であり，米国セントルイスの地においてマジョリー・ゴードン博士らの呼びかけによって創始された。現在までに45年以上の歴史がある。最初は全米看護診断分類会議であったが，1982年にカナダが加わりNANDAとなり，2002年から現在のNANDA-Iとなった。

NANDA-Iの大会は2年に1回（2009年からは3年に1回）開催され今日に至っている。1997年からは，NICおよびNOCとNNN同盟を組んで，同時開催となっている。

それでは分類構造の解説から始めよう。

[*1] NANDA-I：NANDA International
[*2] NANDA：North American Nursing Diagnosis Association

最新のNANDA-I 2018-2020の分類構造

たとえば食料品は，野菜類，穀物類，果物類，肉類，魚類等々，雑多な品物が分類に従って整理され消費者にとってわかりやすくなっている。同様に現在244個ある看護診断も，13領域[*3]47類[*4]に分類されている（図Ⅰ-1）。244個ある看護診断は各類の下位に配置されており（同じ看護診断が，別々の類に重複して配置されている診断も複数ある），階層構造となっている。電子カルテシステムに内蔵する場合は，この階層構造を使うことになる。

たとえば，領域1の《ヘルスプロモーション》には，類1の《健康自覚》と類2の《健康管理》の2つの類があり，看護診断は表Ⅰ-1のように配置されている。どの看護診断が，どの領域の，どの類に分類されているのかを理解しておくことは重要である。

[*3] 領域（ドメイン）：知識や影響力や探究の範囲
[*4] 類（クラス）：共通する属性をもつグループやセットや種類

■身体的な側面の患者現象

13領域のなかで身体的な側面の患者現象の看護診断が分類されているのは，領域2の《栄養》，領域3の《排泄と交換》，領域4の《活動／休息》，領域5の《知覚／認知》，そして，領域11の《安全／防御》である。

●領域2《栄養》

まず，領域2の《栄養》は，"組織の維持と修復，およびエネルギーの産生の目的で，栄養素を摂取し，吸収し，利用する活動"と定義されている（文献1）。この定義にはわたしたちの体内に入った飲食物が体内で栄養素となる生理学的な過程が示されている。この領域2の《栄養》には5つの類が含まれ，それぞれの定義と各類に含まれている看護診断がある（文献2）。

文献1
T. H. Herdman, & S. Kamitsuru（2017/2018）／上鶴重美（訳），NANDA-I看護診断─定義と分類 2018-2020 原書第11版（p.95）. 医学書院.（以下，NANDA-I, 2018と表記）

文献2
NANDA-I, 2018, pp.95-96

図Ⅰ-1　NANDA-I看護診断分類法Ⅱ領域と類

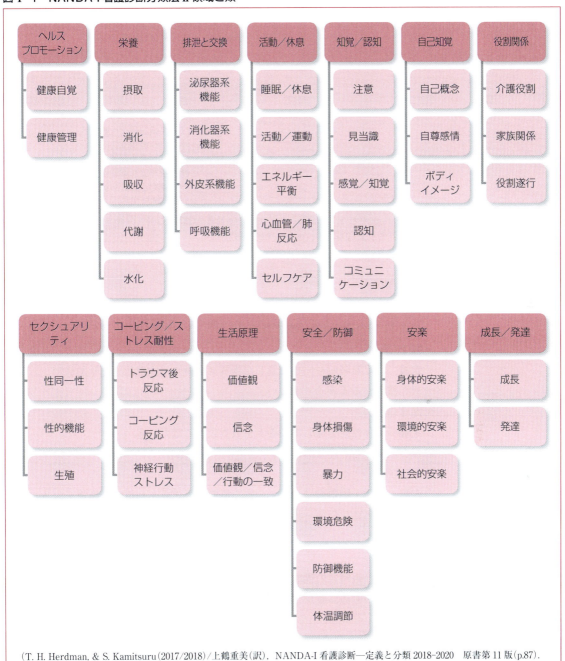

（T. H. Herdman, & S. Kamitsuru(2017/2018)／上鶴重美(訳)．NANDA-I 看護診断―定義と分類 2018-2020　原書第 11 版(p.87)．医学書院．）

Ⅰ 最新のNANDA-I 2018-2020の基本的理解

表Ⅰ-1　NANDA-I看護診断分類法Ⅱ領域1：ヘルスプロモーション，類と看護診断

領域	類	看護診断名
領域1：ヘルスプロモーション	類1：健康自覚	気分転換活動参加減少 ヘルスリテラシー促進準備状態 坐位中心ライフスタイル
	類2：健康管理	高齢者虚弱シンドローム 高齢者虚弱シンドロームリスク状態 コミュニティヘルス不足 リスク傾斜健康行動 非効果的健康維持 非効果的健康管理 健康管理促進準備状態 非効果的家族健康管理 非効果的抵抗力

(T. H. Herdman, & S. Kamitsuru(2017/2018)/上鶴重美(訳)，NANDA-I看護診断—定義と分類2018-2020　原書第11版(p.95)．医学書院．から一部抜粋)

- 類1《摂取》
  定義：食物や栄養素を体内に取り入れること
  現在14個の看護診断が含まれている。
- 類2《消化》
  定義：食品を吸収や同化に適した物質に変換する物理的・化学的活動
  現在該当する看護診断はない。
- 類3《吸収》
  定義：身体組織を通して栄養素を取り入れるはたらき
  現在該当する看護診断はない。
- 類4《代謝》
  定義：生体・細胞内で起きている，原形質の生成・利用や老廃物・エネルギー産生のための化学的・物理的過程で，生命維持に必要なエネルギー放出を伴う
  現在5個の看護診断が含まれている。
- 類5《水化》
  定義：水と電解質の摂取と吸収
  現在5個の看護診断が含まれている。

●領域3《排泄と交換》

次に領域3の《排泄と交換》は，"身体からの老廃物の分泌と排出"と定義されている(文献3)。この定義にはわたしたちの体内に入った飲食物が体内で分泌され，老廃物となって排出される生理学的な過程が示されている。この領域3の《排泄と交換》には4つの類が含まれ，それぞれの定義と各類に含まれている看護診断がある(文献4)。

- 類1《泌尿器系機能》
  定義：尿の分泌，再吸収，排出の過程

文献3
NANDA-I, 2018, p.96

文献4
NANDA-I, 2018, pp.96-97

現在8個の看護診断が含まれている。
- 類2《消化器系機能》
  定義：消化の最終産物の吸収と排出の過程
  現在9個の看護診断が含まれている。
- 類3《外皮系機能》
  定義：皮膚を介した分泌と排出の過程
  現在該当する看護診断はない。
- 類4《呼吸機能》
  定義：ガス交換および代謝の最終産物の除去の過程
  現在1個の看護診断が含まれている。

●領域4《活動／休息》
　次に領域4の《活動／休息》は，"エネルギー資源の産生，保存，消費，またはバランス"と定義されている(文献5)。この定義にはわたしたちが活動するエネルギーがどのように産生され，保存され，消費されるかの過程と，休息とのバランスが示されている。この領域4の《活動／休息》には5つの類が含まれ，それぞれの定義と各類に含まれている看護診断がある(文献6)。

文献5
NANDA-I, 2018, p.97

文献6
NANDA-I, 2018, pp.97-98

- 類1《睡眠／休息》
  定義：眠り，休養，安静，くつろぎ，不活動状態
  現在4個の看護診断が含まれている。
- 類2《活動／運動》
  定義：身体の一部を動かすこと(可動性)，機能すること，または多くの場合(常にではなく)負荷に対して行為を遂行すること
  現在8個の看護診断が含まれている。
- 類3《エネルギー平衡》
  定義：資源(リソース)の摂取と消費の調和のダイナミックな状態
  現在3個の看護診断が含まれている。
- 類4《心血管／肺反応》
  定義：活動／休息を支える循環-呼吸のメカニズム
  現在12個の看護診断が含まれている。
- 類5《セルフケア》
  定義：自分の身体および身体機能をケアするための活動を実施する能力
  現在7個の看護診断が含まれている。

●領域5《知覚／認知》
　次に領域5の《知覚／認知》は，"注意，見当識，感覚，知覚，認知，コミュニケーションなど，人間の処理システム"と定義されている(文献7)。この定義にはわたしたちの情報を処理する能力には，注意，見当識，感覚，知覚，認知，コミュニケーションがあることが示されている。この領域5の《知覚／認知》には5つの類

文献7
NANDA-I, 2018, p.98

I 最新のNANDA-I 2018-2020の基本的理解

文献8
NANDA-I, 2018, pp.98-99

が含まれ，それぞれの定義と各類に含まれている看護診断がある(文献8)。

- 類1《注意》
  定義：気づくため，または観察するための精神的レディネス
  現在1個の看護診断が含まれている。
- 類2《見当識》
  定義：時間，場所，人に対する認識
  現在該当する看護診断はない。
- 類3《感覚／知覚》
  定義：触覚，味覚，嗅覚，視覚，聴覚，運動覚を通じた情報の受け入れと，命名，関連づけ，パターン認識をもたらす感覚データの理解
  現在該当する看護診断はない。
- 類4《認知》
  定義：記憶，学習，思考，問題解決，抽象化，判断，洞察，知的能力，計算，言語の使用
  現在8個の看護診断が含まれている。
- 類5《コミュニケーション》
  定義：言語的および非言語的な情報を送り，受けとること
  現在2個の看護診断が含まれている。

● 領域11《安全／防御》

文献9
NANDA-I, 2018, p.103

次に身体的な側面の患者現象の看護診断が分類されている最後の領域11の《安全／防御》は，"危険や身体損傷や免疫システムの損傷がないこと，喪失からの保護，安全と安心の保障"と定義されている(文献9)。この定義にはわたしたちの安全と安心を守るために危険や身体損傷や免疫システムの損傷がないこと，喪失から保護されていることが示されている。この領域11の《安全／防御》には6つの類が含まれ，それぞれの定義と各類に含まれている看護診断がある(文献10)。

文献10
NANDA-I, 2018, pp.103-104

- 類1《感染》
  定義：病原体の侵入に続く宿主の反応
  現在2個の看護診断が含まれている。
- 類2《身体損傷》
  定義：身体への危害または傷害
  現在28個の看護診断が含まれている。
- 類3《暴力》
  定義：損傷や虐待をもたらすような過剰な腕力や能力の行使
  現在6個の看護診断が含まれている。
- 類4《環境危険》
  定義：周辺にある危険の発生源
  現在4個の看護診断が含まれている。

- 類5《防御機能》
  定義：非自己から自己を自分で守る過程
  現在4個の看護診断が含まれている。
- 類6《体温調節》
  定義：有機体を守る目的で体内の熱とエネルギーを調節する生理的過程
  現在6個の看護診断が含まれている。

■心理的な側面の患者現象

それでは，13領域のなかで唯一，心理的な側面の患者現象の看護診断が分類されている領域6の《自己知覚》を見てみよう。

●領域6《自己知覚》

領域6の《自己知覚》は，"自己についての認識"と定義されている（文献11）。この定義には，わたしたちが自分自身を，自分の身体をどのように認識しているのかが示されている。この領域6の《自己知覚》には3つの類が含まれ，それぞれの定義と各類に含まれている看護診断がある（文献12）。

文献11
NANDA-I, 2018, p.99

文献12
NANDA-I, 2018, p.99

- 類1《自己概念》
  定義：総体としての自己のとらえ方
  現在6個の看護診断が含まれている。
- 類2《自尊感情》
  定義：自分の価値，能力，重要性，および成功についての評価
  現在4個の看護診断が含まれている。
- 類3《ボディイメージ》
  定義：自分の身体についての心的イメージ
  現在1個の看護診断が含まれている。

■社会的な側面の患者現象

次いで，13領域のなかで唯一，社会的な側面の患者現象の看護診断が分類されている領域7の《役割関係》を見てみよう。

●領域7《役割関係》

領域7の《役割関係》は，"人と人との間，または集団と集団との間の肯定的および否定的なつながりやつきあい，またそうしたつながりが示す意味"と定義されている（文献13）。この定義は，わたしたちが人々や集団との間でどのような肯定的，否定的なつながりやつきあいがあるのか，そうしたつながりやつきあいがどのような意味をもっているのかを表している。この領域7の《役割関係》には3つの類が含まれ，それぞれの定義と各類に含まれている看護診断がある（文献14）。

文献13
NANDA-I, 2018, p.100

文献14
NANDA-I, 2018, p.100

- 類1《介護役割》
  定義：ヘルスケア専門職以外でケアを提供している人が社会的に期待される行

I 最新の NANDA-I 2018-2020 の基本的理解

動パターン
現在 5 個の看護診断が含まれている。
- 類 2《家族関係》
定義：生物学的，あるいは自らの選択によって関係がある人々のつながり
現在 4 個の看護診断が含まれている。
- 類 3《役割遂行》
定義：社会的に期待される行動パターンにおける機能の質
現在 6 個の看護診断が含まれている。

■行動的な側面の患者現象

次いで，13 領域のなかで行動的な側面の患者現象の看護診断が分類されている領域 1 の《ヘルスプロモーション》，領域 9 の《コーピング／ストレス耐性》，そして領域 10 の《生活原理》を見てみよう。

●領域 1《ヘルスプロモーション》

まず領域 1 の《ヘルスプロモーション》は，"安寧や機能の正常性についての意識，およびその安寧や機能の正常性のコントロールの維持と強化に用いられる方略"と定義されている(文献 15)。この定義は，わたしたちの身体の調子や身体の機能が良好，あるいは正常であるのかないのか，わたしたちの身体の調子や身体の機能が良好であるためのコントロール，もっと良好であるためのコントロールにどのような方略がなされているのかを表している。この領域 1 の《ヘルスプロモーション》には 2 つの類が含まれ，それぞれの定義と各類に含まれている看護診断がある(文献 16)。

- 類 1《健康自覚》
定義：正常機能と安寧の認識
現在 3 個の看護診断が含まれている。
- 類 2《健康管理》
定義：健康と安寧状態を維持する活動を明らかにし，コントロールし，実行し，統合すること
現在 9 個の看護診断が含まれている。

●領域 9《コーピング／ストレス耐性》

次いで領域 9 の《コーピング／ストレス耐性》は，"ライフイベント／生命過程に取り組むこと"と定義されている(文献 17)。この定義は，わたしたちが人生や生命に対してどのように取り組んでいるのかを表している。この領域 9 の《コーピング／ストレス耐性》には 3 つの類が含まれ，それぞれの定義と各類に含まれている看護診断がある(文献 18)。

- 類 1《トラウマ後反応》
定義：身体的または心理的トラウマの後に起こる反応

文献 15
NANDA-I, 2018, p.95

文献 16
NANDA-I, 2018, p.95

文献 17
NANDA-I, 2018, p.101

文献 18
NANDA-I, 2018, pp.101-102

現在 6 個の看護診断が含まれている。
- 類 2《コーピング反応》
  定義：環境ストレスを管理する過程
  現在 26 個の看護診断が含まれている。
- 類 3《神経行動ストレス》
  定義：神経および脳機能を反映した行動的反応
  現在 9 個の看護診断が含まれている。

●領域 10《生活原理》

次いで領域 10 の《生活原理》は，"真実である，または本質的な価値があるとみなされている行為や慣習や制度についての振る舞いや思考や行動の基本となる原理"と定義されている（文献 19）。この定義は，わたしたちが，真実であり，価値があると信じている自らの行為や慣習や制度に則って，振る舞っていることや思考や行動のおおもととなっている原理はいったいどのようなものであるのかを表している。この領域 10 の《生活原理》には 3 つの類が含まれ，それぞれの定義と各類に含まれている看護診断がある（文献 20）。

文献 19
NANDA-I, 2018, p.102

文献 20
NANDA-I, 2018, p.102

- 類 1《価値観》
  定義：好ましい行動様式や最終状態の識別と格づけ
  現在該当する看護診断はない。
- 類 2《信念》
  定義：真実である，または本質的な価値があるとみなされている行為や慣習や制度についての意見，期待，または判断
  現在 1 個の看護診断が含まれている。
- 類 3《価値観／信念／行動の一致》
  定義：価値観と信念と行動との間で実現できる調和またはバランス
  現在 11 個の看護診断が含まれている。

■統合的な側面の患者現象

それでは最後に，13 領域のなかで統合的な側面，すなわち，身体的，心理的，社会的，行動的なすべての側面が内包されている患者現象の看護診断が分類されている領域 8 の《セクシュアリティ》，領域 12 の《安楽》，そして領域 13 の《成長／発達》を見てみよう。

●領域 8《セクシュアリティ》

まず領域 8 の《セクシュアリティ》は，"性同一性，性的機能，および生殖"と定義されている（文献 21）。この定義は，生物学的な意味における性的機能や生殖機能，また性的活動に伴う心理的，行動的な側面，そして文化的な意味での男性性や女性性といったジェンダー的な側面を表している。領域 8 の《セクシュアリティ》には 3 つの類が含まれ，それぞれの定義と各類に含まれている看護診断がある（文

文献 21
NANDA-I, 2018, p.100

I 最新の NANDA-I 2018-2020 の基本的理解

献22）。

- 類1《性同一性》
  定義：セクシュアリティやジェンダーに関して特定の人物である状態
  現在該当する看護診断はない。
- 類2《性的機能》
  定義：性的活動に参加する力量または能力
  現在2個の看護診断が含まれている。
- 類3《生殖》
  定義：人が生み出されるあらゆる過程
  現在4個の看護診断が含まれている。

●領域12《安楽》

次いで領域12の《安楽》は，"精神的，身体的，社会的な安寧または安息の感覚"と定義されている（文献23）。この定義は，わたしたちが精神的にも身体的にも社会的にも安寧である，または安息な感覚があることを表している。領域12の《安楽》には3つの類が含まれ，それぞれの定義と各類に含まれている看護診断がある（文献24）。

- 類1《身体的安楽》
  定義：身体的な安寧や安息の感覚，あるいは苦痛のないこと
  現在7個の看護診断が含まれている。
- 類2《環境的安楽》
  定義：自分の環境のなかでの，または自分の環境への，安寧や安息の感覚
  現在2個の看護診断が含まれている。
- 類3《社会的安楽》
  定義：自分の社会的状況への安寧または安息の感覚
  現在4個の看護診断が含まれている。

●領域13《成長／発達》

最後に領域13の《成長／発達》は，"年齢に応じた身体面の発育，臓器系の成熟，発達里程標にそった発育"と定義されている（文献25）。この定義は，わたしたちの身体の成長，臓器面の成熟，発達指標に沿った心理社会的な発達が正常になされていることを表している。領域13の《成長／発達》には2つの類が含まれ，それぞれの定義と各類に含まれている看護診断がある（文献26）。

- 類1《成長》
  定義：身体面の発育または臓器系の成熟
  現在該当する看護診断はない。
- 類2《発達》
  定義：生涯における一連の里程標にそった発育あるいは退行
  現在1個の看護診断が含まれている。

文献22
NANDA-I, 2018, pp.100-101

文献23
NANDA-I, 2018, p.104

文献24
NANDA-I, 2018, pp.104-105

文献25
NANDA-I, 2018, p.105

文献26
NANDA-I, 2018, p.105

＊

　以上のように，全体で244個ある看護診断は，身体的な側面，心理的な側面，社会的な側面，行動的な側面，そして統合的な側面を表す患者現象が含まれていることがわかる。ここで見てきた看護診断を領域，類別に，問題焦点型，リスク型，ヘルスプロモーション型，シンドロームに分類整理して**表Ⅰ-2**にまとめてみた。さらに，**表Ⅰ-2**を側面別に各領域に含められる看護診断の数を**表Ⅰ-3**にまとめてみた。この**表Ⅰ-3**に側面別の看護診断数をパーセンテージで表したが，身体的側面は55.7％，行動的側面は26.6％，心理的側面は4.5％，社会的側面は6.6％，そして統合的側面は6.6％であった。約半数は身体的側面であるが，あとの約半分は心理的側面，社会的側面，行動的側面，そして統合的側面であることがわかる。

　身体的側面の看護診断を理解するためには，医学的知識や生理学的知識が重要であり，臨床経験が豊富な看護師は十分に理解できるだろう。しかしながら，心理的側面，社会的側面，行動的側面，そして統合的側面の看護診断を理解するためには，中範囲理論の学習が必要となる。

　さて筆者らは，この13領域47類を看護アセスメント枠組みとして使用することを推奨している。そのアセスメントの実際については第Ⅳ章で解説する。しかしながらNANDA-Iは，NANDA-I分類法を看護アセスメントの枠組みとしては推奨していない。その一方で教員が看護カリキュラムを開発する際にNANDA-I分類法が役立つとして解説している（**文献27**）。ここではその詳細には触れないが，看護診断を看護教育に導入していく際のカリキュラムの構造にNANDA-I分類法を使うことが有用であることは間違いないだろう。

文献27
NANDA-I, 2018, p.89

NANDA-I 2018-2020 看護診断分類の変更点

■新しく加わった看護診断

　最初にNANDA-I 2018-2020から，従来までの定義，診断指標あるいは危険因子，関連因子に加えて，ハイリスク群（at risk population）と関連する状態（associated condition）が新しく加わっている。ハイリスク群とは，「人口統計学的な特性，既往歴や家族歴，成長発達段階，特定の出来事への曝露や経験といった，人間の反応が起こりやすい特性を共有する人々の集団を意味している」と解説されている。関連する状態とは，「医学診断，傷害，処置，医療機器，あるいは医薬品などを意味している。関連する状態は，看護師が独自に修正・変更することはできないが，正確に看護診断する際には役立つと考えられる」と解説されている。これらは，「看護診断候補を検討する際に参照できるように」との意図があったと解説されている（**文献28**）。以下の新しい看護診断を紹介する際にも必要な診断には解説に付け加えていくこととする。

文献28
NANDA-I, 2018, p.25

　NANDA-I 2018-2020から新しく加わった17の看護診断を**表Ⅰ-4**に示したが，

I 最新の NANDA-I 2018-2020 の基本的理解

表 I-2 問題焦点型看護診断，リスク型看護診断，ヘルスプロモーション型看護診断，シンドロームの看護診断の領域別にみた数

( )は，共通の診断

			問題焦点型	リスク型	ヘルスプロモーション型	シンドローム	類/領域の計
行動的側面	領域1：ヘルスプロモーション	類1：健康自覚	2	0	1	0	3
		類2：健康管理	6	1(1)	1	2(1)	9
		小計	8	1(1)	2	2(1)	12
身体的側面	領域2：栄養	類1：摂取	11	1	2	0	14
		類2：消化	0	0	0	0	0
		類3：吸収	0	0	0	0	0
		類4：代謝	1	4(1)	0	1(1)	5
		類5：水化	2	3	0	0	5
		小計	14	8(1)	2	1(1)	24
身体的側面	領域3：排泄と交換	類1：泌尿器系機能	7	1	0	0	8
		類2：消化器系機能	6	3	0	0	9
		類3：外皮系機能	0	0	0	0	0
		類4：呼吸機能	1	0	0	0	1
		小計	14	4	1	0	18
身体的側面	領域4：活動／休息	類1：睡眠／休息	3	0	1	0	4
		類2：活動／運動	7	1(1)	0	1(1)	8
		類3：エネルギー平衡	3	0	0	0	3
		類4：心血管／肺反応	6	6	0	0	12
		類5：セルフケア	6	0	1	0	7
		小計	25	7(1)	2	1(1)	34
身体的側面	領域5：知覚／認知	類1：注意	1	0	0	0	1
		類2：見当識	0	0	0	0	0
		類3：感覚／知覚	0	0	0	0	0
		類4：認知	6	1	1	0	8
		類5：コミュニケーション	1	0	1	0	2
		小計	8	1	0	0	10
心理的側面	領域6：自己知覚	類1：自己概念	2	2	2	0	6
		類2：自尊感情	2	2	0	0	4
		類3：ボディイメージ	1	0	0	0	1
		小計	5	4	2	0	11
社会的側面	領域7：役割関係	類1：介護役割	2	2	1	0	5
		類2：家族関係	2	1	1	0	4
		類3：役割遂行	4	1	1	0	6
		小計	8	4	4	0	16

(表 I-2 続く)

（表Ⅰ-2 続き）

			問題焦点型	リスク型	ヘルスプロモーション型	シンドローム	類/領域の計
統合的側面	領域8：セクシュアリティ	類1：性同一性	0	0	0	0	0
		類2：性的機能	2	0	0	0	2
		類3：生殖	1	2	1	0	4
		小計	3	2	1	0	6
行動的側面	領域9：コーピング／ストレス耐性	類1：トラウマ後反応	0	3(2)	0	5(2)	6
		類2：コーピング反応	17	4	5	0	26
		類3：神経行動ストレス	3	3(1)	1	3(1)	9
		小計	20	10(3)	6	8(3)	41
行動的側面	領域10：生活原理	類1：価値観	0	0	0	0	0
		類2：信念	0	0	1	0	1
		類3：価値観/信念/行動の一致	5	3	3	0	11
		小計	5	3	4	0	12
身体的側面	領域11：安全／防御	類1：感染	0	2	0	0	2
		類2：身体損傷	6	22	0	0	28
		類3：暴力	1	5	0	0	6
		類4：環境危険	1	3	0	0	4
		類5：防御機能	1	3	0	0	4
		類6：体温調節	3	3	0	0	6
		小計	12	38	0	0	50
統合的側面	領域12：安楽	類1：身体的安楽	5(1)	0	1(1)	1	7(2)
		類2：環境的安楽	1(1)	0	1(1)	0	2(2)
		類3：社会的安楽	2(1)	1	1(1)	0	4(2)
		小計	8(3)	1	3(3)	1	9
統合的側面	領域13：成長／発達	類1：成長	0	0	0	0	0
		類2：発達	0	1	0	0	1
		小計	0	1	0	0	1
							244

文献29
NANDA-I, 2018, p.162

以下に詳しく解説する。改訂された看護診断とともに，13領域47類の視点から見ていこう。

● 領域1《ヘルスプロモーション》類1《健康自覚》

領域1《ヘルスプロモーション》類1《健康自覚》には1つの看護診断が採択された。〈ヘルスリテラシー促進準備状態 Readiness for enhanced health literacy〉である。定義は以下のとおりである（文献29）。

I 最新の NANDA-I 2018-2020 の基本的理解

表Ⅰ-3 側面別に見た看護診断数とその割合 %は小数第二位を四捨五入

側面	領域	診断数	計	%
身体的側面	領域2：栄養	24	136	55.70%
	領域3：排泄と交換	18		
	領域4：活動／休息	34		
	領域5：知覚／認知	10		
	領域11：安全／防御	50		
行動的側面	領域1：ヘルスプロモーション	12	65	26.60%
	領域9：コーピング／ストレス耐性	41		
	領域10：生活原理	12		
心理的側面	領域6：自己知覚	11	11	4.50%
社会的側面	領域7：役割関係	16	16	6.60%
統合的側面	領域8：セクシュアリティ	6	16	6.60%
	領域12：安楽	9		
	領域13：成長／発達	1		
全体			244	100%

表Ⅰ-4 2018-2020，新しい17看護診断

領域		類		看護診断名
1	ヘルスプロモーション	1	健康自覚	ヘルスリテラシー促進準備状態
2	栄養	1	摂取	非効果的青年食生活動態 非効果的小児食生活動態 非効果的乳児食生活動態
		4	代謝	代謝平衡異常シンドロームリスク状態
4	活動／休息	3	エネルギー平衡	エネルギーフィールド平衡異常
		4	心血管／肺反応	血圧不安定リスク状態
9	コーピング／ストレス耐性	1	トラウマ後反応	移住トランジション複雑化リスク状態
		3	神経行動ストレス	急性離脱シンドローム 急性離脱シンドロームリスク状態 新生児離脱シンドローム
11	安全／防御	1	感染	手術部位感染リスク状態
		2	身体損傷	口腔乾燥リスク状態 静脈血栓塞栓リスク状態
		3	暴力	女性器切除リスク状態
		4	環境危険	労働災害リスク状態
		6	体温調節	非効果的体温調節機能リスク状態

(T. H. Herdman, & S. Kamitsuru(2017/2018)／上鶴重美(訳)，NANDA-I 看護診断—定義と分類 2018-2020 原書第11版(pp.9-10). 医学書院. から抜粋し，筆者作成)

- 〈ヘルスリテラシー促進準備状態 Readiness for enhanced health literacy〉
  (採択 2016，エビデンスレベル 2.1)

  型：ヘルスプロモーション型

  定義：健康の促進・維持，健康リスクの軽減，全般的な QOL の向上に向け，

文献30
NANDA-I, 2018, p.162

日々の健康関連の判断に必要な健康情報や概念を発見・理解・評価・使用する，一連のスキルや能力（識字，知識，モチベーション，文化，言語）を使い高めるパターンが，さらに強化可能な状態

　この診断は，患者が自らの健康増進を目指して健康関連知識を高めていくことや健康関連情報の積極的な収集をしようとする行動が観察され，これらの行動をさらに強化できる状態を指している。そのために診断指標には，
- 毎日の健康ニーズに必要な数字を読み，書き，話し，解釈する能力の向上を望む
- 医療提供者とのコミュニケーションの向上を望む
- 健康へのソーシャルサポートの向上を望む

などの，健康増進のために必要な知識を高めることを望む行動が9個列記されている。関連因子は開発されていない。
　領域1《ヘルスプロモーション》類1《健康自覚》には，問題焦点型の〈坐位中心ライフスタイル〉が既に分類されていた。これに旧診断名〈気分転換活動不足〉が新しく〈気分転換活動参加減少〉と改名され，2017年に改訂されて加わっている。さらに，NANDA-I 2018-2020からヘルスプロモーション型の〈ヘルスリテラシー促進準備状態〉が加わり，3つの看護診断が分類されることとなった（文献31）。

文献31
NANDA-I, 2018, pp.160-163

●領域1《ヘルスプロモーション》類2《健康管理》

　領域1《ヘルスプロモーション》類2《健康管理》には新しい看護診断は加わっていない。しかし，〈高齢者虚弱シンドローム〉〈高齢者虚弱シンドロームリスク状態〉〈リスク傾斜健康行動〉〈非効果的健康維持〉〈非効果的健康管理〉〈非効果的家族健康維持〉〈非効果的抵抗力〉の6つの看護診断は2017年に改訂されている。現在，合計9つの看護診断が分類されている（文献32）。

文献32
NANDA-I, 2018, pp.164-178

●領域2《栄養》類1《摂取》

　領域2《栄養》類1《摂取》には，3つの看護診断が採択された。〈非効果的青年食生活動態 Ineffective adolescent eating dynamics〉〈非効果的小児食生活動態 Ineffective child eating dynamics〉〈非効果的乳児食生活動態 Ineffective infant feeding dynamics〉である。定義は以下のとおりである（文献33）。

文献33
NANDA-I, 2018, pp.190-196

- 〈非効果的青年食生活動態 Ineffective adolescent eating dynamics〉（採択2016，エビデンスレベル2.1）
  型：問題焦点型
  定義：態度や行動の変化が過食や小食パターンをもたらし，栄養状態が損なわれている状態
  　この診断は，青年期にある患者の食生活が過食や小食などを招いており，そのために栄養状態が悪化している状態を表している。そのために，診断指標には，
  - 決まった時間に一緒に食事をしない

I 最新の NANDA-I 2018-2020 の基本的理解

　　■食物の拒絶
　　■ファストフード店で頻繁に食事する
など，食生活が過食や小食を表す行動が10個列記されている。関連因子には，
　　■家族ダイナミクスの変化
　　■摂食障害
　　■メディアの影響による高カロリーで不健康な食物摂取行動
など，青年期にある患者の食生活の乱れを起こす要因が16個列記されている。新たに【関連する状態】には，摂食に影響する身体的障害や親の心理的健康問題など4個列記されている。

- 〈非効果的小児食生活動態 Ineffective child eating dynamics〉(採択2016, エビデンスレベル2.1)

　　型：問題焦点型
　　定義：態度や行動の変化，子どもの食事パターンへの影響により，栄養状態が損なわれている状態

　この診断は，小児期にある患児の食生活が過食や小食などを招いており，そのために栄養状態が悪化している状態を表している。そのために，診断指標には，
　　■頻繁な間食
　　■質の低い食品を頻繁にとる
　　■食欲不振
など，食生活が過食や小食を表す行動が10個列記されており，〈非効果的青年食生活動態 Ineffective adolescent eating dynamics〉と同じ診断指標となっている。関連因子は食習慣，家族機能，親，環境的の4つの要因別となっている。

　　食習慣
　　■1人での食事
　　■子どもに強制的に食べさせる
　　■子どもの食体験を親が過度に管理する
など10個列記されている。

　　家族機能
　　■虐待関係
　　■不安な親子関係
　　■放任主義的な育児
など8個列記されている。

　　親
　　■親子間で食べさせることへの責任を分担できない
　　■健康的な食習慣を子どもに身につけさせる自信がない
　　■物質乱用
など9個列記されている。

　　環境的
　　■メディアの影響による高カロリーで不健康な食物摂取行動

など 2 個列記されている。これらはいずれも，〈非効果的小児食生活動態〉独自の関連因子となっている。〈非効果的小児食生活動態〉の【ハイリスク群】には，経済的困窮やホームレスの人などが挙がっている。【関連する状態】には，摂食に影響する身体的障害や親の心理的健康問題など 4 個列記されている。

- 〈非効果的乳児食生活動態 Ineffective infant feeding dynamics〉（採択 2016，エビデンスレベル 2.1）

  型：問題焦点型

  定義：親のフィーディング（食事やミルクを与える）行動の変化が，過食や小食パターンをもたらしている状態

  この診断は，乳児への食事やミルクを与える親の行動変化によって，乳児の過食や小食などが起こっており，そのために栄養状態が悪化している状態を表している。そのために診断指標には，

  ■ 食物の拒絶
  ■ 固形食への移行が不適切
  ■ 食欲不振

  など，乳児の過食や小食を表す行動が 5 個列記されている。関連因子は，

  ■ 虐待関係
  ■ 愛着問題
  ■ 乳児の栄養摂取に対する親の責任についての知識不足

  など，乳児の過食や小食を起こす要因が 13 個列記されている。さらに新たに【ハイリスク群】には，育児放棄や未熟児など 10 個が挙がっている。【関連する状態】には，染色体異常や先天性心疾患など 11 個列記されている。

  この領域 2《栄養》類 1《摂取》にはこれら新しい 3 つを含み，合計 13 個の看護診断が分類されている。2017 年に改訂されている看護診断は，〈栄養摂取消費バランス異常：必要量以下〉〈母乳分泌不足〉〈非効果的母乳栄養〉〈母乳栄養中断〉〈母乳栄養促進準備状態〉〈肥満〉〈過体重〉〈過体重リスク状態〉〈嚥下障害〉の 9 つの看護診断である（文献 36）。

●領域 2《栄養》類 2《消化》

領域 2《栄養》類 2《消化》には新しい看護診断は加わっていない。現在分類されている看護診断はない。

●領域 2《栄養》類 3《吸収》

領域 2《栄養》類 3《吸収》には新しい看護診断は加わっていない。現在分類されている看護診断はない。

●領域 2《栄養》類 4《代謝》

領域 2《栄養》類 4 の《代謝》には，1 つの看護診断が採択された。〈代謝平衡異常シンドロームリスク状態 Risk for metabolic imbalance syndrome〉である。定

文献 34
NANDA-I，2018，pp.192-194

文献 35
NANDA-I，2018，p.197

文献 36
NANDA-I，2018，pp.181-206

文献 37
NANDA-I，2018，p.179

文献 38
NANDA-I，2018，p.180

I 最新の NANDA-I 2018-2020 の基本的理解

義は以下のとおりである（文献39）。

- 〈代謝平衡異常シンドロームリスク状態 Risk for metabolic imbalance syndrome〉（採択2016，エビデンスレベル2.1）

  型：シンドローム，リスク状態

  定義：肥満や2型糖尿病による心血管疾患の発症と関連している，有害な生化学的・生理学的因子の影響を受けやすく，健康を損なうおそれのある状態

  この診断は，患者が適切な健康管理行動を維持することができないことによって生じた肥満や2型糖尿病による心血管疾患の発症と関係しており，【関連する状態】に示されている内因性・外因性糖質コルチコイドの過剰25μg/dL超や微量アルブミン尿30mg/gCr超などの臨床所見によって健康状態が悪化する危険性が高い状態である。【ハイリスク群】には，糖尿病の家族歴，高血圧症の家族歴などが挙がっている。そのために危険因子には，

  - 過体重
  - 血糖不安定リスク状態
  - リスク傾斜健康行動

  など，7個が挙がっている。

  この領域2《栄養》類4の《代謝》にはこの新しい1つを含み，合計5個の看護診断が分類されている。2017年に改訂されている看護診断は，〈血糖不安定不安定リスク状態〉〈新生児高ビリルビン血症〉〈新生児高ビリルビン血症リスク状態〉〈肝機能障害リスク状態〉の4個すべてである（文献40）。

●領域2《栄養》類5《水化》

領域2《栄養》類5《水化》には新しい看護診断は加わっていない。しかし，〈電解質平衡異常リスク状態〉〈体液量平衡異常リスク状態〉〈体液量不足〉〈体液量不足リスク状態〉〈体液量過剰〉の6つすべての看護診断は2017年に改訂されている（文献41）。

●領域3《排泄と交換》類1《泌尿器系機能》

領域3《排泄と交換》類1《泌尿器系機能》には新しい看護診断は加わっていない。しかし，〈排尿障害〉〈機能性尿失禁〉〈溢流性尿失禁〉〈反射性尿失禁〉〈腹圧性尿失禁〉〈切迫性尿失禁〉〈切迫性尿失禁リスク状態〉〈尿閉〉の8つすべての看護診断は2017年に改訂されている（文献42）。

●領域3《排泄と交換》類2《消化器系機能》

領域3《排泄と交換》類2《消化器系機能》には新しい看護診断は加わっていない。しかし，〈便秘〉〈便秘リスク状態〉〈慢性機能性便秘〉〈慢性機能性便秘リスク状態〉〈下痢〉〈消化管運動機能障害〉〈消化管運動機能障害リスク状態〉〈便失禁〉の8つの看護診断は2017年に改訂されている。現在，合計9つの看護診断が分類されている（文献43）。

文献39
NANDA-I 2018, p.213

文献40
NANDA-I, 2018, pp.207-213

文献41
NANDA-I, 2018, pp.214-220

文献42
NANDA-I, 2018, pp.223-230

文献43
NANDA-I, 2018, pp.231-247

●領域3《排泄と交換》類3《外皮系機能》

領域3《排泄と交換》類3《外皮系機能》には新しい看護診断は加わっていない。現在分類されている看護診断はない。

文献44
NANDA-I, 2018, p.222

●領域3《排泄と交換》類4《呼吸機能》

領域3《排泄と交換》類4《呼吸機能》には新しい看護診断は加わっていない。唯一の看護診断〈ガス交換障害〉は2017年に改訂されている（文献45）。

文献45
NANDA-I, 2018, pp.248-249

●領域4《活動／休息》類1《睡眠／休息》

領域4《活動／休息》類1《睡眠／休息》には新しい看護診断は加わっていない。しかし，〈不眠〉〈睡眠剝奪〉の2つの看護診断は2017年に改訂されている。現在，合計4つの看護診断が分類されている（文献46）。

文献46
NANDA-I, 2018, pp.253-258

●領域4《活動／休息》類2《活動／運動》

領域4《活動／休息》類2《活動／運動》には新しい看護診断は加わっていない。しかし，〈不使用性シンドロームリスク状態〉〈床上移動障害〉〈身体可動性障害〉〈車椅子移動障害〉〈坐位障害〉〈立位障害〉〈移乗能力障害〉〈歩行障害〉のすべての9つの看護診断は2017年に改訂されている（文献47）。

文献47
NANDA-I, 2018, pp.259-272

●領域4《活動／休息》類3《エネルギー平衡》

領域4《活動／休息》類3《エネルギー平衡》には，1つの看護診断が採択された。〈エネルギーフィールド平衡異常 Imbalanced energy field〉である。定義は以下のとおりである（文献48）。

文献48
NANDA-I, 2018, pp.273-274

- 〈エネルギーフィールド平衡異常 Imbalanced energy field〉（採択2016，エビデンスレベル2.1）

  型：問題焦点型

  定義：通常は途切れのない全体で，独特で，力強く，創造的で，非線形の，生命に関わるヒューマン・エネルギー・フローが，破綻した状態

  この診断は，【ハイリスク群】に示された危機状態や人生の転換期，さらに，【関連する状態】に示された病気や損傷などの要因によって発生した危機的な状態や疾患等によって，人の周囲を覆っている正常なエネルギーの流れが途絶えたり，さえぎられたり，破綻したりしている状態を指している。そのために，

  ■エネルギーフィールドの不規則なパターン
  ■エネルギーフィールドの停滞するパターン
  ■エネルギーフローのエネルギー不足

  など，22個の診断指標が挙がっている。関連因子は，

  ■不安
  ■疼痛
  ■過度のストレス

I 最新の NANDA-I 2018-2020 の基本的理解

など，5個が挙がっている。

　この領域4《活動／休息》類3《エネルギー平衡》にはこの新しい1つを含み，合計3個の看護診断が分類されている。2017年に改訂されている看護診断は，〈倦怠感〉〈徘徊〉の2個すべてである。なお，〈倦怠感〉は旧診断名は〈消耗性疲労〉であったが改名された（文献49）。

文献49
NANDA-I, 2018, pp.275-278

●領域4《活動／休息》類4《心血管／肺反応》
　領域4《活動／休息》類4《心血管／肺反応》には，1つの看護診断が採択された。〈血圧不安定リスク状態 Risk for unstable blood pressure〉である。定義は以下のとおりである（文献50）。

文献50
NANDA-I, 2018, p.288

・〈血圧不安定リスク状態 Risk for unstable blood pressure〉（採択2016，エビデンスレベル2.1）
　型：リスク型
　定義：動脈血管を流れる血液の力が変動しやすく，健康を損なうおそれのある状態
　この診断は，【関連する状態】に示されたステロイド薬の副作用，頭蓋内圧の亢進，電解質平衡異常などの要因によって血圧が不安定になる危険性が高くなっている状態を指している。そのため危険因子には，
■投薬計画との不一致
■起立効果
が挙がっているが，現段階ではこの2つだけであり未だ十分ではないようだ。
　この領域4《活動／休息》類4《心血管／肺反応》にはこの新しい1つを含み，合計12個の看護診断が分類されている。2017年に改訂されている看護診断は，〈活動耐性低下〉〈活動耐性低下リスク状態〉〈非効果的呼吸パターン〉〈心拍出量減少〉〈心拍出量減少リスク状態〉〈自発換気障害〉〈心臓組織循環減少リスク状態〉〈非効果的脳組織循環リスク状態〉〈非効果的末梢組織循環〉〈非効果的末梢組織循環リスク状態〉〈人工換気離脱困難反応〉の11個すべてである（文献51）。

文献51
NANDA-I, 2018, pp.279-296

●領域4《活動／休息》類5《セルフケア》
　領域4《活動／休息》類5《セルフケア》には新しい看護診断は加わっていない。しかし，〈家事家政障害〉〈入浴セルフケア不足〉〈更衣セルフケア不足〉〈摂食セルフケア不足〉〈排泄セルフケア不足〉〈セルフケア促進準備状態〉〈セルフネグレクト〉のすべての7つの看護診断は2017年に改訂されている（文献52）。

文献52
NANDA-I, 2018, pp.297-305

●領域5《知覚／認知》類1《注意》
　領域5《知覚／認知》類1《注意》には新しい看護診断は加わっていない。唯一の看護診断〈半側無視〉は2017年に改訂されている（文献53）。

文献53
NANDA-I, 2018, pp.309-310

●領域5《知覚／認知》類2《見当識》

　領域5《知覚／認知》類2《見当識》には新しい看護診断は加わっていない。現在分類されている看護診断はない。

文献54
NANDA-I, 2018, p.307

●領域5《知覚／認知》類3《感覚／知覚》

　領域5《知覚／認知》類3《感覚／知覚》には新しい看護診断は加わっていない。現在分類されている看護診断はない。

文献55
NANDA-I, 2018, p.307

●領域5《知覚／認知》類4《認知》

　領域5《知覚／認知》類4《認知》には新しい看護診断は加わっていない。しかし，〈急性混乱〉〈急性混乱リスク状態〉〈慢性混乱〉〈不安定性情動コントロール〉〈非効果的衝動コントロール〉〈知識不足〉〈記憶障害〉の7つの看護診断は2017年に改訂されている。現在分類されている看護診断は8つである（文献56）。

文献56
NANDA-I, 2018, pp.311-322

●領域5《知覚／認知》類5〈コミュニケーション〉

　領域5《知覚／認知》類5〈コミュニケーション〉には新しい看護診断は加わっていない。しかし，〈言語的コミュニケーション障害〉の1つの看護診断は2017年に改訂されている。現在分類されている看護診断は2つである（文献57）。

文献57
NANDA-I, 2018, pp.323-325

●領域6《自己知覚》類1《自己概念》

　領域6《自己知覚》類1《自己概念》には新しい看護診断は加わっていない。しかし，〈絶望感〉〈自己同一性混乱〉〈自己同一性混乱リスク状態〉の3つの看護診断は2017年に改訂されている。現在分類されている看護診断は6つである（文献58）。

文献58
NANDA-I, 2018, pp.328-335

●領域6《自己知覚》類2《自尊感情》

　領域6《自己知覚》類2《自尊感情》には新しい看護診断は加わっていない。しかし，〈自尊感情慢性的低下〉〈自尊感情慢性的低下リスク状態〉〈自尊感情状況的低下〉〈自尊感情状況的低下リスク状態〉の4つすべての看護診断は2017年に改訂されている（文献59）。

文献59
NANDA-I, 2018, pp.336-341

●領域6《自己知覚》類3《ボディイメージ》

　領域6《自己知覚》類3《ボディイメージ》には新しい看護診断は加わっていない。しかし唯一の〈ボディイメージ混乱〉は2017年に改訂されている（文献60）。

文献60
NANDA-I, 2018, pp.342-343

●領域7《役割関係》類1《介護役割》

　領域7《役割関係》類1《介護役割》には新しい看護診断は加わっていない。しかし，〈介護者役割緊張〉〈介護者役割緊張リスク状態〉〈ペアレンティング障害〉〈ペアレンティング障害リスク状態〉の4つの看護診断は2017年に改訂されている。現在分類されている看護診断は5つである（文献61）。

文献61
NANDA-I, 2018, pp.347-360

I 最新のNANDA-I 2018-2020の基本的理解

●領域7《役割関係》類2《家族関係》

領域7《役割関係》類2《家族関係》には新しい看護診断は加わっていない。しかし，〈愛着障害リスク状態〉〈家族機能障害〉〈家族機能破綻〉の3つの看護診断は2017年に改訂されている。現在分類されている看護診断は4つである（文献62）。

文献62
NANDA-I, 2018, pp.361-367

●領域7《役割関係》類3《役割遂行》

領域7《役割関係》類3《役割遂行》には新しい看護診断は加わっていない。しかし，〈非効果的パートナーシップ〉〈非効果的パートナーシップリスク状態〉〈親役割葛藤〉〈非効果的役割遂行〉〈社会的相互作用障害〉の5つの看護診断は2017年に改訂されている。現在分類されている看護診断は6つである（文献63）。

文献63
NANDA-I, 2018, pp.368-377

●領域8《セクシュアリティ》類1《性同一性》

領域8《セクシュアリティ》類1《性同一性》には新しい看護診断は加わっていない。現在分類されている看護診断はない。

文献64
NANDA-I, 2018, p.379

●領域8《セクシュアリティ》類2《性的機能》

領域8《セクシュアリティ》類2《性的機能》には新しい看護診断は加わっていない。しかし，〈性的機能障害〉〈非効果的セクシュアリティパターン〉の2つすべての看護診断は2017年に改訂されている（文献65）。

文献65
NANDA-I, 2018, pp.380-382

●領域8《セクシュアリティ》類3《生殖》

領域8《セクシュアリティ》類3《生殖》には新しい看護診断は加わっていない。しかし，〈非効果的出産育児行動〉〈非効果的出産育児行動リスク状態〉〈母親／胎児二者関係混乱リスク状態〉の3つの看護診断は2017年に改訂されている。現在分類されている看護診断は4つである（文献66）。

文献66
NANDA-I, 2018, pp.383-387

●領域9《コーピング／ストレス耐性》

領域9《コーピング／ストレス耐性》類1《トラウマ後反応》に，1つの看護診断が採択された。〈移住トランジション複雑化リスク状態 Risk for complicated immigration transition〉である。定義は以下のとおりである（文献67）。

文献67
NANDA-I, 2018, p.391

• 〈移住トランジション複雑化リスク状態 Risk for complicated immigration transition〉（採択2016，エビデンスレベル2.1）
型：リスク型
定義：移民としてのトランジションにおける，不満足な結果や文化的障壁に対して，否定的な感情（孤独感，恐怖，不安）を経験しやすく，健康を損なうおそれのある状態
この診断は，【ハイリスク群】に示された強制移住や不十分な訓練で危険な労働条件下で働くなど，移民のために移住を強制され，自国での家族との安定した生活環境が得ることができないことから生じる孤独感や恐怖，不安によって健康状

態が損なわれる危険性が高い状態である。そのために危険因子は,
- 就ける仕事が学歴以下
- 不衛生な住宅
- 血縁関係のない複数人と同居する世帯

など，11個挙がっている。

この看護診断は日本で使用することはないと考えられる。

領域9《コーピング／ストレス耐性》類1《トラウマ後反応》には，この新しい1つの看護診断のほかに5つの看護診断が分類されている。2017年に改訂されている看護診断は，〈心的外傷後シンドローム〉〈心的外傷後シンドロームリスク状態〉〈レイプ-心的外傷後シンドローム〉〈移転ストレスシンドローム〉〈移転ストレスシンドロームリスク状態〉の5つすべての看護診断である(文献68)。

文献68
NANDA-I, 2018, pp.392-400

● 領域9《コーピング／ストレス耐性》類2《コーピング反応》

領域9《コーピング／ストレス耐性》類2《コーピング反応》には新しい看護診断は加わっていない。しかし，〈非効果的行動計画〉〈不安〉〈非効果的地域社会コーピング〉〈家族コーピング機能低下〉〈死の不安〉〈恐怖〉〈悲嘆〉〈悲嘆複雑化〉〈悲嘆複雑化リスク状態〉〈気分調節障害〉〈無力感〉〈無力感リスク状態〉〈レジリエンス障害〉〈レジリエンス障害リスク状態〉〈慢性悲哀〉の15個の看護診断は2017年に改訂されている。現在分類されている看護診断は合計26個である。ここに分類されている看護診断で，〈家族コーピング機能低下〉の旧診断名は〈家族コーピング妥協化〉であり，〈家族コーピング機能停止〉の旧診断名は〈家族コーピング無力化〉であり，今回改名された(文献69)。

文献69
NANDA-I, 2018, pp.401-441

● 領域9《コーピング／ストレス耐性》類3《神経行動ストレス》

領域9《コーピング／ストレス耐性》類3《神経行動ストレス》には3つの看護診断が採択された。〈急性離脱シンドローム Acute substance withdrawal syndrome〉〈急性離脱シンドロームリスク状態 Risk for acute substance withdrawal syndrome〉〈新生児離脱シンドローム Neonatal abstinence syndrome〉である。定義は以下のとおりである(文献70)。

文献70
NANDA-I, 2018, pp.442-443, pp.451-452

- 〈急性離脱シンドローム Acute substance withdrawal syndrome〉(採択2016，エビデンスレベル2.1)

  型：シンドローム

  定義：依存性のある化合物の急激な中断に続く，重篤で，多因子性の，続発症

  この診断は，薬物依存のために急性混乱，不安，不眠，悪心などの複数の症状が観察される状態を表している。そのために診断指標には,
  - 急性混乱
  - 不安
  - 悪心

など6個挙がっている。

I 最新のNANDA-I 2018-2020の基本的理解

関連因子には，
- アルコールや他の中毒性物質への依存の強まり
- 長期にわたる中毒性物質の乱用

など4個挙がっている。

- 〈急性離脱シンドロームリスク状態 Risk for acute substance withdrawal syndrome〉（採択2016, エビデンスレベル2.1）

  型：シンドローム，リスク型

  定義：依存性のある化合物の急激な中断に続く，重篤で，多因子性の，続発症が起こりやすく，健康を損なうおそれのある状態

  この診断は，薬物依存のために急性混乱，不安，不眠，悪心などの複数の症状が観察される状態になる可能性が高く，健康状態が損なわれる危険性が高い状態を表している。そのために危険因子には，
  - アルコールや他の中毒性物質への依存の強まり
  - 長期にわたる中毒性物質の乱用

  など4個挙がっている。

- 〈新生児離脱シンドローム Neonatal abstinence syndrome〉（採択2016, エビデンスレベル2.1）

  型：シンドローム

  定義：依存性のある物質への胎内曝露，あるいは，出生後の薬物疼痛管理の結果として，一連の離脱症状が新生児に見られる状態

  この診断は，依存性のある物質が胎内に存在していたことによって，出生後に投与された薬物疼痛管理の結果，誤嚥リスク，下痢，不眠，安楽障害などの複数の症状が観察される状態を表している。そのために診断指標には，
  - 乳児行動統合障害
  - 非効果的乳児哺乳パターン
  - 愛着障害リスク状態

  など11個挙がっている。

  関連因子は未開発である。

この領域9《コーピング／ストレス耐性》類3《神経行動ストレス》には2017年に改訂されている看護診断は，〈自律神経反射異常亢進〉〈自律神経反射異常亢進リスク状態〉〈乳児行動統合障害〉〈乳児行動統合障害リスク状態〉の4個である。現在分類されている看護診断は合計9個である（**文献71**）。

文献71
NANDA-I, 2018, pp.444-457

●領域10《生活原理》類1《価値観》

領域10《生活原理》類1《価値観》には新しい看護診断は加わっていない。現在分類されている看護診断はない。

文献72
NANDA-I, 2018, p.459

●領域10《生活原理》類2《信念》

領域10《生活原理》類2《信念》には新しい看護診断は加わっていない。現在改

訂されている看護診断もない。現在1個の看護診断が分類されている。

●領域10《生活原理》類3《価値観／信念／行動の一致》

領域10《生活原理》類3《価値観／信念／行動の一致》には新しい看護診断は加わっていない。しかし、〈解放的意思決定障害〉〈解放的意思決定障害リスク状態〉〈信仰心障害〉〈信仰心障害リスク状態〉〈スピリチュアルペイン〉〈スピリチュアルペインリスク状態〉の6個の看護診断は2017年に改訂されている。現在分類されている看護診断は合計11個である(文献74)。

●領域11《安全／防御》類1《感染》

領域11《安全／防御》類1《感染》には、1つの看護診断が採択された。〈手術部位感染リスク状態 Risk for surgical site infection〉である。定義は以下のとおりである。

- 〈手術部位感染リスク状態 Risk for surgical site infection〉(採択2016, エビデンスレベル2.1)

  型：リスク型

  定義：手術部位に病原体が侵入しやすく、健康を損なうおそれのある状態

  この診断は、手術部位からの感染の可能性が高く、健康状態が損なわれる危険性が高い状態を表している。そのために危険因子には、

  - 肥満
  - アルコール依存症
  - 喫煙

  の3つが挙がっている。

  この領域11《安全／防御》類1《感染》には2017年に改訂された〈感染リスク状態〉が含まれ、合計2個の看護診断である(文献75)。

●領域11《安全／防御》類2《身体損傷》

領域11《安全／防御》類2《身体損傷》には、2つの看護診断が採択された。〈口腔乾燥リスク状態 Risk for dry mouth〉〈静脈血栓塞栓リスク状態 Risk for venous thromboembolism〉である。定義は以下のとおりである(文献76)。

- 〈口腔乾燥リスク状態 Risk for dry mouth〉(採択2016, エビデンスレベル2.1)

  型：リスク型

  定義：粘膜を湿らせる唾液の量や質の低下によって、口腔粘膜に不快を感じやすく、また損傷を受けやすく、健康を損なうおそれのある状態

  この診断は、【関連する状態】に示された化学療法、妊娠、酸素療法などの要因から口腔粘膜が乾燥する可能性が高く、健康状態が損なわれる危険性が高い状態を表している。そのために危険因子には、

  - 脱水症
  - 過度のストレス

# I 最新のNANDA-I 2018-2020の基本的理解

■抑うつ

など5個が挙がっている。

- 〈静脈血栓塞栓リスク状態 Risk for venous thromboembolism〉（採択2016，エビデンスレベル2.1）

  型：リスク型

  定義：一般的に，大腿部，ふくらはぎ，あるいは上肢の深部静脈に，遊離して別の血管を詰まらせる血栓が発生しやすく，健康を損なうおそれのある状態

  この診断は，【関連する状態】に示された脳血管障害，整形外科手術の術後，静脈瘤などの要因から静脈血管塞栓を起こす可能性が高く，健康状態が損なわれる危険性が高い状態を表している。そのために危険因子には，

  ■脱水症
  ■可動性障害
  ■肥満

  の3個が挙がっている。

　領域11《安全／防御》類2《身体損傷》にはこの新しい2つの看護診断のほかに26個の看護診断が分類されている。2017年に改訂されている看護診断は，〈非効果的気道浄化〉〈誤嚥リスク状態〉〈出血リスク状態〉〈歯生障害〉〈ドライアイリスク状態〉〈転倒転落リスク状態〉〈角膜損傷リスク状態〉〈身体損傷リスク状態〉〈尿路損傷リスク状態〉〈周手術期体位性身体損傷リスク状態〉〈熱傷凍傷リスク状態〉〈口腔粘膜統合性障害〉〈口腔粘膜統合性障害リスク状態〉〈末梢性神経血管性機能障害リスク状態〉〈身体外傷リスク状態〉〈血管外傷リスク状態〉〈褥瘡リスク状態〉〈ショックリスク状態〉〈皮膚統合性障害〉〈皮膚統合性障害リスク状態〉〈乳児突然死リスク状態〉〈窒息リスク状態〉〈術後回復遅延〉〈術後回復遅延リスク状態〉〈組織統合性障害〉〈組織統合性障害リスク状態〉の26個すべての看護診断である。ここに分類されている看護診断で，〈口腔粘膜統合性障害〉の旧診断名は〈口腔粘膜障害〉であり，〈口腔粘膜統合性障害リスク状態〉の旧診断名は〈口腔粘膜障害リスク状態〉であり，今回改名された（文献77）。

文献77
NANDA-I, 2018, pp.487-529

●領域11《安全／防御》類3《暴力》

　領域11《安全／防御》類3《暴力》には，1つの看護診断が採択された。〈女性器切除リスク状態 Risk for female genital mutilation〉である。定義は以下のとおりである（文献78）。

文献78
NANDA-I, 2018, p.532

- 〈女性器切除リスク状態 Risk for female genital mutilation〉（採択2016，エビデンスレベル2.1）

  型：リスク型

  定義：文化，宗教，その他のさまざまな非治療的理由による，女性の外性器および他の生殖器のすべてあるいは部分的な切除を受けやすく，健康を損なうおそれのある状態

  この診断は，文化や宗教などのために女性の外性器や生殖器に部分的な切除を

受ける可能性が高く，健康状態が損なわれる危険性が高い状態を表している。どのような文化や宗教であるかも理解できないが，およそ日本ではあり得ない現象であり，この診断は必要ないと考えられる。

　領域11《安全／防御》類3《暴力》にはこの新しい1つの看護診断のほかに5つの看護診断が分類されている。2017年に改訂されている看護診断は，〈対他者暴力リスク状態〉〈対自己暴力リスク状態〉〈自己傷害〉〈自己傷害リスク状態〉〈自殺リスク状態〉の5つすべてである(文献79)。

文献79
NANDA-I, 2018, pp.533-542

●領域11《安全／防御》類4《環境危険》

　領域11《安全／防御》類4《環境危険》には，1つの看護診断が採択された。〈労働災害リスク状態 Risk for occupational injury〉である。定義は以下のとおりである(文献80)。

文献80
NANDA-I, 2018, p.548

- 〈労働災害リスク状態 Risk for occupational injury〉(採択2016，エビデンスレベル2.1)
  　型：リスク型
  　定義：仕事関連の事故や疾病が起こりやすく，健康を損なうおそれのある状態
  　この診断は，労働に関連する事故や疾患を引き起こす可能性が高く，健康状態が損なわれる危険性が高い状態を表している。そのために危険因子は個人的と環境的と2つの要因別になっている。

個人的
- 過度のストレス
- 時間管理が不十分
- 自信過剰による危険行為

など10個挙がっている。

環境的
- 振動曝露
- 化学物質への曝露
- 騒音曝露

など15個挙がっている。

　領域11《安全／防御》類4《環境危険》には，この新しい1つの看護診断のほかに3つの看護診断が分類されている。2017年に改訂されている看護診断は，〈汚染〉〈汚染リスク状態〉〈中毒リスク状態〉の3つすべてである(文献81)。

文献81
NANDA-I, 2018, pp.543-549

●領域11《安全／防御》類5《防御機能》

　領域11《安全／防御》類5《防御機能》には新しい看護診断は加わっていない。しかし，〈ヨード造影剤有害作用リスク状態〉〈アレルギー反応リスク状態〉〈ラテックスアレルギー反応〉〈ラテックスアレルギー反応リスク状態〉の4つすべての看護診断は2017年に改訂されている(文献82)。

文献82
NANDA-I, 2018, pp.550-554

I 最新の NANDA-I 2018-2020 の基本的理解

●領域 11《安全／防御》類 6《体温調節》

　領域 11《安全／防御》類 6《体温調節》には，1 つの看護診断が採択された。〈非効果的体温調節機能リスク状態 Risk for ineffective thermoregulation〉である。定義は以下のとおりである（文献 83）。

- 〈非効果的体温調節機能リスク状態 Risk for ineffective thermoregulation〉
（採択 2016，エビデンスレベル 2.1）
  型：リスク型
  定義：体温が低体温と高体温との間で変動しやすく，健康を損なうおそれのある状態

　この診断は，【関連する状態】に示された，代謝率の変化，脳損傷，鎮静などの要因から体温変動が起こる可能性が高く，健康状態が損なわれる危険性が高い状態を表している。そのために危険因子には，

■ 環境温度の変動
■ 脱水症
■ 酸素消費量の増加

など 6 個が挙がっている。

　この領域 11《安全／防御》類 6《体温調節》には，この新しい 1 つの看護診断のほかに 5 つの看護診断が分類されている。2017 年に改訂されている看護診断は，〈高体温〉〈低体温〉〈低体温リスク状態〉〈周手術期低体温リスク状態〉〈非効果的体温調節機能〉の 5 つすべてである。現在分類されている看護診断は合計 6 個である（文献 84）。

文献 83
NANDA-I, 2018, pp.564-565

文献 84
NANDA-I, 2018, pp.555-563

●領域 12《安楽》類 1《身体的安楽》

　領域 12《安楽》類 1《身体的安楽》には新しい看護診断は加わっていない。しかし，〈安楽障害〉〈悪心〉〈慢性疼痛〉〈分娩疼痛〉の 4 つの看護診断は 2017 年に改訂されている。現在分類されている看護診断は合計 7 個である（文献 85）。

文献 85
NANDA-I, 2018, pp.568-579

●領域 12《安楽》類 2《環境的安楽》

　領域 12《安楽》類 2《環境的安楽》には新しい看護診断は加わっていない。しかし，〈安楽障害〉の看護診断は 2017 年に改訂されている。現在分類されている看護診断は合計 2 個であるが，これらは類 1《身体的安楽》にも重複分類されている（文献 86）。

文献 86
NANDA-I, 2018, pp.568-570

●領域 12《安楽》類 3《社会的安楽》

　領域 12《安楽》類 3《社会的安楽》には新しい看護診断は加わっていない。しかし，〈社会的孤立〉の看護診断は 2017 年に改訂されている。現在分類されている看護診断は合計 2 個である（文献 87）。

文献 87
NANDA-I, 2018, pp.580-582

●領域13《成長／発達》類1《成長》

領域13《成長／発達》類1《成長》には新しい看護診断は加わっていない。現在分類されている看護診断はない。

文献88
NANDA-I, 2018, p.583

●領域13《成長／発達》類2《発達》

領域13《成長／発達》類2《発達》には新しい看護診断は加わっていない。しかし唯一の看護診断〈発達遅延リスク状態〉は2017年に改訂されている（文献89）。

文献89
NANDA-I, 2018, pp.584-585

以上，13領域とそれらの類別に新しく採択された17個の看護診断および2017年に改訂された看護診断を見てきた。NANDA-I 2018-2020から【ハイリスク群】と【関連する状態】が新たに加わったことから，2017年に改訂された看護診断は数多い。

■診断名が変更となった看護診断

●新たな看護診断名となった6つの看護診断

- 領域1《ヘルスプロモーション》類1《健康自覚》

以前は，〈気分転換活動不足 Decreased diversional activity〉であったが，新しく〈気分転換活動参加減少 Decreased diversional activity engagement〉へと変更した。

- 領域2《栄養》類4《代謝》

以前は，〈新生児黄疸 Neonatal jaundice〉であったが，新しく〈新生児高ビリルビン血症 Neonatal hyperbilirubinemia〉へと変更した。

以前は，〈新生児黄疸リスク状態 Risk for neonatal jaundice〉であったが，新しく〈新生児ビリルビン血症リスク状態 Risk for neonatal hyperbilirubinemia〉へと変更した。

- 領域11《安全／防御》類2《身体損傷》

以前は，〈口腔粘膜障害 Impaired oral mucous membrane〉であったが，新しく〈口腔粘膜統合性障害 Impaired oral mucous membrane integrity〉へと変更した。

以前は，〈口腔粘膜障害リスク状態 Risk for impaired oral mucous membrane〉であったが，新しく〈口腔粘膜統合性障害リスク状態 Risk for impaired oral mucous membrane integrity〉へと変更した。

以前は，〈乳児突然死症候群リスク状態 Risk for sudden infant death syndrome〉であったが，新しく〈乳児突然死リスク状態 Risk for sudden infant death〉へと変更した。

●日本語訳は変更ないが原著の英語が変更した5つの看護診断

- 領域2《栄養》類1《摂取》

以前は，〈母乳分泌不足 Insufficient breast milk〉であったが，新しく〈母乳分

泌不足 Insufficient breast milk production〉へと変更した。
- 領域11《安全／防御》類2《身体損傷》

以前は，〈身体外傷リスク状態 Risk for trauma〉であったが，新しく〈身体外傷リスク状態 Risk for physical trauma〉へと変更した。
- 領域11《安全／防御》類4《防御機能》

以前は，〈アレルギー反応リスク状態 Risk for allergy response〉であったが，新しく〈アレルギー反応リスク状態 Risk for allergy reaction〉へと変更した。

以前は，〈ラテックスアレルギー反応 Latex allergy response〉であったが，新しく〈ラテックスアレルギー反応 Latex allergy reaction〉へと変更した。

以前は，〈ラテックスアレルギー反応リスク状態 Risk for latex allergy response〉であったが，新しく〈ラテックスアレルギー反応リスク状態 Risk for latex allergy reaction〉へと変更した。

●原著の英語は変更ないが日本語訳が変更した3つの看護診断
- 領域4《活動／休息》類3《エネルギー平衡》

以前は，〈消耗性疲労 Fatigue〉であったが，新しく〈倦怠感 Fatigue〉へと変更した。
- 領域9《コーピング／ストレス耐性》類2《コーピング反応》

以前は，〈家族コーピング妥協化 Compromised family coping〉であったが，新しく〈家族コーピング機能低下 Compromised family coping〉へと変更した。

以前は，〈家族コーピング無力化 Disabled family coping〉であったが，新しく〈家族コーピング機能停止 Disabled family coping〉へと変更した。

■削除された看護診断

また，以下の8つの看護診断が分類法から削除された。削除された理由は，全体的には，「前版以後に改訂作業がなされなかったためにエビデンスが不十分であったため」と解説されている（文献91）。

文献90
NANDA-I, 2018, p.22

文献91
NANDA-I, 2018, p.10

●領域1《ヘルスプロモーション》類2《健康管理》
- 〈ノンコンプライアンス〉

この診断はかなり古く，最終改訂は1998年であった。「最近では，コンプライアンスではなくアドヒアランスが研究の主流となってきているために削除された」と解説されている（文献92）。

文献92
NANDA-I, 2018 ,p.21

●領域2《栄養》類5《水化》
- 〈体液量平衡異常リスク状態〉

「エビデンスが不十分であったため削除された」と解説されている（文献93）。

文献93
NANDA-I, 2018, p.21

●領域3《排泄》類1《泌尿器系》
- 〈排尿促進準備状態〉
「エビデンスが不十分であったため削除された」と解説されている（文献94）。

●領域4《活動／休息》類4《心血管／肺反応》
- 〈心血管機能障害リスク状態〉
「他の心血管系診断と十分に区別できないため削除された」と解説されている（文献95）。
- 〈非効果的消化管組織循環リスク状態〉
「看護実践によって独自に治療できるとは認められないために削除された」と解説されている（文献96）。
- 〈非効果的腎臓組織循環リスク状態〉
「看護実践によって独自に治療できるとは認められないために削除された」と解説されている（文献97）。

●領域11《安全／防御》類6《体温調節》
- 〈体温平衡異常リスク状態〉
「この診断は，〈非効果的体温調節異常リスク状態〉に置き換わったために削除された」と解説されている（文献98）。

●領域13《成長／発達》類1《成長》
- 〈成長不均衡リスク状態〉
「エビデンスが不十分であったため削除された」と解説されている（文献99）。

■看護診断の定義

　看護診断とは，個人・家族・集団・地域社会（コミュニティ）の健康状態／生命過程に対する反応およびそのような反応への脆弱性についての臨床判断である。看護診断は看護師が責任をもって結果を出すための看護介入の選択根拠になる。（第9回NANDA大会で採択；2009年と2013年に改訂）（文献100）。

■看護診断の4つの型の定義

　NANDA-I 2018-2020に含められている看護診断の型は4つである。「問題焦点型看護診断」「ヘルスプロモーション型看護診断」「リスク型看護診断」，そして「シンドローム」である。この中でも，「ヘルスプロモーション型看護診断」の定義は今版から変更された。変更の理由は，「意欲や願望を患者自身が言葉で表わすことができなくても，看護師が患者の代理人として行動すれば，健康状態を促進できる集団が存在するという認識を反映している」と解説されている（文献101）。
　これら4つの看護診断の型の定義は**表Ⅰ-5**に示したとおりである。

文献94　NANDA-I, 2018, p.21
文献95　NANDA-I, 2018, p.21
文献96　NANDA-I, 2018, p.21
文献97　NANDA-I, 2018, p.21
文献98　NANDA-I, 2018, p.21
文献99　NANDA-I, 2018, p.10
文献100　NANDA-I, 2018, p.148
文献101　NANDA-I, 2018, p.8

I 最新のNANDA-I 2018-2020の基本的理解

文献102
NANDA-I, 2018, p.8, pp.38-39

表I-5 4つの看護診断の型の定義（文献102）

問題焦点型看護診断（Problem-focused Nursing Diagnosis）
　個人・家族・集団・地域社会（コミュニティ）の，健康状態/生命過程に対する好ましくない人間の反応についての臨床判断である。

ヘルスプロモーション型看護診断（Health-promotion Nursing Diagnosis）
　安寧の増大や人間の健康の可能性の実現に関する意欲と願望についての臨床判断である。反応は特定の健康行動強化へのレディネスとなって表れ，どのような健康状態でも使うことができる。<u>健康行動強化へのレディネスを表現できないクライアントの場合，看護師はヘルスプロモーションに向けた状態を見きわめ，クライアントのために行動できる。</u>ヘルスプロモーション反応は，個人・家族・集団・地域社会（コミュニティ）に存在する。※下線部分は変更箇所

リスク型看護診断（Risk Nursing Diagnosis）
　個人・家族・集団・地域社会（コミュニティ）の，健康状態/生命過程に対する好ましくない人間の反応の発症につながる，脆弱性についての臨床判断である。

シンドローム（Syndrome）
　同時に起こる特定の看護診断のまとまりについての臨床判断であり，同じような介入によって，まとめて対処することが最善である。

表I-6 NANDA-I 2018-2020の7軸の名称と端的な説明

軸	名称	説明
第1軸	診断の焦点	診断概念の主要な要素，または基礎的・本質的な部分であり，根幹をなす。焦点は，診断の中核である「人間の反応」を表している。
第2軸	診断の対象	看護診断を確定される人（人々） 要素：個人，介護者，家族，集団，地域社会
第3軸	判断	診断の焦点の意味を限定，または指定する記述語や修飾語である。 判断用語：減少，非効果的，状況的など
第4軸	部位	身体の一部/部分やそれらに関連する機能，つまり，あらゆる組織，器官，解剖学的部位または構造を表す。 部位用語：聴覚の，口腔，脳，目など
第5軸	年齢	診断の対象（第2軸）となる人の年齢を意味する。 要素：胎児，新生児，乳児，小児，青年，成人，高齢者
第6軸	時間	診断の焦点（第1軸）の期間を表している。 要素：急性，慢性，間欠的，持続的
第7軸	診断の状態	問題/シンドロームが実在するのか，または潜在するのか，あるいはヘルスプロモーション型看護診断としての診断のカテゴリー化を意味する。 要素：問題焦点型，ヘルスプロモーション型，リスク型

（T. H. Herdman, & S. Kamitsuru（2017/2018）/上鶴重美（訳），NANDA-I看護診断―定義と分類 2018-2020　原書第11版（pp.108-117）．医学書院．から抜粋し，筆者作成）

看護診断概念構築のための多軸システム

文献103
NANDA-I, 2018, p.107

　NANDA-I看護診断は多軸システムを使って構築される概念である。軸とは，診断過程で考慮される人間の反応の側面，と操作的に定義されている（文献103）。NANDA-I 2018-2020においても7軸から構成されている。表I-6にこの7軸の概要を示した。

看護診断概念構築のための多軸システムの用い方の例は図Ⅰ-2に示した。

診断の焦点(第1軸)を中心に置き、判断(第3軸)と合わせると、診断概念である"非効果的コーピング"が構築される。この診断概念には、部位(第4軸)は該当しない。判断に内包されている時間(第6軸)も該当しないが、診断の状態(第7軸)は問題焦点型である。診断の対象(第2軸)に内包される年齢(第5軸)も該当しない。

たとえば、部位(第4軸)が該当する診断概念には、"口腔粘膜統合性障害"や"心臓組織循環減少リスク状態"がある。前者は口腔が、後者は心臓が部位である。診断の焦点は、前者が口腔粘膜統合性、後者が組織循環である。判断は、前者が障害、後者が減少である。判断に内包されている診断の状態(第7軸)は、前者は問題焦点型であり、後者はリスク型である。

以上のように、第1軸が中心となって、第2～7軸までが組み合わさって、診断概念が構築される。

現在開発されていない新しい診断概念の提案は、この多軸システムを用いることが必須となる。しかしNANDA-Iは、各軸の用語を無造作に選んで組み合わせるような、看護診断のランダムな作成を支持していないとの警告もしており、下記のような記述がある(文献104)。

> 臨床実践や記録で使うからと、根拠に基づく定義や診断の他の構成要素(診断指標、関連因子、危険因子、また必要時には関連する状態やハイリスク群)を開発せずに、いくつかの軸の用語を適当に組み合わせて看護診断を創作していたのでは、臨床判断と実践を正確に表し、伝え、方向づけるという、標準的言語の本来の意図を台無しにしてしまう。

診断の構成要素に内在する知識を十分にもち、正確な看護診断用語を開発することの重要性をNANDA-Iが提示していることをしっかり踏まえておくことが大切である。

文献104
NANDA-I, 2018, p.117

図Ⅰ-2　NANDA-I看護診断モデル

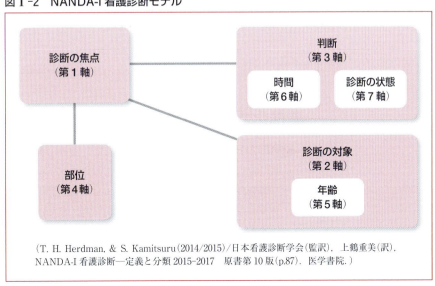

(T. H. Herdman, & S. Kamitsuru(2014/2015)／日本看護診断学会(監訳)，上鶴重美(訳)．NANDA-I看護診断―定義と分類 2015-2017　原書第10版(p.87)．医学書院．)

I 最新の NANDA-I 2018-2020 の基本的理解

表 I-7　NANDA-I 看護診断の提案：エビデンスレベル（LOE）の判定基準

エビデンスレベル 1. 開発に向けた受理（NANDA-I との相談）
エビデンスレベル 1.1　診断名のみ
- 診断名は明確で基本的レベルで述べている
- 文献による裏づけがあり，文献が明記されている

エビデンスレベル 1.2　診断名と定義
- 診断名は明確で基本的レベルで述べている
- 定義は診断名と整合する
- 診断名と定義は，ほかの NANDA-I 看護診断や定義と明確に区別できる
- 定義は診断指標や診断名とは異なり，これらの要素が定義に含まれていない

エビデンスレベル 1.3　理論的レベル
- 定義，診断指標，関連因子，あるいは危険因子，そしてもしもあれば，引用した理論的文献が明記されている

エビデンスレベル 2. 出版と NANDA-I 分類法への組み込みに向けた採択
エビデンスレベル 2.1　診断名，定義，診断指標と関連因子，または危険因子，文献
- 定義と個々の診断指標，関連因子，危険因子に引用文献がある
- 標準的な看護用語集（例：NOC，NIC）から，診断に対する看護アウトカム（成果）と看護介入が明らかにされている

エビデンスレベル 2.2　概念分析
- エビデンスレベル 2.1 の基準を満たしている
- 診断の根底に確かな知識体系が存在している

エビデンスレベル 2.3　エキスパートによる診断のコンセンサス研究

エビデンスレベル 3. 臨床的裏づけ（検証とテスト）
エビデンスレベル 3.1　文献統合
- エビデンスレベル 2.2 の基準を満たしている
- 統合は文献の総合的なレビューである
- レビューで使った検索用語が明記してある

エビデンスレベル 3.2　診断に関する臨床研究だが，対象集団に一般化できない
- エビデンスレベル 2.2 の基準を満たしている
- ナラティブには，診断に関する研究の詳細な記述，診断指標，危険因子，関連因子が含まれる
- 研究は質的研究でも，患者を対象にした無作為抽出を用いた量的研究でもよい

エビデンスレベル 3.3　標本サイズの小さい，よいデザインの臨床研究
- エビデンスレベル 2.2 の基準を満たしている
- ナラティブには，診断に関する研究の詳細な記述，診断指標，危険因子，関連因子が含まれる
- 無作為抽出法を用いた研究ではあるが，標本サイズが限られている

エビデンスレベル 3.4　対象集団に一般化可能な，無作為抽出標本による，よいデザインの臨床研究
- エビデンスレベル 2.2 の基準を満たしている
- ナラティブには，診断に関する研究の詳細な記述，診断指標，危険因子，関連因子が含まれる
- 無作為抽出法を用いた研究で，研究結果をあらゆる対象集団に一般化できる標本サイズである

(T. H. Herdman, & S. Kamitsuru(2017/2018)／上鶴重美(訳)，NANDA-I 看護診断―定義と分類 2018-2020　原書第 11 版(pp.6-8)．医学書院．から抜粋し，筆者作成)

標準化された共通言語としての看護診断

　NANDA-I は，新しい看護診断の提案や看護診断の改訂案に対して，看護診断の基準に合っているかどうかを判断するために，系統的なレビューを行っている。また，開発段階や妥当性を裏づけるエビデンス（根拠）によって，すべての提案のエビデンスレベルを決めている。表 I-7 に NANDA-I 看護診断の提案：エビデンスレベル（LOE）の判定基準の概要を紹介した(文献 105)。NANDA-I 看護診断が世界中で標準化された共通言語として一定の水準に達していることを保証するために，NANDA-I 教育研究委員会は厳格な審査過程を踏んでいる。

文献 105
NANDA-I, 2018, pp.5-8

II

最新の NIC 原著第 7 版の 基本的理解

II 最新のNIC原著第7版の基本的理解

看護介入分類(NIC)とは何か

　看護介入分類は"Nursing Interventions Classification"であり，その頭文字をとってNICと略して使用されている。以下では，NICという略称を用いる。

　アイオワ大学看護学部有志で組織されたNICチームは，1987年に創設された。最新版のNIC原著第7版は2018年に刊行された。2018年現在，約30年にわたって看護師が実施する治療を記述する包括的標準化用語の開発が行われてきていることになる。

　NIC初版は1992年，第2版は1996年，第3版は2000年，第4版は2004年，第5版は2008年，第6版は2013年，そして，最新版の第7版は2018年に刊行された。

　最新版の第7版には総計565の介入が含まれている。新しく15介入が加わり，介入名の改訂は5介入，定義や行動に大幅な改訂がされたのは30介入，定義や行動にわずかな改訂がされたのは65介入，削除されたのは4介入である。これについては後述する(文献1)。

NICの構成と基本的な定義

　NIC原著第7版は，パート1からパート6で成る。構成は以下のとおりである(文献2)。

パート1　実践・教育・研究におけるNICの概観と適用
パート2　看護介入の分類法
パート3　看護介入分類
パート4　看護専門分野の中核介入
パート5　NIC介入の実践に必要な時間と教育水準
パート6　付録

　前第6版ではパート1は，第1章と第2章に分かれていたが，第7版はNICの定義，NICの開発，NICの有用性を冒頭に含め，実践におけるNICの活用，臨床実践機関におけるNICの導入の詳細，教育におけるNICの使用，研究にNICを使う際の詳細について，パート1ですべてが解説されている。NICを教育，臨床，実践，研究の場，そしてNICを施設に導入しようとする場合はこのパート1の熟読は必須である。

　パート2は，看護介入の分類法である。ここにはNIC分類法の概観が解説されており，とりわけ本第7版および過去の版に使用されているコーディングのガイドラインが詳細に説明されている。そして，7領域，30類，565介入の全体構造が提示されている。

　パート3は616頁(pp.64-680)を占める膨大な看護介入分類である。

文献1
Butcher, H. K., Bulechek, G. M., Dochterman, J. M., & Wagner, C. M.(2018/2018)/黒田裕子，聖隷浜松病院看護部(監訳)，看護介入分類(NIC)原著第7版(p.viii)．エルゼビア・ジャパン．(以下，Butcher, H. K. et al. 2018/2018と表記)

文献2
Butcher, H.K. et al. 2018/2018, p.ix

それではまずは，NICの基本的な定義から解説する。看護介入（nursing intervention）の定義は以下のとおりである。

> 看護介入は，看護師が患者／クライエントの成果を高めるために行う臨床判断と知識に基づいたあらゆる治療。看護介入は，直接ケアと間接ケアの両方を含み，その対象は，個人，家族，地域社会である。看護師主導型，医師主導型，ほかの提供者主導型のすべての治療が含まれる。

これらの解説を以下の表Ⅱ-1に示した（文献3）。

文献3
Butcher, H.K. et al. 2018/2018, p.xviii

● **看護行動**

各看護介入には，複数の看護行動が含まれている。看護行動（nursing behavior）は以下のように定義されている（文献4）。

> 看護行動は，介入を実践するために看護師が行う特定の行為や行動であり，患者が望ましい成果に向かうように導くためのものである。看護行動は，具体的なレベルでの行動である。一連の行動は，介入を実践するために必要である。

文献4
Butcher, H.K. et al. 2018/2018, p.xviii

この第7版には565の介入が含まれていることは先述したが，看護行動は約13,000含まれている。各介入名と介入の定義は標準化されているので変更してはならない，とされている。しかし，看護行動は標準化されていないために個別化することや，修正／追加が可能であるとされている。しかしながら，各介入の定義に一貫していることが必要とされている（文献5）。

それでは次に，NIC原著第7版の分類構造について解説する。

文献5
Butcher, H.K. et al. 2018/2018, p.3

表Ⅱ-1　直接ケア介入，間接ケア介入，地域社会介入，看護師主導型治療，医師主導型治療の解説

直接ケア介入
患者もしくは患者群との相互作用を通して行われる治療である。直接ケア介入は，生理学的な看護行動と心理社会的な看護行動の両方を含み，"手を使う"ことを含む行動と，本質的に支持的なカウンセリングの両方を含む。領域6以外の領域1～5すべてに分類されている介入である。

間接ケア介入
患者から離れていながら，患者や患者群のために行われる治療である。間接ケア介入は，患者ケア環境の管理や学際的な協働を含む。これらの行動は直接ケア介入の有効性を支持する。領域6のヘルスシステムに分類されている介入である。

地域社会介入
集団の健康を増進し，維持することを目的としている。地域社会介入は，集団の健康増進，健康維持，疾患予防を高め，集団の住環境の社会的および政治的な風潮に取り組む方略を含む。

看護師主導型治療
看護師の臨床判断や知識に基づいて看護師が主導する治療である。

医師主導型治療
医学診断に対するものとして医師に主導されるが，"医師の指示"に対して看護師が実行する介入である。看護師は，ほかの提供者（薬剤師，呼吸療法士，医師助手）が主導する治療を実行することもある。

最新のNIC原著第7版の基本的理解

NIC原著第7版の分類構造

　NANDA-Iと同様にNICも階層構造である。領域（domain）の下位に類（class）が置かれ，類の下位に介入（intervention）が分類配置されている。領域は第3版から第6版と同様に7つあり，最も抽象度が高いレベルである。領域1から領域7の番号が割り当てられている。

　一方，類は第7版では30ある。類はアルファベットの文字が開発された順に割り当てられている（→p.260～263巻末付録「NICの分類構造」参照）。

　類に配置されている各介入には，ひとかたまりの行動および複数の文献が含まれている。この分類法は類似性分析，階層的群化，臨床判断，熟練者のレビューを使用して最初に構築されたとされている（文献6）。

文献6
Butcher, H.K. et al. 2018/2018, p.42

■身体的な側面への介入

　7領域のうち，身体的な側面への介入が分類されている領域は，領域1と領域2であり，定義は以下のとおりである。

- 領域1《生理学的：基礎》
  定義：身体機能を支援するケア
- 領域2《生理学的：複雑》
  定義：恒常性の調節を支援するケア

●領域1《生理学的：基礎》
　領域1には，患者の日常生活活動に対する看護援助であるポジショニング，栄養管理，排尿管理，運動促進などの介入が含まれている。看護師が独自の判断で介入できる看護主導型介入が主として分類されている。類は以下の6つであり，類の定義および分類されている主たる介入は以下のとおりである。

- 類A《活動と運動の管理》
  定義：身体活動とエネルギーの保存と消費を整える，あるいは援助する介入
  　この類には，〈運動促進：筋力トレーニング〉〈運動療法：関節可動性〉〈運動療法：筋肉コントロール〉など，10介入が分類されている。
- 類B《排泄管理》
  定義：定期的な排便と排尿パターンを確立し維持する介入および，これらの変化による合併症を管理する介入
  　この類には，〈オストミーケア〉〈鼓腸緩和〉〈排尿管理〉〈排尿習慣訓練〉〈便失禁のケア〉など，24介入が分類されている。
- 類C《不動性管理》
  定義：制限された運動とその後遺症を管理する介入
  　この類には，〈ギプスケア：維持〉〈牽引/固定のケア〉〈副子法〉〈ポジショニング：車椅子〉など，10介入が分類されている。

- 類D《栄養支援》
   定義：栄養状態を変化させる，もしくは維持する介入
   この類には，〈栄養カウンセリング〉〈嚥下療法〉〈経腸栄養〉〈体重増加への支援〉など，18介入が分類されている。
- 類E《身体的安楽促進》
   定義：身体的な技法を使って安楽を促進する介入
   この類には，〈アロマセラピー〉〈環境管理：安楽〉〈指圧療法〉〈瘙痒管理〉〈皮膚刺激〉など，18介入が分類されている。
- 類F《セルフケア促進》
   定義：定期的な日常生活活動を提供する，もしくは援助する介入
   この類には，〈セルフケア援助：排泄〉〈摂食〉〈セルフケア援助：移乗〉〈チューブケア〉〈眼のケア〉など，27介入が分類されている。

文献7
Butcher, H.K. et al. 2018/2018, pp.46-47

● **領域2《生理学的：複雑》**

次いで領域2は，領域1と同様に身体的な側面への介入が分類されているが，医師の指示を受けて実施する介入，医師の治療を補助する介入であり，医師主導型介入が主として分類されている。また，医師以外の薬剤師や栄養士などが主導する介入も含まれている。一方，領域2のなかに含まれている介入には，〈鎮痛剤与薬〉〈創傷ケア：熱傷〉〈不整脈の管理〉など，看護師が独自に行えない介入もある。類の定義および分類されている主たる介入は，以下のとおりである。

- 類G《電解質と酸塩基管理》
   定義：電解質/酸塩基平衡を調節し，合併症を予防する介入
   この類には，〈高血糖管理〉〈酸塩基平衡管理：代謝性アルカローシス〉〈酸塩基モニタリング〉〈酸塩基平衡管理：低カリウム血症〉など，27介入が分類されている。
- 類H《薬物管理》
   定義：薬物作用の期待される効果を促進する介入
   この類には，〈セデーション管理〉〈中心静脈アクセス器具管理〉〈薬剤管理〉〈与薬：経腸〉〈与薬：吸入〉など，33介入が分類されている。
- 類I《神経管理》
   定義：神経機能を最高の状態にする介入
   この類には，〈頭蓋内圧(ICP)モニタリング〉〈脳循環促進〉〈ポジショニング：神経学的〉〈片側無視管理〉など，13介入が分類されている。
- 類J《周手術ケア》
   定義：手術前，手術中，そして手術直後にケアを提供する介入
   この類には，〈気圧式ターニケット管理〉〈手術対策〉〈麻酔剤投与〉〈自己血輸血〉など，17介入が分類されている。
- 類K《呼吸管理》
   定義：気道の開通とガス交換を促進する介入

最新のNIC原著第7版の基本的理解

この類には，〈アナフィラキシー管理〉〈咳嗽強化〉〈換気援助〉〈人工呼吸管理：非侵襲的〉など，22介入が分類されている。

- 類L《皮膚／創傷管理》
 定義：組織統合性を維持し，もしくは回復させる介入
 この類には，〈圧迫潰瘍ケア（褥瘡ケア）〉〈創傷ケア：閉鎖式ドレナージ〉〈皮膚ケア：局所処置〉〈皮膚サーベイランス〉など，18介入が分類されている。

- 類M《体温調節》
 定義：体温を正常範囲に維持する介入
 この類には，〈低体温処置〉〈体温調節〉〈発熱処置〉など，7介入が分類されている。

- 類N《組織循環管理》
 定義：組織への血液循環と体液循環を最高の状態にする介入
 この類には，〈血液製剤投与〉〈採血：献血〉〈低血圧管理〉〈出血軽減：創傷〉〈循環ケア：動脈機能不全〉〈ショック管理：心臓性〉〈体液量管理〉など，52介入が分類されている。

文献8
Butcher, H.K. et al. 2018/2018, pp.48-51

■心理社会的な側面への介入

7領域のなかの領域3は，心理社会的な側面への介入が分類されている。定義は以下のとおりである。

● 領域3《行動的》
 定義：心理社会的機能を支援し，ライフスタイルの変容を促進するケア
 領域3には，患者の心理社会的な機能を促進するケアが分類されている。類は以下の6つであり，類の定義および分類されている主たる介入は以下のとおりである。

- 類O《行動療法》
 定義：望ましい行動を強化，もしくは促進し，望ましくない行動を変容させる介入
 この類には，〈環境療法〉〈共同目標設定〉〈行動管理：自傷行為〉〈衝動コントロールの訓練〉〈称賛〉など，28介入が分類されている。

- 類P《認知療法》
 定義：望ましい認知機能を強化，もしくは促進し，望ましくない認知機能を変容させる介入
 この類には，〈回想療法〉〈日記記述法〉〈認知刺激〉など，10介入が分類されている。

- 類Q《コミュニケーション強化》
 定義：言語的，非言語的メッセージを伝えること，および受けとることを促進する介入
 この類には，〈コミュニケーション強化：視覚障害〉〈コミュニケーション強化：聴覚障害〉〈視力検査〉〈対立の仲介〉など，13介入が分類されている。

- 類R《コーピング援助》

  定義：他者が自身の長所を形成し，機能の変化に適応し，もしくは機能のより高い水準に到達するのを援助する介入

  この類には，〈移転ストレス軽減〉〈共在〉〈自己効力感強化〉〈真実告知〉〈タッチング〉など，38介入が分類されている。

- 類S《患者教育》

  定義：学習を促進する介入

  この類には，〈親教育：育児家族〉〈教育：疾患経過〉〈健康リテラシー強化〉〈教育：フットケア〉など，40介入が分類されている。

- 類T《心理的安楽促進》

  定義：心理的技法を用いて安楽を促進する介入

  この類には，〈催眠〉〈鎮静法〉〈不安軽減〉など，10介入が分類されている。

■安全面への介入

7領域のなかの領域4は，安全面への介入が分類されている。定義は以下のとおりである。

●領域4《安全性》

定義：有害なものに対する保護を支援するケア

領域4には，患者の安全面を促進するケアが分類されている。類は以下の2つであり，類の定義および分類されている主たる介入は以下のとおりである。

- 類U《危機管理》

  定義：心理的危機および身体的危機の両方に対して即座に短期間の援助を提供する介入

  この類には，〈応急処置（ファーストエイド）〉〈除細動器管理：体外〉〈トリアージ：救急センター〉など，14介入が分類されている。

- 類V《リスク管理》

  定義：リスク軽減活動を開始し，時間をかけてリスクを監視し続ける介入

  この類には，〈アナフィラキシー管理〉〈環境管理：安全〉〈感染防御〉〈虐待からの保護支援：子ども〉〈自殺予防〉〈認知症の管理〉など，46介入が分類されている。

■家族に対する介入

7領域のなかの領域5は，家族に対する介入が分類されている。定義は以下のとおりである。

●領域5《家族》

定義：家族を支援するケア

領域5には，類が3つある。類の定義および分類されている主たる介入は以下のとおりである。

II 最新の NIC 原著第 7 版の基本的理解

- 類 W《出産ケア》
  定義：出産準備を援助し，出産前，出産中，そして出産直後の心理的，身体的変化の管理を援助する介入
  この類には，〈家族計画：非計画妊娠〉〈サーベイランス：妊娠後期〉〈蘇生：胎児〉〈超音波検査：婦人科と産科〉〈妊娠前カウンセリング〉〈母乳分泌抑制〉など，40 介入が分類されている。

- 類 Z《子育てケア》
  定義：子どもを養育することを援助する介入
  この類には，〈カップ授乳：新生児〉〈親教育：青年期〉〈教育：乳児安全 0～3 か月〉〈乳児ケア〉〈発達促進：子ども〉〈母乳栄養カウンセリング〉など，38 介入が分類されている。

- 類 X《生涯ケア》
  定義：家族単位機能を促進する介入および生涯を通して家族成員の健康と幸福を促進する介入
  この類には，〈家事家政援助〉〈家族機能維持〉〈家族支援〉〈家族統合性促進〉など，12 介入が分類されている。

文献 11
Butcher, H.K. et al. 2018/2018, pp.58-59

■間接的な介入

7 領域のなかの領域 6 は，個人・家族・集団などを対象とする直接的な介入ではなく，ヘルスシステムで行われる間接的な介入が分類されている。定義は以下のとおりである。

- ●領域 6《ヘルスシステム》
  定義：ヘルスケア供給システムの効果的な使用を支援するケア
  領域 6 には，類が 3 つある。類の定義および分類されている主たる介入は以下のとおりである。

- 類 Y《ヘルスシステム仲介》
  定義：患者／家族とヘルスシステムの間の橋渡しを促進する介入
  この類には，〈環境管理：家庭準備〉〈退院調整計画〉〈文化の仲介〉〈ヘルスシステム案内〉など，14 介入が分類されている。

- 類 a《ヘルスシステム管理》
  定義：ケア提供に向けて支援サービスを提供し促進する介入
  この類には，〈委託〉〈医療用製品評価〉〈クリティカルパスの開発〉〈検体管理〉〈スタッフの監督〉〈プリセプター：職員〉など，23 介入が分類されている。

- 類 b《情報管理》
  定義：ヘルスケアについてコミュニケーションを促進する介入
  この類には，〈インシデント報告〉〈多専門職ケアカンファレンス〉〈電話フォローアップ〉〈研究データの収集〉〈多専門職ケアカンファレンス〉など，18 介入が分類されている。

■地域社会に対する介入

最後に領域7である。7領域のなかの領域7は，地域社会に対する介入が分類されている。定義は以下のとおりである。

● 領域7《地域社会》
定義：地域社会の健康を支援するケア

領域7には，類が2つある。類の定義および分類されている主たる介入は以下のとおりである。

- 類c《地域社会の健康促進》
定義：地域社会全体の健康を促進する介入

この類には，〈ケースマネジメント〉〈健康政策モニタリング〉〈財源管理〉など，9介入が分類されている。

- 類d《地域社会のリスク管理》
定義：地域社会全体に対する健康リスクを明らかにし，もしくは予防することを援助する介入

この類には，〈サーベイランス：地域社会〉〈伝染性疾患管理〉〈バイオテロリズムへの対応準備〉など，10介入が分類されている。

文献12
Butcher, H.K. et al. 2018/2018, pp.60-61

NIC原著第7版から新しく加わった15介入

NIC原著第7版から新しく加わった15介入を，領域1から順に見ていこう。

文献13
Butcher, H.K. et al. 2018/2018, p.738

● 領域1《生理学的：基礎》

まず領域1《生理学的：基礎》には，以下の3つの介入が加わった。

最初に，類E《身体的安楽促進》には，〈疼痛管理：急性(Pain Management：Acute)〉と〈疼痛管理：慢性(Pain Management：Chronic)〉が加わった。

- 〈疼痛管理：急性〉
定義：外傷，手術，もしくは傷害などのような識別できる原因からの組織損傷に引き続く急性の治療期間において，患者が満足できるレベルまでの疼痛緩和，もしくは疼痛軽減の実施

- 〈疼痛管理：慢性〉
定義：仮に3か月の一般的な治療期間を超えて続く持続性疼痛を，患者が満足できるレベルまで緩和・軽減すること

文献14
Butcher, H.K. et al. 2018/2018, pp.513-515

さらに，類F《セルフケア促進》には，〈機能の能力強化(Functional Ability Enhancement)〉が加わった。

- 〈機能の能力強化〉
定義：日常生活活動の低下を防ぐために，身体的機能を最大化すること

文献15
Butcher, H.K. et al. 2018/2018, p.177

最新の NIC 原著第 7 版の基本的理解

●領域 2《生理学的：複雑》

次に領域 2《生理学的：複雑》である。この領域には，以下の 5 つの介入が加わった。

最初に，類 G《電解質と酸塩基管理》には，〈脂質異常症管理(Hyperlipidemia Management)〉が加わった。

- 〈脂質異常症管理〉

    定義：ベースラインよりも高い血中コレステロール値および血中トリグリセリド値を予防し，治療すること

次いで，類 H《薬物管理》には，〈フィトセラピー（植物療法）(Phytotherapy)〉が加わった。

- 〈フィトセラピー（植物療法）〉

    定義：健康を維持し，病気を治療するために，薬草に含まれる有効成分や物質を使用すること

次いで，類 J《周手術ケア》には，〈気圧式ターニケット管理(Pneumatic Tourniquet Management)〉が加わった。

- 〈気圧式ターニケット管理〉

    定義：気圧式ターニケットを用いた処置を受ける患者をケアすること

次いで，類 N《組織循環管理》には，〈高血圧管理(Hypertension Management)〉と〈低血圧管理(Hypotension Management)〉が加わった。

- 〈高血圧管理〉

    定義：ベースラインよりも高い血圧値を予防し，治療すること

- 〈低血圧管理〉

    定義：ベースラインよりも低い血圧値を予防し，治療すること

●領域 3《行動的》

次に領域 3《行動的》である。この領域には，以下の 3 つの介入が加わった。1 つは重複分類されている。

最初に，類 O《行動療法》には，〈ダンス療法(Dance Therapy)〉が加わった。

- 〈ダンス療法〉

    定義：特定の治療による身体的，精神的，情緒的，もしくは霊的変容を促進するために，音楽リズムの拍子に合わせて身体の動きを使うこと

次いで，類 Q《コミュニケーション強化》には，〈視力検査(Vision Screening)〉が加わった。視力検査は領域 4 の安全性の類 V のリスク管理にも重複分類されている。

- 〈視力検査〉

    定義：視力障害の早期発見

次いで，類 R《コーピング援助》には，〈健康コーチング(Health Coaching)〉が加わった。

文献 16
Butcher, H.K. et al. 2018/2018, pp.326-327

文献 17
Butcher, H.K. et al. 2018/2018, p.578

文献 18
Butcher, H.K. et al. 2018/2018, pp.167-168

文献 19
Butcher, H.K. et al. 2018/2018, pp.263-264

文献 20
Butcher, H.K. et al. 2018/2018, pp.482-483

文献 21
Butcher, H.K. et al. 2018/2018, pp.459-460

文献 22
Butcher, H.K. et al. 2018/2018, pp.370-371

- 〈健康コーチング〉
  定義：全体的な健康や安寧状態を高める個人の選択および行動変容を支援すること

● 領域5《家族》
次は領域5《家族》である。この領域には，以下の1つの介入が加わった。
類W《出産ケア》に，〈処置支援：乳幼児（Procedural Support：Infant）〉が加わった。
- 〈処置支援：乳幼児〉
  定義：疼痛を伴う臨床処置に対処し，回復するための乳幼児の能力を最大化するときに，疼痛やストレスを最小限にするための方略を提供すること

● 領域6《ヘルスシステム》
領域6《ヘルスシステム》である。この領域には，以下の2つの介入が加わった。類a《ヘルスシステム管理》の〈連携強化（Collaboration Enhancement）〉と類b《情報管理》の〈記録：ミーティング（Documentation：Meetings）〉である。
- 〈連携強化〉
  定義：専門職と介護者間で連携を促進すること
- 〈記録：ミーティング〉
  定義：公的な議事録を作成するために，職場の会議，もしくは専門職会議の簡単な控えを記録しておくこと

● 領域7《地域社会》
領域7《地域社会》である。この領域には，以下の1つの介入が加わった。
類C《地域社会の健康促進》の〈地域社会の健康擁護（Community Health Advocacy）〉である。
- 〈地域社会の健康擁護〉
  定義：特定のヘルスケア事項について，考えや姿勢を変容するために公的支援を開発すること

以上，15介入が新しく加わった。

NIC原著第7版の介入数は**表Ⅱ-2**のとおりである。重複分類されている介入は184介入である。この重複分類を含めると総計で664介入となる。最も介入数が多い領域は，領域2の《生理学的：複雑》であり，189介入が含まれている。次いで領域3の《行動的》の139介入である。7領域別の介入数を**表Ⅱ-3**に示してみた。領域1と領域2で46.1％と約半数を占めており，患者の身体的な側面の介入が多いことが理解できる。また，心理社会的な介入である領域3《行動的》も約20％と身体的な側面の介入に次いで多いことがわかる。

II 最新のNIC原著第7版の基本的理解

表II-2　領域・類別の介入数

領域		類		介入数	重複分類されている介入数	新しく加わった介入数
領域1	生理学的	類A	活動と運動の管理	10	1	0
		類B	排泄管理	24	4	0
		類C	不動性管理	10	2	0
		類D	栄養支援	23	5	0
		類E	身体的安楽促進	23	1	2
		類F	セルフケア促進	27	7	1
		領域1の計		117	20	3
領域2	生理学的：複雑	類G	電解質と酸塩基管理	27	5	1
		類H	薬物管理	33	7	1
		類I	神経管理	13	1	0
		類J	周手術ケア	17	10	1
		類K	呼吸管理	22	6	0
		類L	皮膚／創傷管理	18	5	0
		類M	体温調節	7	2	0
		類N	組織循環管理	52	9	2
		領域2の計		189	45	5
領域3	行動的	類O	行動療法	28	4	1
		類P	認知療法	10	2	0
		類Q	コミュニケーション強化	13	5	1
		類R	コーピング援助	38	7	1
		類S	患者教育	40	31	0
		類T	心理的安楽促進	10	0	0
		領域3の計		139	49	3
領域4	安全性	類U	危機管理	14	5	0
		類V	リスク管理	46	19	0
		領域4の計		60	24	0
領域5	家族	類W	出産ケア	40	6	1
		類Z	子育てケア	38	25	0
		類X	生涯ケア	12	2	0
		領域5の計		90	33	1
領域6	ヘルスシステム	類Y	ヘルスシステム仲介	14	3	0
		類a	ヘルスシステム管理	23	1	1
		類b	情報管理	13	1	1
		領域6の計		50	5	2
領域7	地域社会	類c	地域社会の健康促進	9	5	1
		類d	地域社会のリスク管理	10	3	0
		領域7の計		19	8	1
		全体合計		664	184	15

表Ⅱ-3 領域・類別の介入数

領域	介入数
領域1　生理学的	117（17.6％）
領域2　生理学的：複雑	189（28.5％）
領域3　行動的	139（20.9％）
領域4　安全性	60（ 9.0％）
領域5　家族	90（13.6％）
領域6　ヘルスシステム	50（ 7.5％）
領域7　地域社会	19（ 2.9％）
全体合計	664（100％）

NICの強み

　まず，1つ目の強みとしてNICは包括的であるとされている。スタッフ看護師が行っている一般的な実践も含まれている一方で，専門領域に特化された実践も含まれている。例えば，クリティカルケアに特化された実践なども数多く含まれている。

文献29
Butcher, H.K. et al. 2018/2018, p.xi

●一般的な実践
　たとえば，一般的な実践には，以下のような介入がある。
・〈運動療法：歩行〉
・〈排便管理〉
・〈導尿〉
・〈栄養管理〉
・〈与薬〉
・〈疼痛管理：急性〉
・〈セルフケア援助：入浴／清潔〉
・〈気道吸引〉

●専門領域に特化された実践
　一方，専門領域に特化された実践のうち，たとえば，助産師の専門領域では，以下のような介入がある。
・〈電気的胎児モニタリング：妊娠期〉
・〈ハイリスク妊娠ケア〉
・〈分娩期ケア：ハイリスク出産〉
・〈陣痛誘発〉
・〈乳児ケア：分娩期〉

●クリティカルケアに特化された実践
　たとえば，救命救急センターやICUなどのクリティカルケアに特化された実

II 最新のNIC原著第7版の基本的理解

践には，以下のような介入がある。
- 〈循環ケア：動脈機能不全〉
- 〈心臓ペースメーカー管理：一時的〉
- 〈ショック管理：循環血液量減少性〉
- 〈頭蓋内圧モニタリング〉
- 〈痙攣発作管理〉
- 〈脳浮腫管理〉
- 〈酸塩基平衡管理：代謝性アルカローシス〉

第2に，NICは研究に基礎を置いている。NICを開発するために，内容分析法，エキスパート審査法，フォーカスグループ法，類似性分析法，階層性クラスタリング法，多次元的評点法，臨床フィールドテストの研究方法が用いられている。

第3に，NICは既存の実践に基づいて帰納的に開発されている。

第4に，NICは最新の臨床実践と研究を反映している。NICの介入のすべてには参考文献のリストが含まれている。当該介入の詳細はこれらの文献を読むことで知ることができる。

第5に，NICは前述してきたように使いやすい組織化構造をもっている。すなわち，領域，類，介入，行動という構造となっている。

第6に，NICでは明確で臨床的に意味のある用語が使用されている。すなわち，研究をとおして，臨床実践で最も有用な用語が選択されている。

文献30
Butcher, H.K. et al. 2018/2018, pp.46-61

文献31
Butcher, H.K. et al. 2018/2018, pp.xi-xii

Ⅲ
最新の
NOC原著第6版の
基本的理解

III 最新のNOC原著第6版の基本的理解

看護成果分類（NOC）とは何か

　看護成果分類は"Nursing Outcomes Classification"であり，その頭文字をとってNOCと略して使用されている。以後はNOCという略称を用いる。

　NOCは1991年にアイオワ大学看護学部教員，学生，さまざまな現場の臨床家でつくられた大規模なプロジェクトによる研究から開発が開始されたとされている。一方，アイオワ大学看護学部有志で組織されたNICチームが1987年に創設された。その後，1995年に，NICとNOCの継続的開発と実施を促進するために，アイオワ大学の看護分類センターが，アイオワ州理事会から承認された。NOCの開発はNICとともに，このアイオワ大学の看護分類センターで行われてきた。2002年に，この看護分類センターの名称が看護分類・臨床有用性センターと拡大され，以後，継続的に開発が行われている（文献1）。

　NOCは初版が1997年に，第2版は2000年，第3版は2004年，第4版は2008年，第5版は2013年，そして，最新版の第6版は2018年に刊行された。最新版の原著第6版は540の成果から構成され，そのうちの52の成果は第6版で新たに追加され，2つの成果が削除された。分類法の7領域に変更はないが類が34類と変更した。新しい2類は，"領域Ⅳ：健康知識と行動"にあった"類S：健康知識"が，"類GG：健康状態知識"と"類S：健康増進知識"に分けられた。さらに，"領域Ⅳ：健康知識と行動"にあった"類T：リスクコントロールと安全"が，"類T：リスクコントロール"と"類HH：安全"に分けられたことによる（文献2）。

■NOCの構成と基本的な定義

　原著第6版はPART 1からPART 6から成る。構成は以下のとおりである。
PART 1　NOCの概観と使用
　第1章　成果の最新分類
　第2章　教育，臨床，実践，研究におけるNOC使用の例証
PART 2　NOC分類法
PART 3　成果
PART 4　臨床状況に対するNOCとNICのリンケージ
PART 5　看護専門領域の中核成果
PART 6　付録

　PART 1は，第1章と第2章から成る。第1章は成果の最新分類が解説されている。第1章の，"看護成果分類（NOC）：NOCとは何か？"という項では，成果の定義，成果の測定，成果の抽象水準，成果の感受性などが解説されている。また，よくある質問から，今後の展望までが網羅されている。第2章は，教育，臨床，実践，研究におけるNOC使用の例証が解説されている。まず米国の看護教育におけるNOCの導入がその方略と共に詳細に説明され，続いて臨床実践におけるNOCの使用，NOCを使用して臨床実践における看護ケアの価値を測定することの意味が解説されている。そして，新しく人材の必要性を決定するために

文献1
Moorhead, S., Swanson, E., Johnson, M., & Mass, M. L.（2018/2018）/黒田裕子，聖隷浜松病院看護部（監訳），看護成果分類（NOC）原著第6版（pp.80-82）．エルゼビア・ジャパン．（以下，Moorhead, S. et al. 2018/2018と表記）

文献2
Moorhead, S. et al. 2018/2018, p.ix

NOCを使う内容が加わり，重症度という概念が紹介され，NOCとの関連性が詳細に解説されている。また，電子健康ケア記録に伴うNOC使用が考察されている。

PART 2は，NOC分類法である。NOC分類法の歴史的発展，改訂の歴史，これまでの版の変更点，そして分類のコーディングについて解説されている。

PART 3は，本書で膨大な部分を占める成果のすべてであり，成果名は五十音順に記載されている（原書はアルファベット順）。一つひとつの成果名と定義，指標，測定尺度，そして成果内容の文献が収められており，600頁を超える。

PART 4はNANDA-I看護診断とNOCのリンケージは1つも含まれていない。かわりに，"臨床状況に対するNOCとNICのリンケージ"とタイトルがあり，内容的には主としてNOCとNICのリンケージとなっている。

PART 5は看護の専門分野における中核成果であり，45の専門的な看護実践領域における中核成果を五十音順（原著はアルファベット順）にリストアップしている。この部分は前版（第5版）と変わっていない（文献3）。

PART 1の第1章の"看護成果分類（NOC）：NOCとは何か？"では，NOCは介入後の患者状態における変化をとらえるため，専門的および実践的な場にわたって看護師が用いる看護感受的成果の標準化された分類法（standardized terminology）を提示しているとされている。また各成果は，介入前後の患者・介護者・家族もしくは地域社会の状態の測定に用いることのできる1つの概念を表しているとしている（文献4）。

文献3
Moorhead, S. et al. 2018/2018, p.ix-x

文献4
Moorhead, S. et al. 2018/2018, p.4

● 看護感受的患者成果

それでは，NOCの基本的な定義から解説する。まずは，看護感受的患者成果（nursing-sensitive patient outcome）の定義は以下のとおりである。

看護介入に対する反応において，連続線上で測定される個人，家族，地域社会の状態，行動，知覚を指す。成果はそれぞれ関連のある一群の指標を有しており，それらの指標は，成果に関連した患者の状態を測定するために用いられる。測定を行うためには，より明確な指標を同定することが必要となる（文献5）。

この定義に少々説明を加えると，成果ではなく，看護感受的患者成果が正確な表現である。感受的とは，看護師の看護介入に感受的に，つまり鋭敏に反応することを指している。成果は看護師の介入の結果として得られるという基本的な考え方がある。また，この定義のなかで成果が個人，家族，地域社会の状態，行動，あるいは知覚を指していることが明らかにされている点を忘れてはならない。さらに，成果には一群の成果指標が含まれていることや，成果は連続線上で測定されることも重要な点である。

文献5
Moorhead, S. et al. 2018/2018, p.xviii

● 成果指標

次に，成果指標（outcome indicator）の定義をみておこう。

より具体的な個人，家族，地域社会の状態，行動，あるいは知覚を指し，成果を測定するうえで手がかりとして役立つ。看護感受的患者成果指標は，患者，

III 最新のNOC原著第6版の基本的理解

家族，あるいは地域社会の状態を具体的な水準で特徴づけるものである(文献6)。

成果指標は，各成果に複数含められており，成果に比べてより具体的な徴候，症状，行動を表している。その成果の定義の傘の下に，すべての成果指標は含まれているわけである。1つの成果を選んだ場合，その成果に含まれているすべての成果指標を使うわけではない。適用しようとする事例に該当する成果指標を選定するのである。

このような成果指標の一つひとつには，5段階の測定尺度がある。この5段階の測定尺度は，すべて定義され決められているので，そのとおりに使用しなければならない。

● 測定尺度

測定尺度(measurement)は以下のように定義されている。

最も望ましくない状態から最も望ましい状態までの連続線であり，患者の成果または指標の現状を定量化する5段階のリカート尺度を指す。測定尺度は，1＝激しい障害，2＝かなり障害，3＝中程度に障害，4＝軽度に障害，5＝障害なしのような連続線上の位置を表している。1〜5に該当しない場合はNA(No Applicable，適用できない)となる(文献7)。

5段階のリカート尺度は，すべての成果に用いられており，成果によって示される状態，行動，知覚における多様性を説明するために選択肢のなかから適切な数値を提供する指標である。

原著第6版に収められている540の成果のうち，452の成果は測定尺度が1つだけである。残りの88の成果については測定尺度が2つある。単独で使用される測定尺度は13種類ある(文献8)(表III-1)。

表III-1に示したとおり，すべての測定尺度は明確に定義されている。また表III-1では，これらの13種類が使用されている成果の数を示している。これを見ると，コード13の「まったく表明しない」「まれに表明」「ときどき表明」「しばしば表明」「一貫して表明」の測定尺度は171の成果(37.8％)に用いられており，最も多いことがわかる。次いで多い測定尺度は，コード20の「知識なし」「限定された知識」「中程度の知識」「かなりの知識」「広範囲な知識」であり，74の成果(16.4％)に用いられている。最も少ない測定尺度は，コード19の「一貫して表明」「しばしば表明」「ときどき表明」「まれに表明」「まったく表明しない」であり，〈逃亡傾向のリスク〉の1つの成果のみに用いられている(文献9)。

一方，2つの尺度が結合して使用される測定尺度は6種類ある(文献10)(表III-2)。これを見ると，コード21の「激しい障害」「かなり障害」「中程度に障害」「軽度に障害」「障害なし」，および「激しい」「かなり」「中程度」「軽度」「なし」の2つの測定尺度は41の成果に用いられており，最も多いことがわかる。

NOCで2つの尺度が使用され始めたのは第3版からである。なぜ2つ使用されるようになったのかといえば，指標が測定尺度を満たそうとすると二重否定が含まれる場合があることから，使用困難な指標があるという理由である(文献11)。

文献6
Moorhead, S. et al. 2018/2018, p.xviii

文献7
Moorhead, S. et al. 2018/2018, p.xviii

文献8
Moorhead, S. et al. 2018/2018, p.19

文献9
Moorhead, et al. 2018/2018, pp.19-21

文献10
Moorhead, S. et al. 2018/2018, p.22

文献11
Moorhead, S. et al. 2018/2018, p.18

表Ⅲ-1 NOCに使用されている単独の測定尺度

NO	コード	定義	1	2	3	4	5	使用されている成果の数
1	1	健康もしくは安寧状態の障害の程度	激しい障害	かなり障害	中程度に障害	軽度に障害	障害なし	40
2	2	確立された規範もしくは標準から逸脱している程度	正常範囲から激しく逸脱	正常範囲からかなり逸脱	正常範囲から中程度に逸脱	正常範囲から軽度に逸脱	正常範囲からの逸脱なし	27
3	6	望ましい状態を達成するための量もしくは質における十分さの程度	適切でない	わずかに適切	中程度に適切	かなり適切	完全に適切	20
4	7	発生数	10回以上	7〜9回	4〜6回	1〜3回	0回	2
5	9	自主性が広がる範囲	まったくなし	限定された範囲	中程度の範囲	かなりの範囲	広範囲	5
6	11	肯定的で受容的な認知もしくは特徴の頻度	まったく肯定的でない	まれに肯定的	ときどき肯定的	しばしば肯定的	一貫して肯定的	3
7	12	強度の程度	きわめて弱い	弱い	中程度に弱い	強い	非常に強い	6
8	13	報告もしくは行動によって明確にする頻度	まったく表明しない	まれに表明	ときどき表明	しばしば表明	一貫して表明	171
9	14	否定的,もしくは有害な状態あるいは反応の程度	激しい	かなり	中程度	軽度	なし	63
10	17	望ましい状態に近い程度	不十分	まずまず良好	良好	きわめて良好	非常に良好	16
11	18	肯定的に予測する認知の程度	まったく満足しない	少し満足	中程度に満足	たいへん満足	完全に満足	20
12	19	報告もしくは行動によって明確にする頻度	一貫して表明	しばしば表明	ときどき表明	まれに表明	まったく表明しない	1
13	20	理解している認知情報の程度	知識なし	限定された知識	中程度の知識	かなりの知識	広範囲な知識	74

文献12
Moorhead, S. et al. 2018/2018, p.405

表Ⅲ-3の成果〈睡眠〉の例で見てみよう(文献12)。

2つ目の測定尺度「激しい」「かなり」「中程度」「軽度」などを,1つ目の測定尺度「激しい障害」「かなり障害」「中程度に障害」「軽度に障害」を使用すると,「□入眠困難」「□睡眠の中断」という成果指標は,それ自体が否定的であり,それに対して「激しい障害」という否定的な測定尺度を使うとなれば二重否定となってしまう。そのために,「激しい」「かなり」「中程度」「軽度」といったように"障害"といった否定的な表現を伴わない測定尺度を使うこととなる。

● 看護感受的患者成果の標準化のための規則

NOCには看護感受的患者成果の標準化のための規則があり,以下の11項目が含まれている(文献13)。なお,NICにはこのような規則はない。

文献13
Moorhead, S. et al. 2018/2018, p.14

1)成果名は具体的であるべきである(5語以下で述べる)。

最新のNOC原著第6版の基本的理解

表Ⅲ-2　2つの尺度が使用されている成果

NO	コード	1	2	3	4	5	使用されているNOCの数
1	21	激しい障害	かなり障害	中程度に障害	軽度に障害	障害なし	41
		激しい	かなり	中程度	軽度	なし	
2	22	正常範囲から激しく逸脱	正常範囲からかなり逸脱	正常範囲から中程度に逸脱	正常範囲から軽度に逸脱	正常範囲からの逸脱なし	24
		激しい	かなり	中程度	軽度	なし	
3	23	まったくなし	限定された範囲	中程度の範囲	かなりの範囲	広範囲	8
		広範囲	かなりの範囲	中程度の範囲	限定された範囲	なし	
4	24	まったく表明しない	まれに表明	ときどき表明	しばしば表明	一貫して表明	13
		一貫して表明	しばしば表明	ときどき表明	まれに表明	まったく表明しない	
5	25	激しい	かなり	中程度	軽度	なし	5
		激しい障害	かなり障害	中程度に障害	軽度に障害	障害なし	
6	26	激しい	かなり	中程度	軽度	なし	1
		正常範囲から激しく逸脱	正常範囲からかなり逸脱	正常範囲から中程度に逸脱	正常範囲から軽度に逸脱	正常範囲からの逸脱なし	

表Ⅲ-3　成果〈睡眠〉
定義：身体の回復を伴う自然で周期的な意識の停止

成果指標	激しい障害	かなり障害	中程度に障害	軽度に障害	障害なし	
睡眠時間	1	2	3	4	5	NA
観察された睡眠時間	1	2	3	4	5	NA
睡眠パターン	1	2	3	4	5	NA
睡眠の質	1	2	3	4	5	NA
睡眠の効率	1	2	3	4	5	NA
睡眠前の習慣	1	2	3	4	5	NA
省略	⋮	⋮	⋮	⋮	⋮	

	激しい	かなり	中程度	軽度	なし	
入眠困難	1	2	3	4	5	NA
睡眠の中断	1	2	3	4	5	NA
不適切な午睡	1	2	3	4	5	NA
睡眠時無呼吸	1	2	3	4	5	NA
省略	⋮	⋮	⋮	⋮	⋮	

2) 成果名は，"低下"，"増加"，もしくは"改善"ではなく，むしろ非評価的な用語で述べられるべきである。
3) 成果は看護師の行動，もしくは看護師の介入を表すべきではない。
4) 成果名は，看護診断として述べられるべきではない。
5) 成果は，状態，行動，もしくは認知を表すべきである。

6) 成果名は，永続的に変数であり，測定・量化できる。
7) 成果名は，抽象の中程度水準で概念化され，述べられるべきである。
8) 成果は，1つ，もしくは2つの測定尺度を用いて開発されるだろう。
9) 成果の定義は，測定尺度と一貫して定義されるべきである。
10) 指標で述べられている用語は，同じ測定尺度を用いる成果に対して標準化されるべきである。
11) コロン（：）は，広範な概念名をより特定化するために用いられるべきである（例：〈栄養状態：栄養素の摂取〉，〈セルフケア：入浴〉）。

以上の標準化のための規則が忠実に使われて開発されている。

●看護感受性を評価するための基準

看護感受性を評価する基準として，以下の7項目が定められている（文献14）。

1) 看護介入は，肯定的な成果を生みだした。
2) 看護介入は，肯定的な成果に影響を与えた。
3) 看護介入は，成果を生みだすこと，成果に影響を与えることを目指して実行された。
4) 看護介入は，成果の改善，もしくは維持を生みだした，あるいは，否定的な成果の低下，もしくは発生を予防した。
5) 成果の観察前に看護介入が存在した。
6) 看護介入を提供しないということは，結果として肯定的な成果を達成できない，もしくは，否定的な成果を予防できない。
7) 成果が生みだされる，もしくは成果に影響される介入は，看護の実践範囲内のものである。

これらの基準は，すべての成果が看護介入によって生みだされることを明確化している。成果は単独で評価されるわけではなく，看護介入との関連性においてのみ評価されることを考慮しておかなければならない。

それでは次に，NOC原著第6版の分類構造について解説する。

NOC原著第6版の分類構造

NANDA-IおよびNICと同様に，NOCも階層構造である。NOC分類法の抽象水準を表Ⅲ-4に示した（文献15）。

領域（domain）の下位に類（class）が置かれている。類の下位に成果（outcome）

表Ⅲ-4　NOC分類法の抽象水準

抽象の最高水準	看護感受的患者成果の領域
抽象の高中程度水準	看護感受的患者成果の類
抽象の中程度水準	看護感受的患者成果
抽象の低水準	看護感受的患者成果指標
経験的水準	成果の測定活動

III 最新の NOC 原著第 6 版の基本的理解

が分類配置され，その下位に指標(indicator)，測定尺度(measurement)が位置づけられている。領域は最も抽象度が高い水準である。領域には，Ⅰ～Ⅶが割り当てられ，類には，A～Z，あるいは，AA，BB，CC，DD，EE，FF，GG，HHが使用されている(→p.264～268 の付録「NOC の分類構造」を参照されたい)。

文献 16
Moorhead, S. et al. 2018/2018, pp.86-101

■身体的な側面への介入の成果

7つの領域のうち，身体的な側面への介入の成果が分類されている領域は，領域Ⅰと領域Ⅱであり，定義は以下のとおりである。

- 領域Ⅰ《機能的健康》
  定義：基本的な生活課題の能力や達成を説明する成果
- 領域Ⅱ《生理学的健康》
  定義：器官の機能を説明する成果

●領域Ⅰ《機能的健康》

領域Ⅰには，患者が基本的な日常生活活動を行うために必要な能力である〈移乗〉〈睡眠〉〈セルフケア：食事〉〈セルフケア：排泄〉などの成果が含まれ，類は4つである。類の定義および分類されている主たる成果は以下のとおりである。

- 類A《エネルギー維持》
  定義：個人のエネルギー回復，エネルギー保存，エネルギー消費を説明する成果
  この類Aには，〈エネルギーの管理〉〈休息〉〈消耗性疲労のレベル〉〈耐久力〉など，患者のエネルギーのバランスを保持する8成果が含まれている。
- 類B《成長発達》
  定義：個人の身体的，情緒的，社会的成熟を説明する成果
  この類Bには，〈遊びへの参加〉〈子どもの発達：1か月〉〈新生児の適応〉〈身体的老化〉〈身体の成熟：女性〉〈胎児の状態：妊娠中〉など，成長発達に伴う身体的，情緒的，社会的成熟を表す23成果が含まれている。
- 類C《可動性》
  定義：個人の身体可動性や運動制限の結果を説明する成果
  この類Cには，〈移動：車椅子〉〈関節運動：膝関節〉〈骨格機能〉〈体位変換：自力〉〈歩行〉など，身体の可動性や運動制限を表す22成果が含まれている。
- 類D《セルフケア》
  定義：基本的，手段的な日常生活活動を達成する個人の能力を説明する成果
  この類Dには，〈セルフケア：更衣〉〈セルフケア：入浴〉〈セルフケア：日常生活活動（ADL）〉など，基本的な日常生活活動を表す13成果が含まれている。

●領域Ⅱ《生理学的健康》

次いで領域Ⅱは，領域Ⅰと同様に身体的な側面に対する介入の成果が分類されている。医師の指示を受けて看護師が実施する介入の成果，医師の治療を補助する看護師の介入の成果も含まれている。また，医師以外の薬剤師や栄養士などが

主導する介入の成果も含まれている。以下のとおり10類が含まれている。

- 類E《心肺機能》

  定義：個人の心臓の状態，肺の状態，循環状態，あるいは組織循環状態を説明する成果

  この類Eには，〈呼吸状態〉〈循環動態〉〈組織循環〉〈心肺の状態〉など，心臓の状態，肺の状態，循環状態，あるいは組織循環状態を表す23成果が含まれている。

- 類K《消化・栄養》

  定義：個人の消化，栄養パターンを説明する成果

  この類Kには，〈栄養状態〉〈栄養状態：食物と水分の摂取〉〈嚥下状態〉〈カップ授乳の確立：乳児〉〈母乳栄養の確立：母親〉など，消化，栄養パターンを表す20成果が含まれている。

- 類F《排泄》

  定義：個人の老廃物の排泄，排泄パターン，そして排泄状態を説明する成果

  この類Fには，〈腎臓機能〉〈排尿〉〈排便〉など，排泄状態を表す5成果が含まれている。

- 類G《体液量と電解質》

  定義：個人の体液と電解質の状態を説明する成果

  この類Gには，〈急性呼吸性アシドーシスの重症度〉〈高カリウム血症の重症度〉〈体液バランス〉〈低ナトリウム血症の重症度〉〈電解質のバランス〉など，患者の体液と電解質の状態を表す21成果が含まれている。

- 類H《免疫反応》

  定義：異物である物質に対する個人の生理的反応，もしくは，異物として身体によって解釈される個人の生理的反応を説明する成果

  この類Hには，〈アレルギー反応：全身性〉〈感染の重症度〉〈免疫能の状態〉など，異物物質に対する生理的反応を表す7成果が含まれている。

- 類I《代謝制御》

  定義：身体の新陳代謝を調節する個人の能力を説明する成果

  この類Iには，〈肝機能〉〈体温調節〉〈バイタルサイン〉など，身体の新陳代謝を調節する能力を表す6成果が含まれている。

- 類J《神経認知》

  定義：個人の神経学的，認知的状態を説明する成果

  この類Jには，〈神経学的状態〉〈見当識〉〈コミュニケーション〉〈情報処理〉など，神経学的状態や認知的状態を表す21成果が含まれている。

- 類Y《感覚機能》

  定義：個人の感覚情報の認知と使用を説明する成果

  この類Yには，〈感覚機能〉〈感覚機能：視覚〉など，患者の感覚情報の認知と使用を表す6成果が含まれている。

- 類AA《治療反応》

  定義：治療可能な健康治療，動因（agent），あるいは，方法に対する個人の全

最新の NOC 原著第 6 版の基本的理解

身反応を説明する成果

この類 AA には，〈血糖値〉〈術後回復：術直後〉〈薬剤反応〉など，患者の治療に対する反応を表す 6 成果が含まれている。

- 類 L《組織の統合性》
  定義：個人の身体組織の状態と機能を説明する成果

  この類 L には，〈口腔衛生〉〈創傷治癒：二次癒合〉〈熱傷からの回復〉など，患者の身体組織の状態と機能を表す 9 成果が含まれている。

■心理社会的な側面に対する介入の成果

次は領域Ⅲである。7 領域のうち領域Ⅲは，心理社会的な側面に対する介入の成果が分類されている。定義は以下のとおりである。

●領域Ⅲ《心理社会的健康》

定義：心理的，社会的機能を説明する成果

領域Ⅲには，患者の心理社会的な機能を促進するケアの成果が分類され，類は 4 つである。類の定義および分類されている主たる成果は以下のとおりである。

- 類 M《心理的安寧状態》
  定義：個人の情緒的健康と関係する自己認知を説明する成果

  この類 M には，〈恐怖のレベル〉〈不安のレベル〉〈ボディイメージ〉〈希望〉など，患者の情緒的健康と関係する自己認知を表す 18 成果が含まれている。

- 類 N《心理社会的適応》
  定義：変化した健康，もしくは生活環境に対する個人の心理的，もしくは社会的適応を説明する成果

  この類 N には，〈コーピング〉〈受容：健康状態〉〈心理社会的適応：生活の変化〉〈悲嘆の解決〉など，患者の心理的，社会的適応を表す 11 成果が含まれている。

- 類 O《自己コントロール》
  定義：自己，もしくは他者に対して情緒的，もしくは身体的に有害かもしれない行動を抑制する個人の能力を説明する成果

  この類 O には，〈怒りの自制〉〈攻撃性の自制〉〈不安の自己コントロール〉〈抑うつ状態の自己コントロール〉など，自己や他者に対して情緒的，身体的に有害かもしれない行動を抑制する患者の能力を表す 12 成果が含まれている。

- 類 P《社会的相互作用》
  定義：個人の他者との相互関係を説明する成果

  この類 P には，〈親 - 乳児の愛着行動〉〈社会的支援〉〈役割遂行〉など，患者の他者との相互関係を表す 5 成果が含まれている。

■健康知識と行動の成果

次は領域Ⅳである。7 領域のうち領域Ⅳは，健康知識と行動の成果が分類されている。定義は以下のとおりである。

● **領域Ⅳ《健康知識と行動》**

定義：健康と病気についての態度，理解，行動を説明する成果

領域Ⅳには，患者の健康と病気についての態度，理解，行動を促進するケアの成果が分類されている。類は以下の7つであり，類の定義および分類されている主たる成果は以下のとおりである。

- 類Q《健康行動》

定義：健康を増進するため，もしくは，回復させるための個人の行動を説明する成果

この類Qには，〈健康増進行動〉〈症状の自己コントロール〉〈体重管理に関する行動〉〈疼痛コントロール〉など，自らの健康を増進するための患者の行動および回復させるための患者の行動を表す35成果が含まれている。

- 類R《健康信念》

定義：健康行動に影響する個人の考えや認知を説明する成果

この類Rには，〈健康志向〉〈健康信念：コントロールの認知〉など，健康行動に影響する患者の考えや認知を表す6成果が含まれている。

- 類FF《健康管理》

定義：急性の状態，もしくは慢性の状態を管理するための個人の行動を説明する成果

この類FFには，〈自己管理：高血圧〉〈自己管理：心疾患〉〈自己管理：慢性疾患〉〈自己管理：糖尿病〉〈自己管理：腎臓疾患〉など，急性の状態や慢性の状態を管理するための患者の行動を表す29成果が含まれている。

- 類GG《健康状態知識》

定義：健康状態を管理するための情報を応用する個人の理解を説明する成果

この類GGには，〈知識：アレルギー管理〉〈知識：疾病過程〉〈知識：糖尿病の管理〉〈知識：心疾患の管理〉〈知識：創傷管理〉〈知識：てんかん管理〉など，健康状態を管理するための情報を応用する患者の理解を表す40成果が含まれている。

- 類S《健康増進知識》

定義：健康を増進し，維持し，回復させるための情報を応用する個人の理解を説明する成果

この類Sには，〈知識：エネルギーの管理〉〈知識：ストレス管理〉〈知識：時間管理〉〈知識：子どもの身体的安全〉〈知識：乳幼児ケア〉〈知識：避妊〉〈知識：体重管理〉など，健康増進，維持，回復のための情報を応用する患者の理解を表す34成果が含まれている。

- 類T《リスクコントロール》

定義：識別できる健康の脅威を理解し，回避し，制限し，もしくはコントロールするための個人の行動を説明する成果

この類Tには，〈リスクコントロール：喫煙〉〈リスクコントロール：脂質異常〉〈リスクコントロール：ドライアイ〉〈リスクコントロール：脳卒中〉など，健康の脅威の回避，制限，コントロールのための行動を表す30成果が含まれている。

最新のNOC原著第6版の基本的理解

- 類HH《安全》

  定義：有害なものからの保護を促進するための個人の行動，もしくは状態を説明する成果

  この類HHには，〈安全な医療環境〉〈個人の安全行動〉〈転倒・転落の発生頻度〉など，有害なものからの保護を促進するための状態や行動を表す10成果が含まれている。

■健康認知に関する成果

次は領域Vである。7領域のうち領域Vは，健康認知に関する成果が分類されている。定義は以下のとおりである。

● 領域V《健康認知》

  定義：個人の健康とヘルスケアの印象を説明する成果

  領域Vには，類が3つある。類の定義および分類されている主たる成果は以下のとおりである。

- 類U《健康と生活の質》

  定義：個人の健康状態の認知と関係する生活環境を説明する成果

  この類Uには，〈安楽な死〉〈安楽の状況：身体的〉〈クオリティ・オブ・ライフ〉〈個人の健康状態〉など，患者の健康状態の認知と関係する生活環境を表す15成果が含まれている。

- 類EE《ケアに対する満足》

  定義：提供されるヘルスケアの質および適切性に対する個人の認知を説明する成果

  この類EEには，〈クライエントの満足：安全性〉〈クライエントの満足：教育〉〈クライエントの満足：ケース管理〉〈クライエントの満足：心理的ケア〉など，患者に提供されるケアの満足に対する認知を表す17成果が含まれている。

- 類V《症状の状態》

  定義：疾患，傷害，もしくは喪失に対する個人の徴候を説明する成果

  この類Vには，〈悪心と嘔吐の重症度〉〈高血圧の重症度〉〈疼痛のレベル〉〈不快レベル〉〈物質依存症の影響〉など，疾患，傷害，喪失に対する患者の徴候を表す21成果が含まれている。

■家族の健康に関する成果

次は領域Ⅵである。7領域のうち領域Ⅵは，家族の健康に関する成果が分類されている。定義は以下のとおりである。

● 領域Ⅵ《家族の健康》

  定義：全体としての家族の，もしくは家族としての個人の健康状態，健康行動，もしくは機能を説明する成果

領域Ⅵには類が4つある。類の定義および分類されている主たる成果は以下のとおりである。

- 類 W《家族介護者（養育者）による介護》

  定義：依存している子ども，もしくは成人に対して介護する家族の適応と達成を説明する成果

  この類 W には，〈介護者と患者との関係〉〈介護者の介護能力：間接的ケア〉〈介護者の介護能力：直接的ケア〉〈介護者のライフスタイルの混乱〉など，介護を担っている家族の適応を表す9成果が含まれている。

- 類 Z《家族の健康状態》

  定義：個々の家族の身体的，心理的，社会的，そして霊的な健康を説明する成果

  この類 Z には，〈介護者の安寧〉〈虐待からの回復：経済的〉〈虐待からの回復：身体的〉〈ネグレクトからの回復〉など，家族の身体的，心理的，社会的，霊的な健康を表す15成果が含まれている。

- 類 X《家族の安寧状態》

  定義：家族の環境，一単位としての家族の全体的な健康状態，そして社会的能力を説明する成果

  この類 X には，〈家族の機能〉〈家族の健康状況〉〈家族のノーマライゼーション〉など，家族の環境や家族システム全体の健康状態を表す13成果が含まれている。

- 類 DD《ペアレンティング》

  定義：子どもの最適の成長と発達を促進するための両親の行動を説明する成果

  この類 DD には，〈ペアレンティング達成：就学前〉〈ペアレンティング達成：青年期〉〈ペアレンティング達成：幼児〉など，子どもの最適な成長と発達を促進するための両親の行動を表す10成果が含まれている。

地域社会の健康に関する成果

最後に領域Ⅶである。7領域のうち領域Ⅶは，地域社会の健康に関する成果が分類されている。定義は以下のとおりである。

領域Ⅶ《地域社会の健康》

定義：地域社会，もしくは母集団の健康，安寧状態，そして機能を説明する成果

領域Ⅶには類が2つある。類の定義および分類されている主たる成果は以下のとおりである。

- 類 CC《地域社会の健康保護》

  定義：健康脅威への地域社会の抵抗を促進させる健康リスクを排除し，もしくは低下させるための地域社会の構造と計画を説明する成果

  この類 CC には，〈地域社会の健康スクリーニングの効果〉〈地域社会の災害反応〉〈地域社会のリスクコントロール：慢性疾患〉など，地域社会の健康リスクを排除，低下させるための地域社会の構造と計画を表す13成果が含まれている。

III 最新のNOC原著第6版の基本的理解

- 類BB《地域社会における安寧状態》
  定義：地域社会，もしくは母集団の全体的な健康状態と社会的能力を説明する成果

  この類BBには，〈地域社会の健康状況〉〈地域社会のレジリエンス(回復力)〉など，地域社会の全体的な健康状態と社会的能力を表す6成果が含まれている。

文献17
Moorhead, S. et al. 2018/2018, pp.86-101

NOC原著第6版から新しく加わった52成果

文献18
Moorhead, S. et al. 2018/2018, pp.86-101, p.794

成果には52項目が新たに加わった(**文献18**)。一つひとつは確認しないが，どの領域のどの類に新しく成果が加わったのかを**表Ⅲ-5**に示す。最も多く加わっているのは，領域Ⅳの《健康知識と行動》の36成果であり，類FFの《健康管理》には13成果が，類GGの《健康状態知識》には10成果が加わっている。この類GGは第6版より新しく加わった類であり，10成果は以下のとおりである。

〈知識：アレルギー管理〉　　　　　　〈知識：創傷管理〉
〈知識：筋骨格リハビリテーション〉　〈知識：てんかん管理〉
〈知識：自閉症スペクトラム障害管理〉〈知識：ヒト免疫不全ウイルス(HIV)管理〉
〈知識：心臓リハビリテーション〉　　〈知識：慢性貧血管理〉
〈知識：セリアック病管理〉　　　　　〈知識：リンパ浮腫管理〉

さらに類FFの《健康管理》として新たに加わった13成果は以下のとおりである。
〈自己管理：炎症性腸疾患〉　　　　　〈自己管理：創傷〉
〈自己管理：がん〉　　　　　　　　　〈自己管理：脳卒中〉
〈自己管理：関節炎〉　　　　　　　　〈自己管理：肺炎〉
〈自己管理：感染〉　　　　　　　　　〈自己管理：ヒト免疫不全ウイルス(HIV)〉
〈自己管理：既知のアレルギー〉　　　〈自己管理：慢性貧血〉
〈自己管理：自閉症スペクトラム障害〉〈自己管理：リンパ浮腫〉
〈自己管理：セリアック病〉

これら新しく加わった類GGおよび類FFの成果はほとんどが同様の内容であり，昨今の高齢化や慢性疾患の増加の影響を受けていると考えられる。超急性期や急性期以外の疾患での入院加療はほとんどなく，外来通院や在宅療養を強いられている現状の医療をも反映していると考えられる。

従来4成果しか含まれていなかった領域Ⅱの《生理学的健康》の類Gの成果数が計21と増えてきた背景には，急性期疾患の患者成果の重要性があるのだと考えられる。

さて，NOC原著第6版の成果数の全体は**表Ⅲ-5**のとおりであり，総計で540成果となる。最も成果数が多い領域は，領域Ⅳの《健康知識と行動》であり，184成果が含まれている。次いで領域Ⅱの《生理学的健康》の124成果である。7つの領域別に成果数を**表Ⅲ-6**に示す。領域Ⅳと領域Ⅴで237成果と43.8％を占めて

表Ⅲ-5 領域・類別の成果数

領域		類		成果数	新しく加わった成果数
領域Ⅰ	機能的健康	類A	エネルギー維持	8	0
		類B	成長発達	24	0
		類C	可動性	22	0
		類D	セルフケア	13	0
		領域Ⅰの計		67	0
領域Ⅱ	生理学的健康	類E	心肺機能	23	0
		類K	消化・栄養	20	0
		類F	排泄	5	0
		類G	体液量と電解質	21	0
		類H	免疫反応	7	0
		類I	代謝制御	6	1
		類J	神経認知	21	0
		類Y	感覚機能	6	0
		類AA	治療反応	6	0
		類L	組織の統合性	9	0
		領域Ⅱの計		124	1
領域Ⅲ	心理社会的健康	類M	心理的安寧状態	18	1
		類N	心理社会的適応	11	1
		類O	自己コントロール	12	1
		類P	社会的相互作用	5	0
		領域Ⅲの計		46	3
領域Ⅳ	健康知識と行動	類Q	健康行動	35	4
		類R	健康信念	6	0
		類FF	健康管理	29	13
		類GG	健康状態知識	40	10
		類S	健康増進知識	34	1
		類T	リスクコントロール	30	8
		類HH	安全	10	0
		領域Ⅳの計		184	36
領域Ⅴ	健康認知	類U	健康と生活の質	15	2
		類EE	ケアに対する満足	17	0
		類V	症状の状態	21	3
		領域Ⅴの計		53	5
領域Ⅵ	家族の健康	類W	家族介護者(養育者)による介護	9	1
		類Z	家族の健康状態	15	0
		類X	家族の安寧状態	13	2
		類DD	ペアレンティング	10	0
		領域Ⅵの計		47	3
領域Ⅶ	地域社会の健康	類CC	地域社会の健康保護	13	4
		類BB	地域社会における安寧状態	6	0
		領域Ⅶの計		19	4
		全体合計		540	52

いる。健康行動や健康知識,健康管理の成果の重要性が理解できる。そして,領域Ⅱが124成果と23.0％を占め,臨床的には急性期の生理学的側面の成果が重

III 最新のNOC原著第6版の基本的理解

表III-6 7領域別の成果数

領域	成果数
領域Ⅰ 機能的健康	67（12.4%）
領域Ⅱ 生理学的健康	124（23.0%）
領域Ⅲ 心理社会的健康	46（ 8.5%）
領域Ⅳ 健康知識と行動	184（34.0%）
領域Ⅴ 健康認知	53（ 9.8%）
領域Ⅵ 家族の健康	47（ 8.7%）
領域Ⅶ 地域社会の健康	19（ 3.6%）
全体合計	540（100%）

要であることが理解できる．また，領域Ⅰの《機能的健康》も67成果（12.4%）と3番目に多く，日常生活活動の成果も重要であることが伺われる．

NOCの強み

NOCの強みとして紹介されている内容を取り上げる（文献19）．

文献19
Moorhead, S. et al. 2018/2018, pp.xv-xvi

1．包括的である
NOCは，個人，介護者，家族，地域社会に関する成果によって構成されている．未だ開発されていない成果もあるものの，成果は看護実践の全領域で役立つとされている．

2．研究に基づいている
本章の冒頭でも述べたように，NOCは1991年にアイオワ大学看護学部教員，学生，さまざまな現場の臨床家でつくられた大規模なプロジェクトによる研究から開発が開始されたとされている．分類の開発には，質的研究と量的研究の両方が使われたとされている．

3．演繹的かつ帰納的な開発
NOCの成果および指標の初期段階では，演繹的な開発がなされているとされている．入手されたデータは，看護学の教科書やケアプランの手引きなどが使われたとされている．その後帰納的に研究チームのフォーカスグループが，医療評価研究の看護文献から抽出された8つのカテゴリーにおける幅広い成果を再検討したとされている．

4．臨床実践や研究に基づいている
NOCの成果は臨床実践家によって再検討が行われ，実際の臨床現場において検証が行われているとされている．

5．使いやすい構造
すでに分類構造で見てきたように，NOCの分類法は，領域，類，成果，指標，そして測定尺度の5つの水準に分類されており，使いやすい構造となっている．

6．あらゆる専門職との共有が可能
NOCは実際の臨床現場における検証の結果，学際的なチームにとっても有効性が高いとされている．

IV

看護計画にNANDA-I-NIC-NOCをどのように使うのか

IV 看護計画に NANDA-I-NIC-NOC をどのように使うのか

1. NANDA-I-NIC-NOC を用いる看護過程の展開

　本章は，看護過程を展開するときに，どのように看護診断(NANDA-I)，看護介入分類(NIC)，看護成果分類(NOC)を用いるのかについて説明する。ここで説明する看護過程は以下の6段階で構成される。

　第1段階は情報収集，第2段階はアセスメント，第3段階は関連図の作成と全体像の描写，第4段階は看護計画の立案(NANDA-I-NIC-NOCを使用)，そして，第5段階は実践，第6段階は評価である。

　それでは，第1段階の情報収集および第2段階のアセスメントから始める。

第1段階の情報収集および第2段階のアセスメント

　情報を収集するための枠組みであるデータベースシートを**表IV-1, 2**に示した。このデータベースシートは，筆者らがNANDA-I分類法IIの「13領域」の枠組みを使って独自に作成したものである。看護計画を立案する際，看護診断にNANDA-Iを使うので，情報収集枠組みとしてもNANDA-I分類法IIの13領域の枠組みを使うことは一貫性があると筆者らは考えている。また，第2段階のアセスメントで用いる枠組みでもNANDA-I分類法IIの「13領域」および「類」の視点を使う。そのために，情報収集およびアセスメントにおいて各領域とその領域に含まれている類の豊富な情報の収集ができ，視点の定まったアセスメントができることが重要である。

　それでは，領域ごとにどのような情報を収集し，アセスメントをする必要があるのかを説明していこう。

■領域1《ヘルスプロモーション》

　領域1は《ヘルスプロモーション》である。この領域は，患者の行動的側面である。類1は《健康自覚》，類2は《健康管理》である(→定義については第I章p.8参照)。

　この領域では，アセスメントの設定時点で，患者が自らの健康状態をどのように受けとめているのか，さらに，自らの良好な健康状態を目指して，どのような健康管理を行っているのかをアセスメントするために必要な情報を得る。そのために，入院している場合は，入院前，入院時および入院以降に医師は病気および診療計画などについて，どのようなインフォームドコンセントを患者に行っているのかの情報が必要である。また，医師のインフォームドコンセントを患者はどのように受けとめているのかも重要である。

表Ⅳ-1 データベースシート(例 その1)

	氏名　　　　　　　様	男女	年齢　　歳	入院　年　月　日	病名	備考
1 ヘルスプロモーション	主訴：			入院目的：		
	既往歴： 入院方法 　歩行　車椅子　ストレッチャー　杖			入院までの経過：		
	自覚症状			他覚症状		
	現在使用している薬剤：					
	健康を維持するための方法：					
	嗜好品：無・有　酒(　　杯/日)　　　　　　　　　　タバコ(　　本/日) 　　　　　その他					
	アレルギー：無・有(　　)					
	現在の病状に対する捉え方 　医師からの説明内容： 　患者の捉え方： 　家族の捉え方：					

(表Ⅳ-1 続く)

Ⅳ 看護計画にNANDA-I-NIC-NOCをどのように使うのか

(表Ⅳ-1 続き)

		備考
2 栄養	食事形態： 主食； ご飯 全粥 5分粥 3分粥 おもゆ 　　　　　　副食； 常菜 キザミ ミキサー （その他　　） 偏食： 無・有 食欲： 無・有 摂取方法： 経口 経管(　) 義歯： 無・有(　) 嚥下困難： 無・有(　) 水分摂取状況： 良・不良 皮膚の問題： 無・有(部分　　状態　　　) 入院時身長：　　cm　　入院時体重：　　kg 体重の変化： 無・有　前から　kg 減少・増加 入院時体温：　　　　　通常体温： その他関連情報	
3 排泄と交換	排便回数：　回/日　最終排便　月　日 失禁： 無・有(状態　　　) 便秘： 無・有(状態　　　) 下痢： 無・有(状態　　　) 便通のために使用しているもの： 浣腸 下剤 坐薬 止痢剤 排尿回数：　回/日　夜間　回 排尿の異常： 無・有(状態　　) 腹部の問題： 無・有(状態　　) 発汗・寝汗： 無・有 その他関連情報	
4 活動/休息	日常生活動作： 食事(　) 着替え(　) 洗面(　) トイレ(　) 歩行(　) 入浴(　) 住環境： 商店街 住宅街 団地 郊外 家屋： 平屋 二階建 高層(　)階でエレベーターが ある・ない 呼吸器・循環器系の障害による活動の制限： 無・有(　) 呼吸回数：　回/分　呼吸状態： 脈拍：　回/分　不整脈： 無・有(　) 血圧：　mmHg　疲労感： 無・有(　) その他関連情報 睡眠時間：　時から　時まで　時間/日 昼寝の習慣： 無・有　時間程度 睡眠に対する充足感： 無・有(　) 不眠時の対処方法： 眠剤の使用： 無・有(薬品名　　) 睡眠時の様子： いびき 寝言 歯ぎしり(その他　) その他関連情報	

(表Ⅳ-1 続く)

(表Ⅳ-1 続き)

			備考
5 知覚／認知	意識レベル： 　意識障害：　有（　　　）　無 感覚器 　視覚障害：　有（　　　）　無　　嗅覚障害：　有（　　　）　無 　聴力障害：　有（　　　）　無　　触覚障害：　有（　　　）　無 　味覚障害：　有（　　　）　無 　しびれ：　有（　　　）　無　　眩暈：　有（　　　）　無 　反射：　問題無　　問題有（　　　　　　　　　　　　） 　疼痛：　問題無　　問題有　部位：　　　　程度： 　　　　　持続時間：　　　疼痛緩和の手段： 認識 　言語障害：　有（　　　　　　　）　無 　理解力・記憶力： その他関連情報		
6 自己知覚	性格 　自分の性格や能力をどのように思うか： 　家族は患者の性格をどのように思っているか： 　自分の身体や身体の変化をどう感じるか： 　悩みや不安に対し，何か手助けしてほしいか： 　話し方のパターン： その他関連情報		
7 役割関係	職業： 家族構成： 家族： 　入院中に協力してくれる人： 　入院中に生じる問題： 　家族は入院についてどう思っているか： その他関連情報		

(表Ⅳ-1 続く)

IV 看護計画に NANDA-I-NIC-NOC をどのように使うのか

（表IV-1 続き）

		備考
8 セクシュアリティ	男性 　婚姻：　既婚　未婚　前立腺の問題：　有（　　）無 女性 　婚姻：　既婚　未婚　最終月経日： その他関連情報 　月経周期： 　月経痛： 　妊娠　　回（流産　回，中絶　回） 　分娩　　回	
9 コーピング／ストレス耐性	入院してできないことは： 日頃，ストレスにはどのように対処しているか： 生活や人生に満足しているか： 家族や他の人たちからのサポート： 一生のうちにやりたいと思っていることは： その他関連情報	
10 生活原理	特定の宗教は： 健康への期待： 人生において重要と考えている事柄： その他関連情報	
11 安全／防御	バイタルサインズの変動の有無 　悪寒戦慄　チアノーゼ　熱感　発汗　脱水　全身倦怠感 検査データ 　WBC　　　Hb　　　CRP　　　T-P 感染を引き起こすリスクファクター： 皮膚の状態： 体温調節不良を引き起こすリスクファクター： 身体損傷を引き起こすリスクファクター： その他関連情報	

（表IV-1 続く）

(表Ⅳ-1 続き)

		備考
12 安楽	身体的安楽 　疼痛：　有（　　　　　　　）　無 　悪心：　有（　　　　　　　）　無 　嘔吐：　有（　　　　　　　）　無 　瘙痒感：有（　　　　　　　）　無 　不快感：有（　　　　　　　）　無 環境的安楽 　入院環境（　　　　　　　　　） 社会的安楽 その他関連情報	
13 成長／発達	生理的側面の成長状態： 成長上の異常の存在の有無： 生理的成長を妨げているような要因の存在： 心理社会的な発達を表す言動の推論： 過去の発達課題とその克服状態： 現在の発達課題とその克服状態： その他関連情報	

Ⅳ 看護計画に NANDA-I-NIC-NOC をどのように使うのか

表Ⅳ-2 データベースシート(例 その2)

氏名	年齢	性別	診療科
入院日	診断名		特記事項
領域1《ヘルスプロモーション》 入院するまでの経緯と入院目的: 主訴: 既往歴: 療養法の有無:1)有(　　　　　　　)　2)無 療養法とその実施率:内服(　)%　食事(　)%　運動(　)%　その他(　)% 遺伝的疾患:1)有(　　　　　　　)　2)無 生活パターン:1)規則的　2)不規則　3)その他(　　) 健康維持・増進行動:1)有(　　　　　　　)　2)無 嗜好品:喫煙 1)有(　　　　　　　)　2)無 　　　:飲酒 1)有(　　　　　　　)　2)無 アレルギー:1)有(　　　　　　　)　2)無 その他関連情報			ナースサイド追加情報
領域2《栄養》 身長:　　　cm 体重:　　kg:標準体重　　kg(肥満度　　)　体重の変化: 食習慣:1日　回,1)規則的　2)不規則　3)その他(　　　　　) 食事の好き嫌い: 食欲:1)ふつうにある　2)ない(理由　　　　) 水分摂取量:1日　　mL程度 [検査値] 血清総蛋白質: 血清アルブミン: その他 その他関連情報			ナースサイド追加情報

(表Ⅳ-2 続く)

(表Ⅳ-2 続き)

領域3《排泄と交換》 排便：回数　　　/日，1)ふつう　2)下痢　3)便秘 薬剤使用の有無：有(　　　　　　　　)　無 腹部症状：有(　　　　　　　　)　無 排尿：回数　　　/日，残尿感の有無：1)有　2)無　3)その他(　　　　　) 失禁(便)：有(　　　　　　　　)　無 失禁(尿)：有(　　　　　　　　)　無 [検査値] 尿素窒素 クレアチニン その他 その他関連情報	ナースサイド追加情報
領域4《活動／休息》 睡眠時間：(　　)時～(　　)時　約(　　)時間/日 不眠：有(　　　　　　　　)　無 眠剤：有(　　　　　　　　)　無 日々の活動パターン：起床から就寝までのおよそのパターン 	
運動機能障害：有(　　　　　　　　)　無 食事行動障害：有(　　　　　　　　)　無 排泄行動障害：有(　　　　　　　　)　無 移乗行動障害：有(　　　　　　　　)　無 清潔行動障害：有(　　　　　　　　)　無 衣服着脱行動障害：有(　　　　　　　　)　無 他の行動障害：有(　　　　　　　　)　無 余暇あるいは気分転換活動： 活動による循環呼吸障害：有(　　　　　　　　)　無 その他関連情報	ナースサイド追加情報

(表Ⅳ-2 続く)

IV 看護計画に NANDA-I-NIC-NOC をどのように使うのか

(表IV-2 続き)

領域 5 《知覚／認知》 意識レベル： 見当識障害：有(　　　　　　) 無 言語障害：有(　　　　　　) 無 理解力障害：有(　　　　　　) 無 認知障害：有(　　　　　　) 無 感覚障害：有(　　　　　　) 無 現在の病気(健康状態)の受けとめ： 病状説明について： 家族の病気(健康状態)の受けとめ： その他関連情報	ナースサイド追加情報
領域 6 《自己知覚》 自分の性格： 自尊感情： 自分の長所と短所： その他関連情報	ナースサイド追加情報
領域 7 《役割関係》 現在の職業：　　　　　　　　　職位： 過去の職業：　　　　　　　　　職位： 雇用状況： 家族構成：同居の家族を囲む，家族内での役割： 　　　　　（図式化） キーパーソン その他の関連情報	ナースサイド追加情報
領域 8 《セクシュアリティ》 婚姻状況： 妊娠歴：有(　　　　　　) 無 子ども：有(　　　　　　) 無 月経： 更年期障害：有(　　　　　　) 無 泌尿器系疾患：有(　　　　　　) 無 その他関連情報	ナースサイド追加情報

(表IV-2 続く)

(表Ⅳ-2 続き)

領域9《コーピング／ストレス耐性》 ストレスだと感じていること：有（　　　　　）無 不安や悩み：有（　　　　　）無 日頃のストレス発散法： その他関連情報	ナースサイド追加情報
領域10《生活原理》 価値・信念： 信仰：有（　　　　　）無 人生の目標や生き甲斐： その他関連情報	ナースサイド追加情報
領域11《安全／防御》 感染：有（　　　　　）無 感染リスクファクターの存在：有（　　　　　）無 ［検査値］白血球 　　　　　CRP 　　　　　赤沈 　　　　　免疫 　　　　　他 転倒・転落の危険：有（　　　　　）無 身体損傷リスクファクターの存在： 体温調節の異常を引き起こすリスクファクターの存在： その他関連情報	ナースサイド追加情報
領域12《安楽》 身体の苦痛： 疼痛：有（部位　　　強度　　　持続時間　　　）無 　　　鎮痛剤の使用：有（　　　　　）無 入院環境： 面会について：希望　有（　　　　　）無 その他関連情報	ナースサイド追加情報
領域13《成長／発達》 身体的な成長の問題：有（　　　　　）無 先天的・遺伝的な問題：有（　　　　　）無 現在の発達課題： その他関連情報	ナースサイド追加情報

IV 看護計画に NANDA-I-NIC-NOC をどのように使うのか

　また事例によっては，患者に対して正確な医学診断名を知らせていない場合もあるだろう。このような場合，おそらく家族，あるいは重要他者に対しては正確な医学診断名を説明しているだろう。したがって，家族あるいは重要他者へのインフォームドコンセントの内容も情報として必要である。さらに，その内容を家族あるいは重要他者がどのように受けとめているのかも重要な情報となる。

　一方，外来通院している場合も，病気および治療法や療養法について医師はどのようなインフォームドコンセントを行っているのかの情報が必要である。家族，あるいは重要他者に対するインフォームドコンセントも上記と同様に必要である。

　入院している場合は，日々の経過記録に患者の病気に関連する症状や臨床所見などの病気および治療の関連情報が必要となる。

　さらに，患者はどのような経緯で外来受診あるいは入院に至ったのかといった，病の軌跡に関する情報も必要となる。したがって，既往歴および現病歴は必要な情報となる。また，自ら進んで受診行動をとったのかどうか，家族や周囲の勧めで受診行動をとったのか，また，患者の日常の健康に関連した習慣，たとえば，食生活，日ごろの運動，喫煙や飲酒などの嗜好や習慣，さらに健康観についても情報を得る必要がある。食事療法や薬物療法などを入院前に医師より指示されている場合は，療養法の実施状況の情報も必要である。

　以上のような情報を得てアセスメントする必要があることから，領域1の《ヘルスプロモーション》の背景にある中範囲理論を十分に理解する必要がある。具体的には，保健医療行動に関する理論である。さらにコンプライアンス，アドヒアランス（順守），セルフケアなどの概念も関連するので，これらの概念についても十分な理解が必要とされる。

■領域2《栄養》

　領域2は《栄養》である。類1は《摂取》，類2は《消化》，類3は《吸収》，類4は《代謝》，そして類5は《水化》である（→定義については第Ⅰ章p.2, 4参照）。

　この領域では，患者の栄養状態，消化・吸収状態，代謝状態，電解質バランスについて，医学的視点でアセスメントするために必要な情報を得る。そのために，身長，体重，BMIおよびそれらの最近の変化，血清総蛋白値，血清アルブミン値，糖代謝・脂肪代謝・肝臓における代謝をアセスメントするための血糖値，電解質バランスのデータが必要である。そのためには，血清ナトリウム，血清カリウムなどの血液検査結果とその最近の変化に関する情報を得ることが必要である（各事例のデータ参照）。また，これらの機能が良好に機能しているのかどうかを知るための自覚症状や他覚症状などの臨床所見も必要となる。さらに，胃内視鏡検査，消化器系臓器のX線検査，CTやMRI検査などの消化器系検査の結果に関する情報を得ることが必要である。

　以上のような情報を得る必要があることから，領域2の《栄養》の情報を得てアセスメントするためには，生理学的知識や医学的知識の十分な理解が必要とされる。

■領域3《排泄と交換》

　領域3は《排泄と交換》である。類1は《泌尿器系機能》，類2は《消化器系機能》，類3は《外皮系機能》，そして類4は《呼吸機能》である（→定義については第Ⅰ章p.4〜5参照）。

　この領域では，患者の泌尿器系の機能状態，消化器系の機能状態，外皮系の機能状態，そして，呼吸機能状態を医学的視点でアセスメントするために必要な情報を得る。そのために，血清クレアチニン値，血清尿素窒素値，領域2と重複するが身長，体重，BMIおよびそれらの最近の変化，血清総蛋白値，血清アルブミン値，これらの機能が良好に機能しているのかどうかを知るための自覚症状や他覚症状などの臨床所見も必要となる。さらに，これらの機能が良好に機能しているのかどうかを知るためのX線検査，内視鏡検査，CTやMRI検査などの検査結果に関する情報を得ることが必要である。

　以上のような情報を得る必要があることから，領域3の《排泄と交換》の情報を得てアセスメントするためには，生理学的知識や医学的知識の十分な理解が必要とされる。

■領域4《活動／休息》

　領域4は《活動／休息》である。類1は《睡眠／休息》，類2は《活動／運動》，類3は《エネルギー平衡》，類4は《心血管／肺反応》，そして，類5は《セルフケア》である（→定義については第Ⅰ章p.5参照）。

　この領域では，患者の運動と活動の状態，睡眠や休息の状態，活動と休息のバランス，活動と休息を支える心血管および肺機能（呼吸機能）の状態，そして，日常生活活動の状態をアセスメントするために必要な情報を得る。具体的には，運動機能の状態，麻痺やしびれなどの日常生活活動を妨げているような機能障害，心血管機能および呼吸機能を知るための各種の検査結果に関する情報を得ることが必要である（各事例のデータ参照）。これらの機能が良好に機能しているのかどうかを知るための自覚症状や他覚症状などの臨床所見も必要となる。活動や休息を含んだ，24時間の日常生活状態に関する情報を得ることが必要である。

　以上のような情報を得る必要があることから，領域4の《活動／休息》の情報を得てアセスメントするためには，生理学的知識や医学的知識の十分な理解が必要とされる。

■領域5《知覚／認知》

　領域5は《知覚／認知》である。類1は《注意》，類2は《見当識》，類3は《感覚／知覚》，類4は《認知》，そして，類5は《コミュニケーション》である（→定義については第Ⅰ章p.6参照）。

　この領域では，患者の意識状態，感覚および知覚機能，認知機能，言語機能に関する情報を得ることが必要である。これらの機能が良好に機能しているのかど

IV 看護計画にNANDA-I-NIC-NOCをどのように使うのか

うかを知るための自覚症状や他覚症状などの臨床所見も必要となる。

以上のような情報を得る必要があることから，領域5は《知覚／認知》の情報を得てアセスメントするためには，生理学的知識や医学的知識の十分な理解が必要とされる。

■領域6《自己知覚》

領域6は《自己知覚》である。この領域は，患者の心理的側面である。類1は《自己概念》，類2は《自尊感情》，そして，類3は《ボディイメージ》である（➡定義については第Ⅰ章p.7参照）。

得る必要がある情報は，患者が自分自身をどのように捉えているのか，患者は自分自身をどのように評価しているのか，自分自身を価値ある人間であると捉えているのかどうか，自分自身のどのような側面について評価しているのかどうかである。さらに，自分自身の身体をどのように捉えているのかに関する情報を収集し，アセスメントする。ただし，このような情報を患者から直接得ることはきわめて難しい。自分の長所や短所については多くの場合，入院時初期情報収集時に得られるだろう。それ以外は，患者や家族と接するなかで言動や行動から推測してアセスメントすることができるだろう。そのためにも患者や家族と日頃から密接に関わっていることが大切である。

以上のような情報を得て，アセスメントする必要があることから，領域6の《自己知覚》の背景にある中範囲理論を十分に理解する必要がある。具体的には，自己概念および自尊感情，ボディイメージに関する理論である。

■領域7《役割関係》

領域7は《役割関係》である。この領域は患者の社会的側面である。類1は《介護役割》，類2は《家族関係》，類3は《役割遂行》である（➡定義については第Ⅰ章p.7〜8参照）。

この領域では，患者の職業および家族関係に関する情報，家庭のなかでの地位や役割，職場での地位や役割，そしてそれ以外にも地域社会における地位や役割，その他患者が所属している組織における地位や役割の情報も得ることが必要である。そして，患者の役割遂行状況，つまり，どのような役割を担っているのかを具体的に知ることが必要となる。入院することによって喪失するような可能性はないか，喪失しないまでもその役割を遂行できないことによって患者はどのような状況に置かれるかなど，日頃，患者とコミュニケーションをとるなかで推測することはできるだろう。家族関係については，家族からの情報も得ることが重要である。患者は家族の誰からどのようなサポートを得ているのかいないのか，また，退院後に要介護となる場合には，患者は家族の誰から介護を受けることができるのかできないのか，介護役割をとる人の状況なども知る必要がある。

以上のような情報を得て，アセスメントする必要があることから，領域7の《役割関係》の背景にある中範囲理論を十分に理解する必要がある。具体的には，役

割理論および家族理論である。

■領域8《セクシュアリティ》

領域8は《セクシュアリティ》である。この領域は患者の統合的側面であり，生物学的な性，文化的な性などあらゆる側面の性を含んでいる。類1は《性同一性》，類2は《性的機能》，そして，類3は《生殖》である（→定義については第Ⅰ章p.10参照）。

この領域では，患者の生物学的な性的機能の状態として生殖器系の機能，それを妨げている機能障害の有無と程度，男性性あるいは女性性を推測するための行動に関する情報を得てアセスメントする。

以上のような情報を得る必要があることから，領域8の《セクシュアリティ》をアセスメントするためには，生理学的知識や医学的知識の十分な理解はもとより，性同一性に関する中範囲理論を十分に理解する必要がある。

■領域9《コーピング／ストレス耐性》

次いで領域9は《コーピング／ストレス耐性》である。この領域は，患者の行動的側面である。類1は《トラウマ後反応》，類2は《コーピング反応》，そして，類3は《神経行動ストレス》である（→定義については第Ⅰ章p.8〜9参照）。

この領域では，患者が身体的もしくは心理的なトラウマを受けている場合は，その後の反応に関する情報を得る。また，患者のストレス状況の認知をアセスメントするために，患者は現在置かれている状況に，喪失や脅威など，ストレスフルな認知的評価をしているのかどうか，その場合，どのようなコーピングを行っているのかどうか，コーピングの結果，適応的な反応をしているのかどうかに関する情報収集とアセスメントを行う。また，不安や悲嘆などについても関連する情報収集とアセスメントを行う。一方，神経系に何らかの異常がある場合は，どのような異常な行動が見られるのかについても情報収集とアセスメントを行う。

以上のような情報を得て，アセスメントする必要があることから，領域9は《コーピング／ストレス耐性》の背景にある中範囲理論を十分に理解する必要がある。具体的には，リチャード・ラザルスとフォルクマンの認知的評価−心理的ストレス−コーピングや悲嘆，不安に関する理論である。さらに，PTSD，悲哀などの概念についても十分な理解が必要とされる。

■領域10《生活原理》

次いで領域10は《生活原理》である。この領域は，患者の行動的側面である。類1は《価値観》，類2は《信念》，そして，類3は《価値観／信念／行動の一致》である（→定義については第Ⅰ章p.9参照）。

この領域では，患者の価値や信念に関する情報を得る。患者はどのような価値観や信念をもって生きているのか，患者の生きる目標，生きがい，人生の目的などである。それを貫くことが病気や治療などによって妨げられている場合，患者の価値や信念を貫けない，つまり，価値観／信念／行動の一致ができないことに

IV 看護計画に NANDA-I-NIC-NOC をどのように使うのか

なろう。ただし、このような情報を患者から直接的に得ることは困難であろう。信仰している宗教がある場合は情報収集ができるであろう。しかしながら、患者がどのような価値観や信念をもって生きているのか、患者の生きる目標、生きがい、人生の目的などは、コミュニケーションによって得ることは非常に難しいだろう。したがって、患者の言動や行動から推測することでアセスメントをすることになろう。

以上のような情報を得て、アセスメントする必要があることから、領域10の《生活原理》の背景にある中範囲理論を十分に理解する必要がある。哲学的な見地からの人間理解に関する理論などが頼りになるかもしれない。

■領域 11《安全／防御》

次いで領域11は《安全／防御》である。この領域は医学的側面である。類1は《感染》、類2は《身体損傷》、類3は《暴力》、類4は《環境危険》、類5は《防御機能》、そして類6は《体温調節》である（➡定義については第Ⅰ章p.6～7参照）。

この領域では、感染の有無とその程度、身体の損傷を起こしやすい状況であるかどうかの有無とその程度、自分自身や他者に対して暴力を起こす可能性の有無とその程度、環境に危険はないかどうかとその程度、身体の防御機能、そして体温調節機能について医学的視点でアセスメントするために必要な情報を得る。

感染については、体温、血清白血球数、CRP値、身体損傷については転落や転倒の危険性とその程度、褥瘡の有無とその危険性など、防御機能については、免疫機能をアセスメントするための情報を得ることが必要である。また、これらの機能が良好に機能しているのかどうかを知るための自覚症状や他覚症状などの臨床所見も必要となる。暴力については、統合失調症などの精神科の疾患に起因する自傷や他傷の危険性の有無と程度、環境の危険については、多様な物質による汚染や中毒の危険性の有無と程度、そして体温調節機能の障害などの情報を得て、アセスメントを行う。

以上から領域11は《安全／防御》の情報を得て、アセスメントするためには生理学的知識や医学的知識の十分な理解が必要とされる。

■領域 12《安楽》

領域12は《安楽》である。この安楽の領域は統合的側面である。身体的な安楽もあれば、環境的な安楽、社会的安楽も含まれる。類1は《身体的安楽》、類2は《環境的安楽》、そして、類3は《社会的安楽》である（➡定義については第Ⅰ章p.10参照）。

この領域では、患者の疼痛や瘙痒感など、患者の安楽な身体状態を脅かすような主観的な体験に関する情報やアセスメントが必要となる。とりわけ疼痛がある場合には疼痛部位や疼痛の持続時間、その程度など詳細な情報が必要である。鎮痛剤を使用している場合は、鎮痛剤の投与量や効力などの情報やアセスメントが必要となる。さらに安楽を脅かすような患者の療養、もしくは入院環境についても情報やアセスメントが必要である。社会的な安楽では、職場や友人との人間関

係など，安息をもたらすような社会的な相互作用が行われているのかどうかなどの情報を得てアセスメントする。

以上のような情報を得る必要があることから，領域12の《安楽》をアセスメントするためには，コンフォート理論などの中範囲理論を十分に理解する必要がある。

■領域13《成長／発達》

最後に，領域13《成長／発達》である。この領域も統合的側面である。身体的，臓器的な成長，心理社会的成熟といったように，統合的視点でとらえる領域である。類1は《成長》，そして類2は《発達》である（→定義については第Ⅰ章p.10参照）。

この領域では，患者の身体的，臓器的な成長が正常になされているのかどうかの情報およびアセスメントが必要となる。さらに患者の年齢から発達課題を明らかにし，心理社会的な成熟がなされているのかどうかの情報やアセスメントが必要である。

以上のような情報を得る必要があることから，領域13の《成長／発達》をアセスメントするためには，成長については正常な成長が身体的にも臓器的にもなされているのかどうかをアセスメントするために，生理学的，医学的な知識が必要である。また，人が発達課題を乗り越えて，どのように心理社会的な成熟を成し遂げているのかについてアセスメントするために，エリクソンの発達理論などの中範囲理論を十分に理解する必要がある。

*

以上の13領域および各類に関連する情報収集とアセスメントを行ったうえで，患者の全体像を描写する。それでは第3段階の説明に入る。

第3段階：関連図の作成と全体像の描写

ここまでは一つひとつの領域を，その領域に含まれている各類の視点からアセスメントし，類のアセスメントを統合して，その領域のアセスメントのまとめを記述した。したがって，この時点では13領域のアセスメントが仕上がっている。

文章として全体像の描写をいきなり記述することはきわめて難解である。そこで，まずは13領域間の関係を関連図として作成することが，全体像を描写する前に必須である（→関連図はp.114, p.136, p.162, p.196, p.224, p.252の事例を参照）。

これらの事例の関連図のように，関連性のある領域は太い線で結ぶ。また，これらの事例のアセスメントのなかで中心となっていると考えられる領域は，図の中央部分に配置する。原因と結果の関係にあると推測される領域があれば，原因となっているらしい領域と，その結果となっているらしい領域を線で結ぶ。

またアセスメントをした領域のなかで，特に看護師の援助を要しないと考えられる領域については，図の中央ではなく端に配置し，全体像の描写時には文章のなかに含める必要はない。ただし，その領域のアセスメントを全体像の描写に加

IV 看護計画にNANDA-I-NIC-NOCをどのように使うのか

表IV-3　全体像の構成要素

全体像の描写をする時点を決め，その時点の全体像を描写する。

①患者のプロフィール
　患者の年齢，性別，職業，家族関係（両親，祖父母，兄弟姉妹，子どもなど），同居している家族，同居していない家族の住所，家族が亡くなっている場合は死去の原因と時期

②発症時から入院するまでの現病歴
　仮に発症時から入院するまでが長期の場合，あるいは，入院回数が多く長期にわたっている場合は，ここ1か月くらいの主要な疾患経過および治療経過に焦点化する。

③入院時から全体像の描写時点までの疾患経過および治療経過と予後
　仮に全体像の描写時点までが長期の場合は，ここ1か月くらいの主要な疾患経過および治療経過と予後に焦点化する。

④NANDA-I看護診断13領域間のアセスメントの結論の関係性の統合
　13領域間の関係を統合して記述する。約1,000字の目安で記述する。

えることによって患者の個別性が際立つようであれば，援助を要しないアセスメントのまとめであっても全体像の描写に含める必要がある。

　関連図が作成できると，この関連図を見ながら全体像の描写にとりかかれる。全体像の描写では，患者の身体的な側面である領域2，3，4，5，11を，看護師の援助を要する領域を中心に関連性をもたせながら取りまとめることがポイントである。アセスメントの内容が重複している場合は，まとめることで簡潔に表現できると考えられる。

　一方，患者の心理社会的，行動的，統合的な側面である領域6，7，8，9，10，12，13についても，看護師の援助を要する領域を中心に関連性をもたせながら取りまとめることがポイントである。身体的な側面と同様に，アセスメントの内容が重複している場合は，まとめることで簡潔に表現できると考えられる。ただし，患者の心理社会的，行動的，統合的な側面については，患者の個別性が含まれるので，極力，個別性は重視して全体像のなかに含める必要がある。

　全体像の描写をする場合，筆者らは構成する要素を以下のとおりと考えている（表IV-3）。事例の全体像の描写はp.113，p.138，p.165，p.198，p.226，p.251の事例編を参照してほしい。

第4段階：看護計画の立案

　次に，第4段階の看護計画の立案の説明に移る。看護計画の立案には，NANDA-I看護診断，NICより介入，NOCより成果を使用する。

　まずは，NANDA-I看護診断を選定する。選定の際に考えなくてはならないことは，この前の段階で描写した全体像を何度も何度も熟読し，この事例に対して優先して看護師が援助することが必要であると考えられる，看護師の援助を要する患者現象は何かということである。考える際に，急性期の事例と慢性期の事例

では，看護援助の方向性が異なるだろう。

　急性期事例は，生命の危険が伴っている場合が多いと考えられる。超急性期事例であるほど生命の危険が切迫しているだろう。そうであれば，患者の心理社会的な側面の援助に先んじて，身体的側面への看護援助を優先させる必要があろう。一方，慢性期事例の場合は，療養が長期にわたっている場合が多いだろう。そうなると，もちろん，急性増悪期などは身体的側面の看護援助の必要性もあるが，患者が慢性病とうまく付き合っていけるような自己管理を目指した，患者の心理社会的な側面への看護援助が優先される場合が多いと予想される。さらに，終末期事例の場合では，患者が残された日々を安楽な状態で意義深く生きていけるような看護援助が要求されよう。

　つまり，事例の特性によって看護援助の方向性が異なると考えられる。各事例の個別性ももちろん考慮しなくてはならないが，その事例の看護援助の方向性をまず考えてから，看護師の援助を要する患者現象を，NANDA-I看護診断を用いて表現することとなろう。

■NANDA-I看護診断の選定法

　看護診断を選定する際，最初に考えなくてはならないことは，問題焦点型看護診断およびヘルスプロモーション型看護診断の場合，当該事例に関する観察することができる，アセスメントすることができる，選定したNANDA-I看護診断の診断指標の数である。また，重みのある診断指標がどれくらい選定できるのかも重要である。重みのある診断指標とは，各NANDA-I看護診断に含まれている診断指標のうち，この診断指標が該当する場合，そのNANDA-I看護診断が選定される可能性が高い診断指標を指す。

　一方，リスク型看護診断の場合，重要なのは該当する危険因子の数であり，重みのある危険因子がどれくらい選定できるかである。

　複数のNANDA-I看護診断が候補として挙がってくる場合は多いだろう。その場合は，上記に説明したように，該当する診断指標の数で選定することになる。したがって，一つひとつの診断指標，および危険因子を慎重に選定することが重要である。

　さて，診断指標や危険因子の数が一定程度選定できたならば，そのうえで，そのNANDA-I看護診断の定義を確認し，原因となっているらしい関連因子を選定する。診断指標については妥当性研究が重ねられているために，私たちが追加しなくても十分妥当な診断指標が選定できるはずである。しかし，関連因子については，根拠レベルが低い看護診断の場合は，妥当性が低い場合や開発されていないような場合もある。したがって，当該事例の場合，NANDA-I看護診断の原因らしい要因を，自分たちの言葉で追加することができる。もちろん，先述した13領域と各類のアセスメントが十分に適切になされていないと，診断指標や危険因子の選定，さらには関連因子の選定や追加もできないことになる。さらには全体像の描写についても，適切でないと，個別性を踏まえたNANDA-I看護診断

IV 看護計画に NANDA-I-NIC-NOC をどのように使うのか

の選定が困難となるだろう。NANDA-I 看護診断の妥当で適切な選定には，ここまでの段階の情報収集およびアセスメント，全体像の描写が最も重要であり，土台となる。

また，該当すると考えられた診断指標，もしくは危険因子，さらには関連因子の一つひとつに対して，この事例ではどのような徴候や行動が観察されるので該当すると考えた，というように，当該事例の場合の根拠をしっかりと記載しておくことが必要である。

この実際例は p.120, p.142, p.168, p.200, p.228, p.256 の事例編を参照してほしい。

NANDA-I 看護診断を選定したあとは，NOC より成果を選定する。

■NOC から成果および成果指標を選定する方法

すでに解説してきたように，NOC の領域は身体的な側面の基礎的な領域は I であった。また，複雑な身体的な側面の基礎的な領域は II である。NANDA-I 看護診断の身体的な領域，すなわち，領域2《栄養》，領域3《排泄と交換》，領域4《活動／休息》，領域5《知覚／認知》，そして，領域11《安全／防御》に分類されている NANDA-I 看護診断を選定した場合，NOC の領域 I および領域 II に分類配置されている成果を選定する場合が多いだろう。つまり，一貫性がある領域および類から選定されることが多いということである。

たとえば，NANDA-I 看護診断の〈摂食セルフケア不足〉が選定された場合，領域 I《機能的健康》の類 D《セルフケア》の成果〈セルフケア：食事〉が選定される確率は高いだろう。一方，NANDA-I 看護診断の〈ガス交換障害〉が選定された場合，領域 II の類 E《心肺機能》の成果〈呼吸状態：ガス交換〉が選定される確率は高いだろう。

しかしながら，すべての成果が NANDA-I 看護診断との一貫性のある領域から選定されるわけではない。つまり，NANDA-I 看護診断の診断指標もしくは危険因子に対応させて，成果および成果指標を選定していくことになる。

さて第Ⅲ章で解説してきたように，NOC の成果は，成果名，成果の定義，成果指標，測定尺度から構成されている。

成果を選定する場合，すでに選定した NANDA-I 看護診断の診断指標，もしくは危険因子との照合が重要である。つまり，選定された NANDA-I 看護診断は，診断指標，もしくは危険因子が複数該当したから選定されたはずである。であれば，それらが選定されなくなったならば，その NANDA-I 看護診断は存在しなくなる。つまり，成果，看護診断が解決された状態は，診断指標，もしくは危険因子が存在しなくなることを目指す。したがって，NANDA-I 看護診断の診断指標，もしくは危険因子を"表"と考えて，成果に含まれている成果指標を"裏"と考える。

後述する各事例の NANDA-I 看護診断の診断指標と成果の成果指標を参照していただきたい。選定する成果は1つとは限らない。NANDA-I 看護診断の診断指

標，もしくは危険因子を"表"と考えて，成果に含まれている成果指標を"裏"と考えるのであるから，すべての表裏一体関係が成り立つまで，成果および成果指標を選定する。

さらに1つの成果に含まれている成果指標を選定する数が決められているわけでもない。当該事例のNANDA-I看護診断の診断指標，もしくは危険因子の一つひとつの"表"に対して，成果に含まれている成果指標である"裏"がすべて選定されることがゴールなのである。したがって，場合によっては1つの成果から1つだけの成果指標を選ぶこともある。

各成果の成果指標の5段階からなる測定尺度は，NOCが定めており，現在，17種類ある。定められているとおりの測定尺度をそのまま使わなければならない。しかしながら，5段階からなる測定尺度の，最も悪い状態である「1」～最も良い状態である「5」を，看護師がチームで共有する場合は，各成果指標の「1」～「5」の状態を，具体的に記載しておくことが必須となる。この具体的な記載内容が基準となって，チームで共有しながら各成果の成果指標の測定尺度を考えることになる。しかしながら，各成果の成果指標の測定尺度は，NICを選定してから，すなわち，介入および行動を選定後に考える。

以上，NANDA-I看護診断の選定，NOCより成果の選定および成果指標の選定が終わった。次はNICを選定する。

■NICから介入および行動を選定する方法

NICについても，NOCと同様に身体的な側面の基礎的な領域は1である。複雑な身体的な側面の基礎的な領域は2である。NANDA-I看護診断の身体的な領域，すなわち，領域2《栄養》，領域3《排泄と交換》，領域4《活動／休息》，領域5《知覚／認知》，そして，領域11《安全／防御》に分類されているNANDA-I看護診断を選定した場合，NOCの場合も領域Ⅰおよび領域Ⅱに分類配置されている成果を選定する場合が多い。NICも同様である。つまり，NANDA-I看護診断，NOC，NICともに一貫性がある領域および類から選定されることが多いということである。

たとえば，NANDA-I看護診断の〈摂食セルフケア不足〉が選定された場合，領域1《生理学的：基礎》の類F《セルフケア促進》の〈セルフケア援助：摂食〉が選定される確率は高いだろう。一方，NANDA-I看護診断の〈ガス交換障害〉が選定された場合，領域2《生理学的：複雑》の類K《呼吸管理》の〈呼吸モニタリング〉〈酸素療法〉〈換気援助〉〈気道管理〉が選定される確率は高いだろう。

しかしながら，NOCと同様に，すべての介入が一貫性のある領域および類から選定されるわけではない。

さて第Ⅱ章で解説してきたように，NICの介入は複数の一連の行動から構成されている。

各介入の行動を選定する場合，すでに選定したNANDA-I看護診断の関連因子，すなわち，原因らしい要因に対する行動，すなわち，"原因を断つ"ことを目指す

IV 看護計画に NANDA-I-NIC-NOC をどのように使うのか

行動を選定する。もっとも，リスク型看護診断には関連因子は含まれない。したがって，危険因子に対する行動，すなわち，"危険因子を断つ"ことを目指す行動を選定する。また，これも第Ⅱ章で解説してきたように，NICの介入に含まれている行動は，NICが定めているとおりだと，抽象的な行動，意味がわかりにくい行動も含まれている。そのために，当該事例の場合の行動は具体的にどのような行動であるのかを，NICが定めている行動だけではなく，当該事例の場合，具体的にどのような行動であるのかを書き込む必要がある。書き込みがない場合，看護チームの全員が共有して同じ行動をとれない可能性がある。したがってこの書き込みはきわめて重要である。

ところでNICの介入に含まれている行動は，20～50個まで膨大な数が含まれている。ある1つの介入を選定した場合，その介入に含まれている行動をすべて選ぶわけではない。上述したように"原因を断つ"ことを目指す行動，"危険因子を断つ"ことを目指す行動を選ぶのである。また，この介入の行動を実施した場合，NOCで選定した成果および成果指標を結果として目指すことができるのだろうかという視点を含めて，介入と行動を選定しなくてはならない。

さて，ここまでで，NANDA-I看護診断の選定，NOCより成果の選定および成果指標の選定，NICの介入および行動の選定が終わった。次は，5段階の測定尺度の選定へと移る。

■5段階の測定尺度を選ぶ

すでに第Ⅲ章で解説してきたように，最新版のNOCの測定尺度は17種類ある。また，6種類については測定尺度が2つ含まれている。各成果の測定尺度はあらかじめ定められているので，私たちは，各成果に定められている測定尺度をそのまま使わなくてはならない。

5段階からなる測定尺度は，すべて最も悪い状態が「1」で，最も良い状態が「5」である。

たとえば，成果の〈コーピング〉の成果指標である，【■効果的な対処パターンを明らかにする】が選定されたとしよう。その事例で【■効果的な対処パターンを明らかにする】の「1」，つまり，最も悪い状態はどのような行動を指すのか，また「5」，つまり，最も良い状態はどのような行動を指すのか，それが具体的に示されていないと5段階の判断ができないことになる。したがって，「1」はこの事例では「効果的コーピングがなされている行動が1日のなかでまったくみられない」，「5」はこの事例では「効果的コーピングがなされている行動が頻繁にみられる」といったように，明記しておくことが必要となる。

つまり，看護チームで5段階の判断基準をする場合，「1」および「5」がどのような行動を指すのかという内容を具体的に記載しておくことが必須となる。この具体的な記載内容が判断基準となって，チームで共有しながら各成果の成果指標の測定尺度を考えることになる。

第5段階の実践および第6段階の評価

　選定された NANDA-I 看護診断，看護介入分類（NIC），看護成果分類（NOC）の看護計画を実践で使っていくことになる。

　選定された NANDA-I 看護診断は，看護師の援助を要する患者現象である。その NANDA-I 看護診断で表された問題に対して，NOC から選定した成果および成果指標の設定した測定尺度を目指して，NIC から選定された介入および行動を実践していくこととなる。

　一方，評価は選定した成果および成果指標の設定した測定尺度を使うこととなる。設定した測定尺度の数値が肯定的な変化をめざすような介入の行動が必要となるだろう。

＊

　さて，次頁から事例を解説していく。各論として，慢性期事例2つ，急性期事例，超急性期事例，終末期事例2つの計6つの事例を取り上げて，詳細な看護過程を展開していく。

IV 看護計画に NANDA-I-NIC-NOC をどのように使うのか

2. 事例の看護計画に NANDA-I-NIC-NOC を活用する
慢性期の事例 1

　本項では，慢性期にある A 氏 75 歳男性の事例を取り上げ，NANDA-I-NIC-NOC を適用したケアプランを展開していく。4 年前に喉頭がん放射線療法，肺がん手術後に間質性肺炎および肺気腫で在宅酸素療法(HOT : home oxygen therapy)を導入し，今回，肺囊胞感染疑いで入院した。在宅では，A 氏が HOT の管理を 1 人で行っていた。入院後，高流量酸素の投与は肺へのダメージが強いという認識が強く，A 氏が今まで行ってきた管理能力を発揮しながら呼吸モニタリングと酸素投与に関する関わりをもつことで適切な健康管理を再獲得し，再び在宅療養に戻ることを目標とした事例である。

　A 氏の情報を NANDA-I 看護診断分類法 II に沿って表IV-4 に示した。また，入院後の経過を示した SOAP シートを表IV-5 に，検査データを表IV-6 に，検温表を表IV-7 に示した。

第 1 段階の情報収集および第 2 段階のアセスメント

　これらの情報から行った 13 領域のアセスメントについて述べる。アセスメントに関しては，それぞれの情報を抜粋し，類ごとのアセスメントから領域のアセスメントに統合したものを紹介する。

■領域 1《ヘルスプロモーション》

●入院までの経過
　10 月初旬から発熱と労作時呼吸困難(DOE : dyspnea on exertion)の悪化があったが，定期受診まで大丈夫と思い受診しなかった。本日，定期受診のために車に乗ろうとしたところ，強い息苦しさと胸の切なさを感じ，かかりつけ医で X 線撮影を行ったところ，左肺野に浸潤影を認め当院を紹介され受診。CT 上，肺囊胞感染疑いで入院となった。

●既往歴
　2014 年 5 月に喉頭がん放射線治療を受け，翌 6 月には肺がんで左上葉切除術を受けている。その後，間質性肺炎と肺気腫にて HOT 導入(安静時 2 L/分，労作時 3 L/分)。2016 年，前立腺肥大(内服加療中)。

表Ⅳ-4　A氏のデータベースシート　　　　　　　　　　　　　　　　2017年10月15日

氏名：A氏　　年齢：75歳，男性　　病名：肺囊胞感染疑い，肺気腫，間質性肺炎

領域1《ヘルスプロモーション》
主訴：呼吸窮迫
入院までの経過：10月初旬から発熱と労作時呼吸困難(DOE)悪化があったが，定期受診まで大丈夫だと思い受診しなかった。本日，定期受診のために車に乗ろうとしたところ，強い息苦しさと胸の切なさを感じ，かかりつけ医でX線撮影を行ったところ，左肺野に浸潤影を認め当院を紹介され受診。CT上，肺囊胞感染疑いで入院となる。
既往歴：
　2014年5月：喉頭がん放射線治療
　2014年6月：肺がん手術後(左上葉切除)間質性肺炎と肺気腫にてHOT導入(安静時2L/分，労作時3L/分)
　2016年：前立腺肥大(内服加療中)
療養法の有無：(有)(内服療法，在宅酸素療法，運動療法)　無
現在使用している薬剤：
クラリスロマイシン(クラリス，クラリシッド)，タムスロシン塩酸塩(ハルナールD錠)
ブデソニド・ホルモテロールフマル酸塩水和物(シムビコート)吸入，ゾピクロン(アモバン)(不眠時)
療養法とその実施率：内服(100)%，運動(ほぼ100)%，その他(在宅酸素療法100)%
生活パターン：1)(規則的)　2)不規則　3)その他(　　)
健康維持・増進行動：(有)(毎日3,000歩　歩くようにしていた)　無
嗜好品：喫煙　有(　　本/日　　開始　歳　)　(無)(2〜3年前にやめた)
　　　　飲酒　有(　　　/日　　開始　歳　)　(無)(3年前まで大酒豪)
アレルギー：有(　　　　　　　)　(無)
治療方針：今回は肺炎を契機に呼吸状態が悪化しているため，抗菌薬投与を行う。また，リハビリテーションで排痰サポート，呼吸筋マッサージを行っていく。

入院に対する受け止め(本人)：治るのに人より時間がかかるのはわかっているが，早く元の状態になって退院したい。
入院に対する受け止め(家族)：もう1週間早く来ていればよかった。10月くらいから，苦しそうにしていることがあったのに，「受診予定日まで大丈夫」と言って，受診しようとしなかったので無理に言えなかった。

その他関連情報：
・肺がん，喉頭がんの既往・治療の選択について(妻)
　肺がん，喉頭がんの告知と治療選択の際は，妻の意見は聞かずに告知時に即決で治療の選択を行った。
・在宅酸素療法の管理についての思いと受け入れ，管理状況(本人)
　「結核をやってるから，肺の機能が悪いことや，肺炎の回復が遅いこと，酸素が必要なことはわかっているよ。前に呼吸器の先生に高流量の酸素を続けると，肺自体が壊れて肺機能がもっと悪くなると言われた。それに，自宅に帰るためには(在宅療養するためには)酸素流量は10Lが限界だとも言われたよ」
・日常生活の注意点・療養法についての理解と実施
　「酸素をつけていても，これ以上肺が悪くならないために運動も必要だと言われて，毎日散歩をしていた。多少苦しいと思っても，酸素量を3L/分にするとよくなっていたから，休みながらでも散歩は続けていた。在宅酸素の取り扱いも自分で言われたとおりに行っていました」
・入院時画像所見：
　胸部単純X線：右中肺野と左上肺野と左下肺野縦隔側に透過性亢進，CTR(心胸郭比)拡大(−)，左CP-angle dull(肋骨横隔膜角鈍化)，右中肺野と左中肺野にGGO(すりガラス陰影)(+)胸部CT：2016と比較し右上葉末梢にGGOと一部consolidationが新たに出現している。

領域2《栄養》
身長：160.6 cm
体重：45 kg　標準体重 56.7 kg(肥満度　BMI 17.4　)
体重の変化：2年で8 kg減
食事回数　3回/日　1)(規則的)　2)不規則　3)その他
食事形態：きざみ食
摂取方法：経口摂取
嗜好品：特になし　義歯：(有)(部分)　無
嚥下困難：　有　(無)
食欲：1)(ふつうにある)　2)ない(理由：　　　　　　　)

その他関連情報：

(表Ⅳ-4 続く)

IV 看護計画に NANDA-I-NIC-NOC をどのように使うのか

(表IV-4 続き)

領域3《排泄と交換》
排便：回数　1回/日，1)(ふつう)，2)下痢，3)便秘
薬剤使用の有無：(有)(下剤)　無
腹部症状：有(　　　　　　　　)　(無)
排尿：回数　7〜10回/日(1回量は多くない)　夜間3回
残尿感の有無：1)(有)，2)無，3)その他(　　　　　　　　　　　)
失禁(便)：有(　　　　　　　　　　　)　(無)
失禁(尿)：有(　　　　　　　　　　　)　(無)
発汗・寝汗：有(　　　　　　　　　)　(無)
血液ガスデータ(入院時)

pH	7.454
P_{CO_2}	26.4 mmHg
P_{O_2}	33.6 mmHg
HCO_3	18.1 mmol/L
BE	−4.1 mmol/L
O_2 sat	68.7%
Na	135 mEq/L
K	4.2 mEq/L
Cl	102 mEq/L
Ca	1.16 mEq/L

その他関連情報：
・便秘の対処として野菜ジュースを飲んでいる。外皮の問題なし。
・呼吸状態：入院時(ヒュー＝ジョーンズ分類：V度　会話・着替えでも息切れが起こる。息切れのために外出することが困難)

領域4《活動／休息》
睡眠時間：(22)時〜(6)時　　約(8)時間/日
不眠：(有)(　　　)　無
眠剤：(有)(アモバン)　無
昼寝の習慣：有(　　　　　　　　)　(無)
日々の活動パターン：

6時	8時	10時	12時	14時	19時	21時	23時
起床	朝食	新聞を読む	昼食	散歩	夕食	入浴	就寝

運動機能障害：有(　　)　(無)　　　食事行動障害：有(　　)　(無)
排泄行動障害：有(　　)　(無)　　　移乗行動障害：有(　　)　(無)
清潔行動障害：有(　　)　(無)　　　衣服着脱行動障害：有(　　)　(無)
他の行動障害：有(　　)　(無)
余暇あるいは気分転換活動：ウォーキング，教師時代はサッカーを教えていた
循環呼吸障害：(有)(HOT使用中　2L/分　息切れがあるとき3L/分　)　無

その他関連情報：
・眠剤が足りなくなると思い，自分で半分に減らして内服しており，眠れない。
・低酸素血症の状態でも呼吸困難を感じていない。低酸素状態が慢性化していることで，SpO_2 が85〜90%以下でも動いている。

領域5《知覚／認知》
意識レベル：見当識障害：有(　　　　　)　(無)
視覚障害：有(　　　)　(無)　　　聴力障害：有(　　　)　(無)
嗅覚障害：有(　　　)　(無)　　　味覚障害：有(　　　)　(無)
触覚障害：有(　　　)　(無)　　　言語障害：有(　　　)　(無)

(表IV-4 続く)

(表Ⅳ-4 続き)

理解力障害：有（　）　㊇	認知障害：有（　）　㊇

領域6《自己知覚》
自分の性格：決断が早い・頑固
自分の長所と短所：
　長所：面倒見がいい　　短所：気が短い

その他関連情報：
・自分の身体の変化をどのように捉えているか：肺気腫，間質性肺炎が悪くなったのではないか。自分の肺機能は悪くて，酸素を常に（吸入）していないといけない。

領域7《役割関係》
現在の職業：元・高校教師（国語）。退職前は副校長，進路指導担当であった。勤続年数47年（22歳から69歳）

キーパーソン：妻

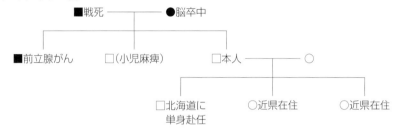

妻と2人暮らし
長男は単身赴任中だが，近県（新幹線で1時間くらい）に長男の妻・子ども2人（男，女）が住んでいる。
長女は専業主婦，近県（自宅から2時間くらいのところ）で夫と2人暮らし。
次女も近県に在住で，仕事をしているため，ときどき孫（2人）の面倒をみるために夫婦で行くことがあった。

その他の関連情報：
・療養に関することは，妻は手を出すことはなくA氏自身が管理していた。妻は，家事はするが患者の面倒をみるようなタイプではない。高流量の酸素の投与が必要なA氏の介護に手を出すのが怖いと思っている。
・今まで教え子たちの進路相談などを受けてきた。卒業後もときどき相談に来たりして交流があった。HOTを始めても，教え子たちはたまに訪ねてきてくれて，逆に励まされたりしていた。

領域8《セクシュアリティ》
婚姻状況：既婚
子ども：㊇（　3人　）　無
更年期障害：有（　　　　　）　㊇
泌尿器系疾患：㊇（前立腺肥大にて内服中）　無

領域9《コーピング／ストレス耐性》
ストレスだと感じていること：㊇（入院後，酸素投与方法がマスクになったこと）　無
不安や悩み：㊇（治療で全快できるのだろうか）　無
困難を乗り越えた方法：深く悩んでも仕方がないから，早く決断して忘れること。

その他関連情報：
・HOTが導入されているが，入院後には酸素投与量が増えていることを気にしている。

（表Ⅳ-4 続く）

IV 看護計画に NANDA-I-NIC-NOC をどのように使うのか

(表Ⅳ-4 続き)

領域10《生活原理》
信仰：有（　） ㊁
人生において重要と考えている事柄：教師という仕事をとおして知り合った人たちとのつながり。
人生の目標や生き甲斐：人の進路を一緒に考え，その人から感謝されること。人と人とのつながりで人は生かされると感じていること。

その他関連情報：

領域11《安全／防御》
感染：㊒（　）　無
感染リスクファクターの存在：㊒（肺気腫）　無
皮膚の状態：正常
骨突出：有（　　　　　）　㊁
転倒・転落の危険：㊒（低酸素血症，夜間頻尿）　無

その他関連情報：
・2週間以上続く咳と痰を認める。

領域12《安楽》
疼痛：有（　）　程度：　　　持続時間：　　　　㊁
鎮痛剤の使用：有（　　　）㊁
悪心：有（　　　　）㊁
嘔吐：有（　　　　）㊁
瘙痒感：有（　　　　）㊁

その他関連情報：
・体動時の息切れ，SpO$_2$低下があるが，呼吸困難の自覚はない。

領域13《成長／発達》
身体的な成長の問題：有（　　　　　）㊁
先天的・遺伝的な問題：有（　　　　　）㊁
現在の発達課題：老年期（統合性　対　絶望）

その他関連情報：
・戦後混乱期に幼少期を過ごしてきた。父は戦死したため母が子ども3人を育てあげた。

表Ⅳ-5　A氏のSOAPシート

月日	時間	SOAP
10/15	15:45	S：これくらい大丈夫だと思うけど，人より回復が遅いからね。 O：車椅子で即日入院。移乗は自力で行える。体動で呼吸窮迫認めるが本人の自覚は少ない。発熱なし。脈拍 100〜110 回/分，血圧 96/50 mmHg，SpO_2 50〜60%。酸素徐々に増量しリザーバーマスク 5 L/分まで上げ，30 秒ほどで SpO_2 90〜92% まで改善。
	22:35	S：歯磨きをしたとき酸素を外していたんです。それで，ついでにトイレにも行こうと思ったら苦しくなって。 O：ナースコールあり，ベッド上端座位になり，呼吸窮迫している。チアノーゼあり，SpO_2 44%。一時的に酸素を 12 L/分まで上げ，深呼吸を促す。5 分ほどで SpO_2 90% 台に上昇する。
	22:45	S：動いているときは苦しいって思わない。息が荒くなるだけ。でも今回はちょっと苦しかったな。 O：本人と相談し，SpO_2 モニタリングを開始する。労作後など SpO_2 低下時は一時的に酸素量を増加し，呼吸介助を行っていく。
10/16	5:45	S：トイレ行ったらちょっと苦しくなって。 O：モニター中の SpO_2 値 65% に低下し訪室する。深呼吸を促し，なかなか値が戻らないため一時的に酸素 7 L/分まで増加。5 分ほどで SpO_2 値 95% 以上となる。呼吸困難が軽減したのを確認し，酸素 5 L に戻す。酸素マスクを外さないこと，労作時は呼吸状態が心配なのでナースコールをしてほしいと説明。
10/18	17:33	S：なんだかこんなに元気になった気がするのに，トイレまで歩けないのは悲しい。 O：トイレ歩行ができないことに対して上記訴えあり。付き添いでトイレ歩行実施する。7 L/分リザーバーマスク使用し，ベッドから便座までの移動時は SpO_2 95〜99%，呼吸困難なし。便座に座った状態で排尿した直後より SpO_2 低下し，78% のため酸素を 9 L/分まで増量し，座った状態で 4 分休憩し 95% に上昇。以降ゆっくり洗面所まで歩行してベッドに戻り 92% であった。
	18:00	S：こんなに酸素が下がるなんて駄目だ。でも歩きたい。今は持ち込みトイレで我慢するしかないのかな……。嫌だなあ。 O：月曜日よりリハビリでも離床するとのことであり，リハビリの際に相談してみてはどうか，それまではポータブルトイレ使用でどうかと提案し，納得される。話を傾聴していく。
10/19	11:16	S：酸素がどんどん上がっちゃって大丈夫かな。 O：酸素 7 L/分投与にて SpO_2 97%，安静時には呼吸困難なし。労作時呼吸困難の出現がみられる。SpO_2 94% まで低下。
10/20	15:01	O：酸素 7 L/分投与中。体動，マスクのずれにて容易に 70% 台まで低下。トイレ移動では 66% まで低下するが自覚症状は乏しい。
10/21	12:40	O：食事量が多く，食べられないとのこと。本人と相談し主食を粥に変更，指示カロリーを 1,400 kcal に減らす。甘い物は食べられないことはないとのことで，夕食時にメイバランス®，プルモケア® を付加し，嗜好を確認していく。今後は栄養士の介入も依頼した。
	16:00	S：今日は袋が付いてないマスクで実験だって。酸素 7 って多くない？　マスクがずれないように気をつけるよ。 O：安静時酸素 7 L/分フェイスマスク，労作時酸素 7 L/分リザーバーマスク使用中。安静時 90% 維持できるが，体動時やマスクのずれにて容易に 70% 台まで低下。
10/22	14:13	S：このままでも大丈夫だよ。 O：労作時，酸素 7 L/分リザーバーマスク使用し，SpO_2 70% 前半まで下がる。息切れあり。しかし，本人は自覚なくこのままで大丈夫だと言って，酸素流量を上げることを拒む。説明し，深呼吸を促し 5 分かけて 85% までアップするがそれ以上上がらず。本人同意のもと 9 L/分とし，SpO_2 90% まで上昇する。本人，SpO_2 モニターを確認しながら動作を行う様子がみられる。
10/23	11:28	O：安静時 SpO_2 95%，呼吸困難なし。労作にて SpO_2 70% 台まで低下みられるが，本人の自覚はなし。咳嗽あり，時折，血液混じりの痰を喀出していると報告あり。
10/25	14:25	O：安静時，酸素 6 L/分フェイスマスク使用し SpO_2 95%，歩行時には 7 L/分リザーバーマスクで 90% 台を維持しているが，着替えや前屈みになる動作で 80% 台前半まで低下。日中マスク付け替えずにポータブルトイレに移動し，SpO_2 74% まで低下するが，マスク付け替え酸素 8 L/分まで増量し，SpO_2 93% まで上昇する。 A：自覚がないために酸素マスクを変更せずに活動し，SpO_2 低下を招いている。このため，酸素マスクの変更を確実に実施できるよう指導が必要である。 P：トイレ時にはリザーバーマスクに付け替えるように声かけする。
10/26	23:12	S：トイレの後，洗面所に行って手を洗ってベッドに戻ってきたところ。やっぱり，終わった後も呼ばなきゃいけないね。

(表Ⅳ-5 続く)

看護計画に NANDA-I-NIC-NOC をどのように使うのか

(表Ⅳ-5 続き)

11/1	16：32	O：見守りで室内トイレまで移動し，排便後のナースコールを約束し離れたところ，モニター上 SpO₂ 69% まで低下している。 A：少しの移動でも SpO₂ 低下があるが，自覚がないために自分で動いてしまい，さらに低酸素となっている。安全面も含め患者に指導を継続していく必要がある。 S：夜間はそんなにトイレに行かないし，マスクのままでも行けると思うんだよね。 O：現在，就寝時は 7 L/分リザーバーマスクであるが，5 L/分フェイスマスクでもいいのではないかと本人から提案あり。 A：日中 5 L/分フェイスマスクでポータブルトイレに移乗の際，安静時 96%→ポータブルトイレに移乗しベッドに戻ると 92%→数秒後 82% まで低下→5 分後 99% と SpO₂ 確保できているため，夜間も 5 L/分フェイスマスクで様子をみることとする。 P：今夜からは就寝時 5 L/分フェイスマスクに変更。本人にも SpO₂ の値に注意するよう伝える。

表Ⅳ-6　A 氏の検査データ

検査項目	基準値	10月15日	11月1日
TP(g/dL)	6.6-8.1	7	7.8
Alb(g/dL)	4.1-5.1	3.6	3.4
T-Bil(mg/dL)	0.4-1.5	1.2	0.7
AST(IU/L)	13-30	36	25
ALT(IU/L)	10-42	17	17
LDH(IU/L)	124-222	308	308
ALP(IU/L)	106-322	328	328
γ-GT(IU/L)	13-64	40	40
CK(IU/L)	59-248	116	116
UN(mg/dL)	8-20	22	22
Cr(mg/dL)	0.65-1.07	1.44	1.04
Na(mEq/L)	138-145	136	136
K(mEq/L)	3.6-4.8	4.5	4.5
Cl(mEq/L)	101-108	105	105
Ca(mg/dL)	8.8-10.1	8.8	8.8
BS(mg/dL)	80-112	130	110
CRP(mg/dL)	0.14	3.6	0.3
eGFRcre(mL/分/1.73 m²)	60<	38	60
WBC(μL)	3,300-8,600	8,020	4,580
RBC(×10⁴/μL)	435-555	542	497
Hb(g/dL)	13.7-16.8	13.3	13.3
Ht(%)	40.7-50.1	42.3	41.7
Plt(×10⁴/μL)	15.8-34.8	21.6	23.4

2. 事例の看護計画に NANDA-I-NIC-NOC を活用する：慢性期の事例 1

表Ⅳ-7　A 氏の検温表

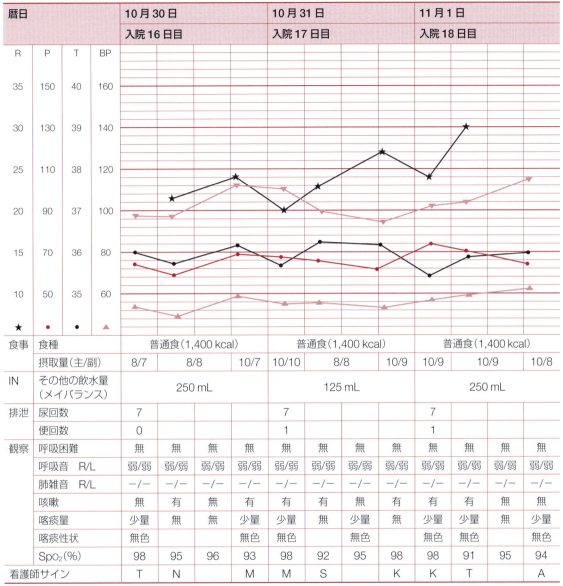

暦日		10月30日 入院16日目			10月31日 入院17日目			11月1日 入院18日目		
食事	食種	普通食（1,400 kcal）			普通食（1,400 kcal）			普通食（1,400 kcal）		
	摂取量（主/副）	8/7	8/8	10/7	10/10	8/8	10/9	10/9	10/9	10/8
IN	その他の飲水量（メイバランス）	250 mL			125 mL			250 mL		
排泄	尿回数	7			7			7		
	便回数	0			1			1		
観察	呼吸困難	無	無	無	無	無	無	無	無	無	無
	呼吸音　R/L	弱/弱	弱/弱	弱/弱	弱/弱	弱/弱	弱/弱	弱/弱	弱/弱	弱/弱	弱/弱
	肺雑音　R/L	−/−	−/−	−/−	−/−	−/−	−/−	−/−	−/−	−/−	−/−
	咳嗽	無	有	無	有	有	有	無	有	無	無
	喀痰量	少量	無	無	少量	少量	無	少量	無	少量	少量
	喀痰性状	無色			無色	無色		無色		無色	無色
	SpO₂(%)	98	95	96	93	98	92	95	98	91	95	94
看護師サイン		T	N		M	M	S		K	K	T	A

●入院から現在までの経過

　肺炎を契機に呼吸状態が悪化しているため，抗菌薬投与およびリハビリテーション（排痰サポートと呼吸筋マッサージ）を開始した．酸素療法は，入院前は 2 L/分（呼吸困難時 3 L/分）であったが，容易に SpO₂ が 70% 台まで低下するため，酸素流量 5〜7 L/分の酸素マスクを使用している．

　入院直後から慢性的な低酸素状態のために自覚症状に乏しく，酸素飽和度モニタリングを行っているが，たびたび酸素マスクを外したままトイレ歩行などを 1 人で行い，SpO₂ が低下することがあった．また，低酸素状態に対する一時的な酸素流量の増量を拒む言動が認められている．現在入院 18 日目．

IV 看護計画に NANDA-I-NIC-NOC をどのように使うのか

● **生活習慣に関する情報（入院時データベースより）**

内服，在宅酸素は自己管理で100％実施していた。運動療法も毎日3,000歩を歩くようにしていた。

喫煙は2～3年前にやめ，飲酒も3年前まで大酒豪であったが現在は飲んでいない。

● **入院に対する受け止めと今までの病気・療養に対する受け止め（入院時データベースより）**

入院に対して：治るのに人より時間がかかるのはわかっているが，早く元の状態になって退院したい（A氏）。

もう1週間早く来ていればよかった。10月くらいから苦しそうにしていることがあったのに，「受診予定日まで大丈夫」と言って，受診しようとしなかったので無理に言えなかった（家族）。

● **その他関連情報より**

・肺がん，喉頭がんの告知と治療選択の際は，妻の意見は聞かずに告知時に即決で治療の選択を行った（妻）。
・在宅酸素療法の管理についての思いと受け入れ，管理状況については「結核をやってるから，肺の機能が悪いことや，肺炎の回復が遅いこと，酸素が必要なことはわかっているよ。前に呼吸器の先生に高流量の酸素を続けると，肺自体が壊れて肺機能がもっと悪くなると言われた。それに，自宅に帰るためには（在宅療養するためには）酸素流量は10Lが限界だとも言われたよ」と言う。
・日常生活の注意点・療養法についての理解と実施については「酸素をつけていても，これ以上肺が悪くならないために運動も必要だと言われて，毎日散歩をしていた。多少苦しいと思っても，酸素量を3L/分にするとよくなっていたから，休みながらでも散歩は続けていた。在宅酸素の取り扱いも自分で言われたとおりに行っていました」と言う。

● **領域1の類のアセスメント**

ここまでの情報から各類のアセスメントを行った。

• **類1《健康自覚》**
・肺がん，喉頭がんから肺気腫，間質性肺炎と呼吸器系の病気であることは十分理解している。また，自分の肺は容易に壊れるという理解もあり，在宅酸素療法が必要なくらい悪いことも理解している。
・今までこれらの認識のうえで，自分の呼吸状態のコントロールは行えていたし，このまま行えると感じていた。
・2L/分の酸素療法は必要であり，一時的に酸素量増加も必要と感じているが，これは自分の肺を壊す行為とも捉えている。

以上から類1《健康自覚》のアセスメントは,「肺がん,喉頭がんから肺気腫の状態であるということ,このため在宅酸素療法が日常生活を送るためには必要であると理解している。2 L/分の酸素療法は必要であり,現在の状態では一時的に酸素量増加も必要と感じているが,これは自分の肺を壊す行為とも捉えている」となる。

- 類2《健康管理》
・自分の肺は健康な状態ではなく,在宅酸素療法を行わなければ日常生活が送れないほど悪いこと,肺炎の回復も悪いことを理解している。だからこそ,内服管理や在宅酸素療法,受診行動は自分できちんと行わなければいけないと思い,自ら健康管理を行ってきていた。今までコントロールができていた成功体験から自信をもち健康管理を行ってきた。
・今回の肺炎をきっかけにした呼吸状態の悪化は,それまで慢性的な低酸素状態があり自覚症状に乏しい。このため,自覚症状をバロメーターにしてきたA氏にとって現在の低酸素状態は,活動を制限する行動にはつながらず,さらに早く酸素流量を下げないと肺実質が壊れるという焦りから,医療者が思う適切な管理が今はできていない状況である。

　以上から類2《健康管理》のアセスメントは,「自分の肺は,在宅酸素療法を行わなければ日常生活が送れないほど悪いこと,肺炎の回復も悪いことを理解し,内服管理や在宅酸素療法,受診行動は自分できちんと行わなければいけないと思い,自ら健康管理を行っていた。また,今までコントロールができていた成功体験から自信をもち健康管理を行ってきた。しかし,A氏は,これまで慢性的な低酸素状態があり,症状の自覚に乏しく,今回の呼吸状態悪化についても,低酸素症状を自覚しにくい。このため,自覚症状をバロメーターにしてきたA氏にとって現在の低酸素状態は,活動を制限する行動にはつながらず,さらに早く酸素流量を下げないと肺実質が壊れるという焦りから,医療者が思う適切な管理が今はできていない状況である」となる。

●領域1のアセスメントのまとめ

　肺がん,喉頭がんから肺気腫の状態であるということ,このため在宅酸素療法が日常生活を送るためには必要であると理解している。2 L/分の酸素療法は必要であり,現在の状態では一時的に酸素量増加も必要と感じているが,これは自分の肺を壊す行為とも捉えている。

　自分の肺は,在宅酸素療法を行わなければ日常生活が送れないほど悪いこと,肺炎の回復も悪いことを理解し,今まで内服管理や在宅酸素療法,受診行動は自分できちんと行わなければいけないと思い,自ら健康管理を行ってきていた。また,コントロールができていた成功体験から自信をもち健康管理を行ってきた。

　しかし,A氏は,これまで慢性的な低酸素状態があり,症状の自覚に乏しく,今回の呼吸状態悪化についても,低酸素症状を自覚しにくい。このため,自覚症

IV 看護計画に NANDA-I-NIC-NOC をどのように使うのか

状をバロメーターにしてきたA氏にとって現在の低酸素状態は，活動を制限する行動にはつながらず，さらに早く酸素流量を下げないと肺実質が壊れるという焦りから，医療者が思う適切な管理が今はできていない状況である。

■領域2《栄養》

●食事摂取状況と消化・吸収・代謝に関連した情報

- 入院時データベースより

  身長：160.6 cm，体重：45 kg，BMI：17.4，体重の変化：2年で8 kg減少している。部分義歯使用のため食事形態はきざみ食であるが，規則的に3回摂取し入院後は経口で8割程度摂取している。

- 検査データより（検査値）

  p.94 の表IV-6 参照。

- SOAPシートより（栄養に関する言動）

10/21（12：40）

O：食事量が多く，食べられないとのこと。本人と相談し主食を粥に変更，指示カロリーを1,400 kcalに減らす。甘い物は食べられないことはないとのことで，夕食時にメイバランス®，プルモケア®を付加し，嗜好を確認していく。今後は栄養士の介入も依頼した。

●領域2の類のアセスメント

- 類1《摂取》

  喉頭がんによる嚥下機能低下も考えられるが食欲は普通にあり，経口で8割程度摂取できている。しかし，摂取カロリーは補食で確保しているものの，栄養状態はAlb（アルブミン）が低値に傾いており，活動量に対するエネルギー消費が増えれば今後，低栄養状態になる可能性がある。

- 類2《消化》，類3《吸収》，類4《代謝》

  消化・吸収機能を阻害する因子はなく，代謝機能データは基準値範囲内にあり，消化・吸収・代謝は正常に機能している。

- 類5《水化》

  水・電解質は基準値範囲内である。

●領域2のアセスメントのまとめ

消化・吸収機能を阻害する因子はなく，また代謝機能，水・電解質データは基準値範囲内である。しかし，補食を併用し食事は経口摂取できているにもかかわらず，栄養状態はAlbが低値に傾いており，活動量に対するエネルギー消費が増えれば今後，低栄養状態になる可能性がある。

■領域 3《排泄と交換》

●泌尿器系機能，消化器系機能，外皮系機能に関する情報

- 入院時データベースより

　排便は下剤を服用し，便秘への対処として野菜ジュースを飲み毎日 1 回普通便である。腹部症状もない。排尿は残尿感があり，1 回量も多くなく 7～10 回（うち夜間 3 回）である。尿便失禁はない。発汗・寝汗もない。

- 呼吸器系機能に関するデータ

　血液ガスデータ（入院時）（→ p.90 表IV-4 参照）

　pH：7.454，P_{CO_2}：26.4，P_{O_2}：33.6，HCO_3：18.1，BE：− 4.1，O_2 sat：68.7，Na：135，K：4.2，Cl：102，Ca：1.16

　ヒュー=ジョーンズ分類：V 度　会話・着替えでも息切れが起こる。息切れのために外出することが困難

- SOAP シートより（内容抜粋）

　入院時より体動で呼吸窮迫を認めるが，本人の自覚は少ない。容易に SpO_2 50～60％ まで低下する。酸素マスクを外したままトイレに行こうとして SpO_2 44％ まで低下し一時的に酸素を上げ，深呼吸を促すという場面が数回あった。以降も酸素マスクがずれるだけで低下を認めることが数回あった。

　入院 3 日目より，「なんだかこんなに元気になった気がするのに，トイレまで歩けないのは悲しい」「こんなに酸素が下がるなんて駄目だ。でも歩きたい。今は持ち込みトイレで我慢するしかないのかな……。嫌だなあ」などの言動あり。

　入院 7 日目，労作時リザーバーマスクをフェイスマスクで試した際「酸素 7 って多くない？」と酸素流量を気にする言動がみられた。入院 8 日目には労作時，酸素 7 L/分リザーバーマスク使用し，SpO_2 70％ 前半まで低下し息切れを認めるが「このままで大丈夫」と言って酸素流量を上げることを拒むことがあった。反面，SpO_2 モニターを確認しながら動作を行う様子もみられた。

　入院 11 日目以降，安静時はフェイスマスクで SpO_2 が保たれているが，着替えや前かがみになる動作で容易に低下する。リザーバーマスクに変更せずに移動したり，洗面に行ったりすることがあり，そのたびに SpO_2 が 60～70％ 台に低下していた。

　入院 18 日目「夜間はそんなにトイレに行かないし，マスクのままでも行けると思うんだよね」と言動あり。日中 5 L/分フェイスマスクでポータブルトイレで排泄後，ベッドに戻ったタイミングで SpO_2 82％ まで低下したが 5 分後 99％ に改善していたため，夜間も 5 L/分フェイスマスクで様子をみる。

●領域 3 の類のアセスメント

- 類 1《泌尿器系機能》

　前立腺肥大により，尿排泄に時間を要することや残尿感が認められているが腎機能は正常である。

IV 看護計画にNANDA-I-NIC-NOCをどのように使うのか

- 類2《消化器系機能》
  消化器系機能は正常に機能している。
- 類3《外皮系機能》
  外皮系機能は正常に機能している。
- 類4《呼吸機能》
  肺胞壁の破壊による気腔拡大，弾性収縮力の低下・呼気駆出率の低下に伴う気流閉塞や肺胞領域での換気血流比不均衡・総面積減少が拡散機能を低下させている状態に肺炎を発症したため，ガス交換に障害を起こしている。

●領域3のアセスメントのまとめ
　肺胞壁の破壊による気腔拡大，弾性収縮力の低下・呼気駆出率の低下に伴う気流閉塞や肺胞領域での換気血流比不均衡・総面積減少が拡散機能を低下させガス交換に障害を起こしている。
　前立腺肥大により，尿排泄に時間を要することや残尿感が認められているが，腎機能は正常である。また，消化器系機能，外皮系機能も正常である。

■領域4《活動／休息》

●睡眠，活動，日常生活を支える呼吸・循環状態に関する情報

- 入院時データベースより
  睡眠時間は約8時間（22〜6時）であるが眠剤（アモバン®）が足りなくなると思い，自分で半分に減らして内服しており，眠れない。
  　午前中は自宅内で新聞を読む。午後は散歩に出ており気分転換活動にもなっている。運動機能障害，ADL障害はない。
  　HOTを2L/分，息切れがあるときは3L/分で対応している。低酸素血症の状態でも呼吸困難を感じていない。低酸素状態が慢性化していることで，SpO₂が85〜90%以下でも動いている。
- SOAPシートより（内容抜粋）
  領域3《排泄と交換》の「SOAPシートより（内容抜粋）」を参照。

●領域4の類のアセスメント

- 類1《睡眠／休息》
  高流量酸素に対する心配が睡眠の阻害因子となっているが，眠剤が足りなくなることを懸念し，自ら半分量に控えていることで十分な睡眠はとれていない。
- 類2《活動／運動》
  身体の可動性は正常であるが，酸素を使用しなければ容易に低酸素血症となるため，活動範囲を狭めることで活動量を制限している。
- 類3《エネルギー平衡》
  活動による低酸素血症は消費エネルギーを増大させているが，低酸素血症の自覚がないことでさらにエネルギー消耗があるといえる。また，睡眠も十分でなく，

エネルギー平衡は保たれていない。
- 類4《心血管／肺反応》
  肺胞が器質的に障害されていることで，全身への酸素運搬が容易にできなくなっており，活動を支えられない状態である。
- 類5《セルフケア》
  酸素化に障害があり，酸素療法を行っていても低酸素状態に陥るため，身の回りの活動が思うように行えていない。

● 領域4のアセスメントのまとめ

　肺胞が器質的に障害されていることで，全身への酸素運搬が容易にできなくなっており，活動を支えられない。酸素を吸入しなければ低酸素血症となるため，活動範囲を狭めることで活動量を制限している。また，このような呼吸状態のために，身の回りの活動が思うように行えていない。活動による低酸素血症は消費エネルギーを増大させており，低酸素血症の自覚がないことでさらにエネルギー消耗があり，睡眠も十分でなく，エネルギー平衡は保たれていない。

■領域5《知覚／認知》

● 知覚，認知に関する情報
- 意識レベルは清明，視覚，聴覚，嗅覚，味覚，触覚の障害はない。
- 言語障害・認知障害，理解力障害もない。
- 労作時，容易にSpO_2が60〜70％台まで低下する。

● 領域5の類のアセスメント
- 類1《注意》
  容易に低酸素状態となっていること，自覚がないことで大丈夫だという思い込みで，周囲に注意が払えなくなる可能性がある。
- 類2《見当識》
  失見当識はない。
- 類3《感覚／知覚》
  慢性的な低酸素状態が呼吸困難という感覚を鈍らせている。
- 類4《認知》
  認知機能は正常である。
- 類5《コミュニケーション》
  言語的コミュニケーションはとれている。

● 領域5のアセスメントのまとめ

　失見当識はなく，認知機能・コミュニケーションは正常である。しかし，慢性的な低酸素状態が呼吸困難という感覚を鈍らせており，大丈夫だという思い込みで，周囲に注意が払えなくなる可能性がある。

Ⅳ 看護計画に NANDA-I-NIC-NOC をどのように使うのか

■領域6《自己知覚》

●自己知覚に関する情報

- 入院時データベースより

性格は，決断が早く頑固である。また長所は面倒見がいいことで，短所は気が短いことと思っている。現在の身体については「肺気腫，間質性肺炎が悪くなったのではないか。自分の肺機能は悪くて，酸素を常に(吸入)していないといけない」身体であるという言動あり。

自分の価値に関することとして，「今まで教え子たちの進路相談などを受けてきた。卒業後もときどき相談に来たりして交流があった。在宅酸素療法を始めても，教え子たちはたまに訪ねてきてくれて，逆に励まされたりしていた」とのことである。

●領域6の類のアセスメント

- 類1《自己概念》

高校の国語教師として過ごしてきた自分，また退職した今でも教師という仕事をとおして知り合った人たちとのつながりを大切にできる自分が本来の自己像であると捉えていると推察される。

- 類2《自尊感情》

現在も人とのつながりを断つことなく，励まされるほどの関係を維持できていることで，自尊感情は保たれていると推察される。

- 類3《ボディイメージ》

酸素療法をしなければならない身体であると受け止めている一方，高流量酸素を続けることに対して肺自体が損傷してしまう身体であると感じている。現在は身体に対する自信が揺らいでいる。

●領域6のアセスメントのまとめ

高校の国語教師として過ごしてきた自分，また退職した今でも教師という仕事をとおして知り合った人たちとのつながりを大切にできる自分が本来の自己像であると捉えていると推察される。現在も人とのつながりを断つことなく，励まされるほどの関係を維持できていることで，自尊感情は保たれていると推察される。

身体の受け止めは，酸素療法をしなければならない身体であると受け止めている一方，高流量酸素を続けることに対して肺自体が損傷してしまう身体であると感じている。現在は身体に対する自信が揺らいでいる。

■領域7《役割関係》

●役割関係に関する情報

- 家族構成に関する情報

A氏は妻と2人暮らしで，子どもは独立している。長男は北海道で単身赴任

中であるが，近県（新幹線で1時間くらい）に長男の妻，子ども2人（男，女）が住んでいる。また，長女は専業主婦で近県（自宅から2時間くらいのところ）に夫と2人暮らしで，次女も近県に在住だが，仕事をしているためときどき孫（2人）の面倒をみるために，夫婦で行くことがあった。

- 職業に関する情報

 6年前まで高校教師（国語）で退職前は副校長，進路指導の担当であった。勤続年数47年（22歳から69歳）で退職した。今まで教え子たちの進路相談などを受けてきた。卒業後もときどき相談に来たりして交流があった。在宅酸素療法を始めても，教え子たちはたまに訪ねてきてくれて，逆に励まされたりしていた。

- 療養の支援に関する情報

 肺がん，喉頭がんの告知と治療の選択の際は，妻の意見は聞かずに告知時に即決で治療の選択を行った。以降，療養に関することは，妻は手を出すことはなくA氏自身が管理していた。妻は，家事はするがA氏の面倒をみるようなタイプではない。また，高流量の酸素投与が必要なA氏の介護に手を出すのが怖いと思っている。

● 領域7の類のアセスメント

- 類1《介護役割》

 妻は介護役割を担う立場にあるとわかっているが，高流量の酸素の管理などに対し恐怖を抱いており，このままでは介護役割を担うのは難しい。

- 類2《家族関係》

 妻は心配をしているが，今まで自分のことは家族に相談することなく即決し，妻や子どもとの間に隔たりがあると推察される。

- 類3《役割遂行》

 教師を引退後も教え子との交流を保ち，社会的に役割を果たしている。病人役割としては，専門的援助を求めてはいるが，高流量酸素療法から脱しなければと焦りを感じ，治療に対する協力が十分に果たせていない。

● 領域7のアセスメントのまとめ

 妻は心配をしているが，今まで自分のことは家族に相談することなく即決し，妻や子どもとの間に距離感があると推察される。このようななかで，妻は介護役割を担う立場にあるとわかっているが，高流量の酸素の管理などに対し恐怖を抱いており，このままでは介護役割を担うのは難しい。教師を引退後も教え子との交流を保ち，社会的役割を果たしている。その一方で，病人役割としては，専門的援助を求めてはいるが，高流量酸素療法から脱しなければと焦りを感じ，治療に対する協力が十分に果たせていない。

IV 看護計画にNANDA-I-NIC-NOCをどのように使うのか

■領域8《セクシュアリティ》

●セクシュアリティに関する情報
・既婚で，子どもが3人いる。
・泌尿器系疾患として前立腺肥大にて内服をしている。

●領域8の類のアセスメント
- 類1《性同一性》
  父親として，教師として人を導くことをとおして男性性の確立をしてきたと推察される。
- 類2《性的機能》，類3《生殖》
  年齢相応の生殖機能は保たれていると推察されるが，これを全うするには現在の呼吸状態では難しい。

●領域8のアセスメントのまとめ
父親として，教師として人を導くことをとおして男性性の確立をしてきたと推察される。年齢相応の生殖機能は保たれていると推察されるが，これを全うするには現在の呼吸状態では難しい。

■領域9《コーピング／ストレス耐性》

●ストレスに関する情報
- 入院時データベースより
  入院後，酸素投与方法がマスクになったこと，酸素投与量が増えていることがストレスであり，治療で全快できるのだろうかという不安がある。
  今までの困難を乗り越えた方法では「深く悩んでも仕方がないから，早く決断して忘れること」と言っている。
- SOAPシートより

10/18（17：33）

S：なんだかこんなに元気になった気がするのに，トイレまで歩けないのは悲しい。
O：トイレ歩行ができないことに対して上記訴えあり。

（18：00）

S：こんなに酸素が下がるなんて駄目だ。でも歩きたい。今は持ち込みトイレで我慢するしかないのかな……。嫌だなあ。

10/19（11：16）

S：酸素がどんどん上がっちゃって大丈夫かな。
O：酸素7L/分投与にてSpO$_2$ 97％，安静時には呼吸困難なし。労作時呼吸困難の出現がみられる。SpO$_2$ 94％まで低下。

10/21（16：00）
S：今日は袋が付いてないマスクで実験だって。酸素7って多くない？ マスクがずれないように気をつけるよ。

10/22（14：13）
S：このままでも大丈夫だよ。
O：労作時，酸素7 L/分リザーバーマスク使用し，SpO_2 70％前半まで下がる。息切れあり。しかし，本人は自覚なくこのままで大丈夫だと言って，酸素流量を上げることを拒む。

10/26（23：12）
S：トイレの後，洗面所に行って手を洗ってベッドに戻ってきたところ。やっぱり，終わった後も呼ばなきゃいけないね。
O：見守りで室内トイレまで移動し，排便後のナースコールを約束し離れたところ，モニター上 SpO_2 69％まで低下している。

11/1（16：32）
S：夜間はそんなにトイレに行かないし，マスクのままでも行けると思うんだよね。
O：現在，就寝時は7 L/分リザーバーマスクであるが，5 L/分フェイスマスクでもいいのではないかと本人から提案あり。

●領域9の類のアセスメント

- 類1《トラウマ後反応》
 トラウマ後の反応は認めていない。

- 類2《コーピング反応》
 がんの罹患，放射線療法，手術療法など大きな出来事があったときに，そのつど，誰にも相談せず即決し対処することで，情動中心な対処をしてきた。HOT導入に関しても，その後の呼吸困難に対しても酸素量を一時的に増やすことで症状が改善していたため強いストレスとはならず，情動中心に対処し適応できていた。
 しかし，今回の入院では肺自体の機能がもともと悪いことはわかってはいるが，これほど酸素量を増やした経験がないため，かえって肺自体を壊してしまうのではないかという強い脅威を感じているため，なるべく早く今までの酸素量まで戻すことで，この脅威を避けようとしている。さらに，決断が早く頑固な性格のA氏は，妻や看護師に助けを求める行動という選択肢はもち合わせておらず，周囲のサポートも活用できていない。
 これまでのように情動中心な対処を継続しても，高濃度の酸素投与による脅威は避けられずモラール（情動の安定）は維持できないばかりか，必要な酸素投与を受けなければ身体的健康も保てないため適応的な結果には至らない状況である。

- 類3《神経行動ストレス》
 神経脳機能に異常反応はない。

IV 看護計画に NANDA-I-NIC-NOC をどのように使うのか

●領域9のアセスメントのまとめ

　がんの罹患，放射線療法，手術療法など大きな出来事があったときに，そのつど，誰にも相談せず即決し対処することで，情動中心な対処をしてきた。

　HOT 導入に関しても，その後の呼吸困難に対しても酸素量を一時的に増やすことで症状が改善していたため強いストレスとはならず，情動中心に対処し適応できていた。

　しかし，今回の入院では肺自体の機能がもともと悪いことはわかってはいるが，これほど酸素量を増やした経験がないため，かえって肺自体を壊してしまうのではないかという強い脅威を感じているため，なるべく早く今までの酸素量まで戻すことで，この脅威を避けようとしている。さらに，決断が早く頑固な性格のA氏は，妻や看護師に助けを求める行動という選択肢はもち合わせておらず，周囲のサポートも活用できていない。

　これまでのように情動中心な対処を継続しても，高濃度の酸素投与による脅威は避けられずモラール（情動の安定）は維持できないばかりか，必要な酸素投与を受けなければ身体的健康も保てないため適応的な結果には至らない状況である。

■領域10《生活原理》

●価値観，信念に関する情報

・教師という仕事をとおして知り合った人たちとのつながりが重要であり，高校教師として人の進路を一緒に考え，その人から感謝されることや人と人とのつながりで人は生かされると感じていることが生きがいである。
・教え子が卒業後もときどき相談に来たりして交流があった。在宅酸素療法を始めても，教え子たちはたまに訪ねてきてくれて，逆に励まされたりしていた。

●領域10の類のアセスメント

・類1《価値観》，類2《信念》

　教師として人の進路を一緒に考えることに生きがいを感じ，またそれらの人たちとのつながりが生きていくうえで重要であると思っている。

・類3《価値観／信念／行動の一致》

　教師として人の進路を一緒に考えることに生きがいを感じ，またそれらの人たちとのつながりが生きていくうえで重要であると思っている。在宅酸素療法を始めてからも，教え子たちとの交流も保てており，価値観・信念と行動は一致している。

●領域10のアセスメントのまとめ

　教師として人の進路を一緒に考えることに生きがいを感じ，またそれらの人たちとのつながりが生きていくうえで重要であると思っている。在宅酸素療法を始めてからも，教え子たちとの交流も保てており，価値観・信念と行動は一致している。

■領域11《安全／防御》

●安全，防御に関する情報
・感染リスクファクターはない。
・検査データ
（10月5日→11月1日）
CRP　3.6 → 0.3
WBC　8,020 → 4,580
Alb　3.6 → 3.4
・皮膚の状態は正常であり骨突出も認めない。低酸素血症，夜間頻尿で転倒・転落の危険がある。

●領域11の類のアセスメント
- 類1《感染》
  肺気腫，間質性肺炎，喉頭がんの放射線治療を受けていること，肺がん手術（左上葉切除）をしていることで，低栄養状態に傾いており易感染状態である。
- 類2《身体損傷》
  低酸素状態の自覚症状が薄いこと，動くことに焦りを感じていることにより，転倒や身体損傷の危険がある。
- 類3《暴力》
  暴力に関するデータはない。
- 類4《環境危険》
  環境に危険はない。
- 類5《防御機能》
  防御機能は正常である。
- 類6《体温調節》
  体温調節機能は正常である。

●領域11のアセスメントのまとめ
　肺気腫，間質性肺炎，喉頭がんの放射線治療を受けていること，肺がん手術（左上葉切除）をしていることで，低栄養状態に傾いており易感染状態である。また，低酸素状態の自覚症状が薄いこと，動くことに焦りを感じていることにより，転倒や身体損傷の危険がある。

■領域12《安楽》

●安楽に関する情報
・疼痛，悪心・嘔吐，瘙痒感はない。体動時の息切れ，SpO_2低下があるが，呼吸困難の自覚はない。
・今まで教え子たちの進路相談などを受けてきた。卒業後もときどき相談に来た

IV 看護計画に NANDA-I-NIC-NOC をどのように使うのか

りして交流があった。在宅酸素療法を始めても，教え子たちはたまに訪ねてきてくれて，逆に励まされたりしていた。

- SOAP シートより

10/15（22：45）
S：動いているときは苦しいって思わない。息が荒くなるだけ。でも今回はちょっと苦しかったな。

10/18（18：00）
S：こんなに酸素が下がるなんて駄目だ。でも歩きたい。今は持ち込みトイレで我慢するしかないのかな……。嫌だなあ。

● 領域 12 の類のアセスメント

- 類 1《身体的安楽》
  低酸素状態を多少なりとも感じることがあり，身体的苦痛を感じている。
- 類 2《環境的安楽》
  自分では大丈夫だと思っているが，思うように活動できない環境に対し苦痛を感じている。
- 類 3《社会的安楽》
  現在も教え子との交流をもち社会的安楽は保たれている。

● 領域 12 のアセスメントのまとめ

低酸素状態を多少なりとも感じることがあり，身体的苦痛を感じている。また，自分では大丈夫だと思っているが，思うように活動できない環境に対し苦痛を感じている。

社会的交流は保たれている。

■領域 13《成長／発達》

● 成長，発達に関する情報

- 身体的な成長の問題，先天的・遺伝的な問題はない。
- 発達課題：老年期（統合性　対　絶望）
- 成育歴：戦後混乱期に幼少期を過ごしてきた。父は戦死したため母が子ども 3 人を育てあげた。

● 領域 13 の類のアセスメント

- 類 1《成長》
  成長は年齢相応であると推測される。
- 類 2《発達》
  戦後の混乱期に，母親 1 人で小児麻痺の兄を含め 3 人の子どもを育てる環境で幼少期を過ごしてきた。がむしゃらに生きないと生きられない，自分のことは自分でしないと誰も助けてくれないという環境のなかで発達課題を達成しなければ

ならなかった。成人期からは，教え子の教育・進路相談などをとおして発達課題を達成してきたと推察される。

●領域13のアセスメントのまとめ

成長は年齢相応である。戦後の混乱期に，母親1人で小児麻痺の兄を含め3人の子どもを育てる環境で幼少期を過ごしてきた。がむしゃらに生きないと生きられない，自分のことは自分でしないと誰も助けてくれないという環境のなかで発達課題を達成しなければならなかった。成人期からは，教え子の教育・進路相談などをとおして発達課題を達成してきたと推察される。

以上が領域ごとのアセスメントである。次に関連図から全体像を描写していく。

第3段階：関連図の作成および全体像の描写

■NANDA-Iの選択

関連図を描く場合に13領域のどの領域に注目すべきか考えていく（図Ⅳ-1）。

●領域1《ヘルスプロモーション》と領域9《コーピング／ストレス耐性》の関連について

A氏の場合，「酸素流量を早く元に戻したい」という思いから医療者の意図する行動ではなく不適切な行動をとった結果，低酸素状態に陥ることが表面化している。これは領域1《ヘルスプロモーション》に関することであるが，A氏の「酸素流量を早く元に戻したい」との思いはなぜなのかを考えると「早く酸素流量を下げないと肺実質が壊れる」という呼吸器科の医師の情報による思い込み，また，このことに対する「強い脅威」がこの行動につながっていると考えられる。

「強い脅威」から逃れるためのコーピング方略としては，妻や医療者の支援を受けることも有効であるが，A氏の場合，今まで大きな出来事があったときに，そのつど，誰にも相談せず即決し対処してきたため，他者に助けを求めるという選択肢は持ち合わせていない。このようにコーピング／ストレス耐性に関する行動が，指示された酸素量を用いる健康管理行動に影響しているため，この領域間の関連が強いと判断した。

●領域1《ヘルスプロモーション》と領域9《コーピング／ストレス耐性》と領域6《自己知覚》の関連性について

前述の領域1と領域9に関連する領域として，領域6《自己知覚》を考えた。これは，ボディイメージについて，酸素療法を行わなければならない身体であると受け止めている一方，高流量酸素を続けることに対して，肺自体が損傷してしまう身体であると感じ，身体に対する自信が揺らいでいることも現在の健康行動に

IV 看護計画に NANDA-I-NIC-NOC をどのように使うのか

図Ⅳ-1　A氏の関連図

領域3《排泄と交換》
　肺胞壁の破壊による気腔拡大，弾性収縮力の低下・呼気駆出率の低下に伴う気流閉塞や肺胞領域での換気血流比不均衡・総面積減少が拡散機能を低下させガス交換に障害を起こしている。
　前立腺肥大により，尿排泄に時間を要することや残尿感が認められているが，腎機能は正常である。また，消化器系機能・外皮系機能は正常である。

領域5《知覚／認知》
　失見当識はなく，認知機能・コミュニケーションは正常である。しかし，慢性的な低酸素状態が呼吸困難という感覚を鈍らせており，大丈夫だという思い込みで，周囲に注意が払われなくなる可能性がある。

領域4《活動／休息》
　肺胞が器質的に障害されていることで，全身への酸素運搬が容易にできなくなっており，活動を支えられない。酸素を吸入しなければ低酸素血症となるため，活動範囲を狭めることで活動量を制限している。また，このような呼吸状態のために，身の回りの活動が思うように行えていない。活動による低酸素血症は消費エネルギーを増大させており，低酸素血症の自覚がないことでさらにエネルギー消耗があり，睡眠も十分でなく，エネルギー平衡は保たれていない。

領域12《安楽》
　低酸素状態を多少なりとも感じることがあり，身体的苦痛を感じている。また，自分では大丈夫だと思っているが，思うように活動できない環境に対し苦痛を感じている。社会的交流は保たれている。

領域11《安全防御》
　肺気腫，間質性肺炎，喉頭がんの放射線治療を受けていること，肺がん術後（左上葉切除）をしていることで，低栄養状態に傾いており易感染状態である。また，低酸素状態の自覚症状が薄いこと，動くことに焦りを感じていることにより，転倒や身体損傷の危険がある。

領域2《栄養》
　消化・吸収機能を阻害する因子はなく，また代謝機能，水・電解質データは基準値範囲内である。しかし，補食を併用し食事は経口摂取できているにもかかわらず，栄養状態はAlbが低値に傾いており，活動量に対するエネルギー消費が増えれば今後，低栄養状態になる可能性がある。

領域9《コーピング／ストレス耐性》

がんの罹患，放射線療法，手術療法など大きな出来事があったときに，そのつど，誰にも相談せず即決し対処することで，情動中心な対処をしてきた。

HOT導入に関しても，その後の呼吸困難に対しても酸素量を一時的に増やすことで症状が改善していたため強いストレスとはならず，情動中心に対処し適応できていた。しかし，今回の入院では肺自体の機能がもともと悪いことはわかっているが，これほど酸素量を増やした経験がないため，かえって肺自体を壊してしまうのではないかという強い脅威を感じているため，なるべく早く今までの酸素量まで戻すことで，この脅威を避けようとしている。さらに，決断が早く頑固な性格のA氏は，妻や看護師に助けを求める行動という選択肢はもち合わせておらず，周囲のサポートも活用できていない。これまでのように情動中心な対処を継続しても，高濃度の酸素投与による脅威は避けられずモラール（情動の安定）は維持できないばかりか，必要な酸素投与を受けなければ身体的健康も保てないため適応的な結果には至らない状況である。

領域1《ヘルスプロモーション》

肺がん・喉頭がんから肺気腫の状態であるということ，このため在宅酸素療法が日常生活を送るためには必要であると理解している。2L／分の酸素療法は必要であり，現在の状態では一時的に酸素量増加も必要と感じているが，これは自分の肺を壊す行為とも捉えている。

自分の肺は，在宅酸素療法を行わなければ日常生活が送れないほど悪いこと，肺炎の回復も悪いことを理解し，今まで内服管理や在宅酸素療法，受診行動は自分できちんと行わなければいけないと思い，自ら健康管理を行ってきていた。また，コントロールができていた成功体験から自信をもち健康管理を行ってきた。しかし，A氏は，これまで慢性的な低酸素状態にあり，症状の自覚に乏しく，今回の呼吸状態悪化についても，低酸素症状を自覚しにくい。このため，自覚症状をバロメーターにしてきたA氏にとって現在の低酸素状態は，活動を制限する行動にはつながらず，さらに早く酸素流量を下げないと肺実質が壊れるという焦りから，医療者が思う適切な管理が今はできていない状況である。

領域8《セクシュアリティ》

父親として，教師としての人を導くことをとおして男性性の確立をしてきたと推察される。年齢相応の生殖機能は保たれていると推察されるが，これを全うするには現在の呼吸状態では難しい。

領域7《役割関係》

妻は心配をしているが，今まで自分のことは家族に相談することなく即決し，妻や子どもとの間に距離感があると推察される。このようななかで，妻は介護役割を担う立場にあるとわかっているが，高流量の酸素の管理などに対し恐怖を抱いており，このままでは介護役割を担うのは難しい。教師を引退後も教え子との交流を保ち，社会的役割を果たしている。その一方で，病人役割としては，専門的援助を求めてはいるが，高濃度酸素療法から脱しなければと焦りを感じ，治療に対する協力が十分には果たせていない。

領域6《自己知覚》

高校の国語教師として過ごしてきた自分，また退職した今でも教師という仕事をとおして知り合った人たちとのつながりを大切にできる自分が本来の自己像であると捉えていると推察する。現在も人とのつながりを断つことなく，励まされるほどの関係を維持できていることで，自尊感情は保たれていると推察される。

身体の受け止めは，酸素療法をしなければならない身体であると受け止めている一方，高流量酸素を続けることに対して肺自体が損傷してしまう身体であると感じている。現在は身体に対する自信が揺らいでいる。

領域10《生活原理》

教師として人の進路を一緒に考えることに生きがいを感じ，またそれらの人たちとのつながりが生きていくうえで重要であると思っている。在宅酸素療法を始めてからも，教え子たちとの交流も保てており，価値観・信念と行動は一致している。

領域13《成長／発達》

成長は年齢相応である。戦後の混乱期に，母親1人で小児麻痺の兄を含め3人の子どもを育てる環境で幼少期を過ごしてきた。がむしゃらに生きないと生きられない，自分のことは自分でしないと誰も助けてくれないという環境のなかで発達課題を達成しなければならなかった。成人期からは，教え子の教育・進路相談などをとおして発達課題を達成してきたと推察される。

IV 看護計画にNANDA-I-NIC-NOCをどのように使うのか

つながっていると考えたからである。

●領域6《自己知覚》と領域10《生活原理》，領域13《成長／発達》の関連性について

戦後の混乱期に，母親1人で小児麻痺の兄を含め3人の子どもを育てる環境で幼少期を過ごしてきたA氏は，がむしゃらに生きないと生きられない，自分のことは自分でしないと誰も助けてくれないという環境のなかで発達課題を達成しなければならなかった。このため成人期からは，人の力となる教師として教え子たちの進路を一緒に考えることに生きがいを感じ，また，それらの人たちとのつながりが生きていくうえで重要であると思っている。これは現在も自己価値の大きな部分を占めていると考えたため関連性があるとした。

●領域1《ヘルスプロモーション》，領域3《排泄と交換》，領域4《活動／休息》他の関連性について

A氏の今回の入院で低酸素血症となる原因は，A氏の酸素流量への不安によるものであることは述べたが，これによる身体状況の関連性を考えると当然もともと呼吸機能が低下していること（領域3《排泄と交換》），その焦りから酸素療法にとらわれずに活動してしまい低酸素状態に陥っていること（領域4《活動／休息》）が関連する。また，低酸素状態に慣れてしまった結果，低酸素状態であるという感覚も低下し（領域5《知覚／認知》），それによる危険察知能力の低下が生じ，転倒・転落などの身体損傷の危険性が考えられる（領域11《安全／防御》）。

以上，13領域の関連図の説明をした。これを全体像として文章化すると，「患者プロフィール」「発症から入院までの現病歴」「入院時から全体像描写までの疾患経過および治療経過と予後」「13領域のアセスメントの統合」で構成される。文章化したA氏の全体像は表IV-8を参照されたい。ここでは，13領域のアセスメントの統合のなかの特に重要と考える文章を以下に示す。

A氏は肺がん，喉頭がんから肺気腫の状態であること，在宅で酸素を使用しなければ日常生活が送れないほど悪いこと，肺炎の回復も悪いことを理解している。このため内服管理や在宅酸素療法，受診行動など，自ら健康管理を行ってきた。また，これらの健康管理は今までコントロールができていた成功体験から自信をもってきた。現在は一時的に酸素量増加も必要と感じているが，これは自分の肺を壊す行為とも捉えている。

今まで，A氏はがんの罹患，放射線療法，手術療法など大きな出来事があったときに，そのつど，誰にも相談せず即決し対処することで，情動中心な対処をしてきた。HOT導入に関しても，その後の呼吸困難に対しても酸素量を一時的に増やすことで症状が改善していたため強いストレスとはならず，情動中心的に対処して適応的な結果を維持していた。

しかし，今回の入院では肺自体の機能がもともと悪いことはわかってはいるが，

表Ⅳ-8　A氏の全体像

1. 患者プロフィール

　A氏：75歳，男性。妻と2人暮らしであるが，独立した子どもが3人いる（長女，次女は近県，長男は北海道在住）。69歳まで47年間，高校教師をしており，退職前は副校長で進路指導担当であった。退職後も教え子との交流がある。

2. 発症から入院までの現病歴

　2012年に喉頭がん放射線療法，肺がん手術後に間質性肺炎および肺気腫でHOT（home oxygen therapy：在宅酸素療法）を導入していた。自宅でのHOTの管理はA氏が自ら行っていた。

　10月初旬から発熱と労作時呼吸困難（DOE：dyspnea on exertion）の悪化があったが，定期受診まで大丈夫だと思い受診しなかった。定期受診のために車に乗ろうとしたところ，強い息苦しさと胸の切なさを感じ，かかりつけ医でX線撮影を行ったところ，左肺野に浸潤影を認め当院を紹介され受診。CT上，肺囊胞感染疑いで入院となる。

3. 入院時から全体像描写までの疾患経過および治療経過と予後

　肺炎を契機に呼吸状態が悪化しているため，抗菌薬投与およびリハビリテーション（排痰サポートと呼吸筋マッサージ）を開始した。酸素療法は，入院前は2L/分（呼吸困難時3L/分）であったが，SpO_2が70%台まで容易に低下するため酸素流量5～7L/分の酸素マスクを使用している。

　入院直後から慢性的な低酸素状態のために自覚症状に乏しく，酸素飽和度モニタリングを行っているが，たびたび酸素マスクを外したままトイレ歩行などを1人で行い，SpO_2が低下することがあった。また，低酸素状態に対する一時的な酸素流量の増量を拒む言動が認められている。現在入院18日目である。

4. 13領域のアセスメントの統合

　A氏は，戦後の混乱期に母親1人で小児麻痺の兄を含め3人の子どもを育てる環境で幼少時期を過ごしてきた。がむしゃらに生きないと生きられない，自分のことは自分でしないと誰も助けてくれないという環境のなかで発達課題を達成しなければならなかった。このためか，教師として人の進路を一緒に考えることに生きがいを感じ，またそれらの人たちとのつながりが，生きていくうえで重要であると思っている。高校の国語教師として過ごしてきた自分，また退職した今でも，教師という仕事をとおして知り合った人たちとのつながりを大切にできる自分が本来の自己像であると捉えていると推察される。現在も人とのつながりを断つことなく，励まされるほどの関係を維持できていることで，自尊感情は保たれていると推察される。

　このようなA氏の身体は，現在，肺胞壁の破壊による気腔拡大，弾性収縮力の低下・呼気駆出率の低下に伴う気流閉塞や肺胞領域での換気血流比不均衡・総面積減少が拡散機能を低下させ，ガス交換に障害を起こしている。酸素を吸入しなければ容易に低酸素血症となるため，活動範囲が狭まり，身の回りの活動を思うように行えていない。さらに慢性的な低酸素状態が呼吸困難という感覚を鈍らせており，大丈夫だという思い込みで，周囲に注意が払えなくなり転倒や身体損傷の危険性がある。

　活動による低酸素血症は消費エネルギーも増大させており，低酸素血症の自覚がないことでさらにエネルギー消耗があり，睡眠も十分ではなく，エネルギー平衡は保たれていない。補食を併用し食事は経口摂取できているにもかかわらず，肺気腫，間質性肺炎，喉頭がんの放射線治療を受けていたこと，肺がんで左上葉切除をしていることなどで，栄養状態はAlbが低値に傾いており，活動量に対するエネルギー消費が増えれば今後，低栄養状態になる可能性がある。また，低栄養状態に傾いていることで易感染状態である。

　A氏は肺がん，喉頭がんから肺気腫の状態であること，在宅酸素療法をしなければ日常生活が送れないほど悪いこと，肺炎の回復も悪いことを理解している。このため，内服管理や在宅酸素療法，受診行動など健康管理を自ら行ってきた。また，これらの健康管理は今までコントロールができていた成功体験から自信をもってきた。現在は一時的に酸素流量増加も必要と感じているが，これは自分の肺を壊す行為とも捉えている。

　今まで，A氏はがんの罹患，放射線療法，手術療法など大きな出来事があったときに，そのつど，誰にも相談せず即決し対処することで，情動中心的コーピングをしてきた。HOT導入に関しても，その後の呼吸困難に対しても酸素流量を一時的に増やすことで症状が改善していたため強いストレスとはならず，情動中心的に対処し適応してきた。

（表Ⅳ-8続く）

IV 看護計画にNANDA-I-NIC-NOCをどのように使うのか

(表IV-8 続き)

> しかし，今回の入院では肺自体の機能がもともと悪いことはわかってはいるが，これほど酸素流量を増やしたことがないため，かえって肺自体を壊してしまうのではないかという強い不安を感じている。このために早く今までの酸素流量まで戻し，この不安感から逃れようとし，焦るあまり医療者が思う適切な管理ができていない状況である。加えて，それまで慢性的な低酸素状態があり自覚症状に乏しく，自覚症状をバロメーターにしてきたA氏にとって，現在の低酸素状態は活動を制限する行動にはつながっていない。
> 　さらに人生の大きな出来事を1人で即決してきたA氏にとって，妻や看護師に助けを求める行動をとる選択肢は持ち合わせておらず，周囲のサポートを活用できていない。一方，妻も介護役割を担う立場にあることはわかっているが，高流量の酸素の管理には恐怖を抱いており，このままでは介護役割を担うのは難しい状態である。

これほど酸素量を増やしたことがないため，かえって肺自体を壊してしまうのではないかという強い脅威を感じている。このために早く今までの酸素流量まで戻し，この不安感から逃れようとするあまり医療者が思う適切な管理ができていない状況である。加えて，それまで慢性的な低酸素状態があり自覚症状に乏しく，自覚症状をバロメーターにしてきたA氏にとって現在の低酸素状態は，活動を制限する行動にはつながっていない。

第4段階：看護計画の立案

■NANDA-I 看護診断の選択

　ここからNANDA-I看護診断を選択していくが，この事例の場合，中心領域は領域1《ヘルスプロモーション》，領域9《コーピング／ストレス耐性》となる。そこで，A氏の今回の入院で達成すべき目標について考えると"適切な酸素管理を再獲得し，在宅療養に戻る"ことであるため，領域1《ヘルスプロモーション》からNANDA-I看護診断を考えた。

　領域1のなかには候補として〈リスク傾斜健康行動〉〈非効果的健康管理〉がある。A氏の場合，自己管理能力はもともとあるものの，今回の酸素流量の変化には強い不安を抱き，元の酸素流量での管理まで早く戻したいと焦るあまり，適切な呼吸モニタリングや酸素療法につながっていないと全体像で述べた。ここで，〈リスク傾斜健康行動〉〈非効果的健康管理〉の定義を確認してみたい。

〈リスク傾斜健康行動〉：自分のライフスタイや行動を，ウエルネス・レベルを向上させるように変える能力が低下した状態
〈非効果的健康管理〉：病気やその後遺症の治療計画を調整して日々の生活に取り入れるパターンが，特定の健康目標を達成するには不十分な状態

　〈リスク傾斜健康行動〉は，ウエルネス・レベルを向上させるには不十分なライフスタイルや行動をとっており，つまりその能力が不十分であるという診断であ

り,〈非効果的健康管理〉は,病気や後遺症の治療計画の調整をするために,日々どのように生活に取り入れるかに焦点が絞られた看護診断であることがわかる。

A氏の場合,もともと在宅酸素療法や運動療法など自ら実施し治療計画を生活に取り入れてきた経緯がある。また,A氏の"今まで行ってきた管理能力を発揮しながら呼吸モニタリングと酸素投与に関する関わりをもつことで適切な管理の再獲得をし,在宅療養に戻る"ことを今回の目標としていくことを考えると,能力はあり,再度,治療計画を日々の生活に取り入れるために〈非効果的健康管理〉の看護診断が妥当であると判断した。

次に,〈非効果的健康管理〉の診断指標,関連因子を以下に記述する。それぞれの診断指標,関連因子を示すA氏の状態も記してある。

●診断指標

【■指示された治療計画への困難感】
低酸素血症(SpO_2値)と自覚症状が一致しないことによって,酸素流量を早く元の状態にしようと行動する,訴える。

【■治療計画を毎日の生活に組み込めない】
酸素飽和度のモニタリングを確実には行わずに,自覚症状で判断した結果,低酸素状態に陥っている。

【■危険因子を減らす行動がとれない】
ナースコールせずに歩行しようとする,酸素マスクの種類を変更せずに活動しようとする。

【■日常生活における選択が無効で,健康目標を達成できない】
低酸素血症に陥る活動をする際に自己判断で活動しようとする。

●関連因子

【■治療計画についての知識不足】
高流量酸素が必要な状態であるが,どのような行動で低酸素血症に陥るのか,また,それによる弊害や効果についての知識が思い込みによって正しく理解されていない。

【■自覚している障壁】
高流量酸素は,肺自体を破壊してしまうという脅威を感じている。

【■ソーシャルサポートの不足】
妻や看護師に助けを求められない。

■NOCの選択

次にNIC・NOCを選択していくが,まずはNOCの選択を行う。NANDA-I看護診断〈非効果的健康管理〉に対してNOCとNICを適用した結果を**表Ⅳ-9**に示す。NANDA-I看護診断は領域1《ヘルスプロモーション》,類2《健康管理》の〈非効果的健康管理〉であった。この領域,類に該当するであろうNOCの領域はⅣ《健

IV 看護計画に NANDA-I-NIC-NOC をどのように使うのか

表IV-9 A氏の看護計画 NANDA-I 看護診断〈非効果的健康管理〉に対して NOC と NIC を適用した結果

NANDA-I 看護診断	看護成果を NOC から選定				
領域1《ヘルスプロモーション》，類2《健康行動》	領域IV《健康知識と健康行動》，類R《健康信念》				
非効果的健康管理	**健康信念**				
定義：病気やその後遺症の治療計画を調整して日々の生活に取り入れるパターンが，特定の健康目標を達成するには不十分な状態 （A氏の場合：自己管理能力はもともとあるものの，今回の酸素流量の変化は強い脅威を感じ，もとの酸素流量での管理まで早く戻したいと思うあまり，適切な呼吸モニタリングや酸素療法につながっていないため選択した）	定義：健康行動に影響する個人の信念				
	成果指標 ／ 測定尺度	きわめて弱い	弱い	中程度に弱い	
	■行動することによる利益の認識 VS 指示された治療計画に対する困難感	1：指示された酸素量が自分に必要だという認識がきわめて弱い	2：11/1 現在	3	
診断指標	■行動によって脅威が減少したという認識 VS 日常生活における選択が無効で，健康目標を達成できない	1：酸素マスクの変更や酸素流量の変更により脅威が減少したという認識がきわめて弱い	2：11/1 現在	4	
■指示された治療計画への困難感 A氏の状態：低酸素血症（SpO₂値）と自覚症状が一致しないことによって酸素流量を早く元の状態にしようと行動する，訴える ■治療計画を毎日の生活に組み込めない A氏の状態：酸素飽和度のモニタリングを確実には行わずに自覚症状で判断をした結果，低酸素状態に陥っている ■危険因子を減らす行動がとれない A氏の状態：ナースコールせずに歩行しようとする，酸素マスクの種類を変更せずに活動しようとする ■日常生活における選択が無効で，健康目標を達成できない A氏の状態：低酸素血症に陥る活動をする際に自己判断で活動しようとする	領域IV《健康知識と健康行動》，類FF《健康管理》				
	自己管理：慢性閉塞性肺疾患				
	定義：慢性閉塞性肺疾患とその治療を管理し，疾患の進行および合併症を予				
	成果指標 ／ 測定尺度	まったく表明しない	まれに表明	ときどき表明	
	■呼吸数とリズムをモニタリングする VS 治療計画を毎日の生活に組み込めない	1：息切れに関係なく，全く呼吸状態に関心を示さない	2	3：11/1 現在	
関連因子	■酸素飽和度をモニタリングする VS 危険因子を減らす行動がとれない	1：全く酸素飽和度を気にしない	2：11/1 現在	3	
■治療計画についての知識不足 A氏の状態：高流量酸素が必要な状態であるが，どのような行動で低酸素血症に陥るのか，また，それによる弊害や効果についての知識が思い込みによって正しく理解されていない ■自覚している障壁 A氏の状態：高流量酸素は，肺自体を破壊してしまうという脅威を感じている ■ソーシャルサポートの不足 A氏の状態：妻や看護師に助けを求められない	■酸素を正しく使用する VS 日常生活における選択が無効で，健康目標を達成できない	1：酸素流量の変更なしに活動する	2：11/1 現在	3	

2. 事例の看護計画に NANDA-I-NIC-NOC を活用する：慢性期の事例 1

		看護介入を NIC から選定		
		領域 3《行動的》，類 S《患者教育》		
		教育：疾病経過		
		定義：具体的な疾患経過に関する情報を理解できるように患者を支援すること		
強い	非常に強い	実施日	カテゴリー	行動
4：11/8	5：指示された酸素量が自分に必要だという認識が非常に強い		アセスメント	■具体的な疾患経過に関する患者の現在の知識レベルを評価する （現在の病態や健康状態についてどの程度理解しているかを確認し明らかにする） （VS 治療計画についての知識不足，自覚している障壁）
4：11/8	5：酸素マスクの変更や酸素流量の変更により脅威が減少したという認識が非常に強い		情報収集	■身体状態についての患者の知識を認識する （現在の呼吸機能がどの程度であるのかを説明する） （VS 治療計画についての知識不足，自覚している障壁）
			情報提供	■患者の経過についての情報を家族／重要他者へ提供する （妻に現在の状態と今後の在宅療養について情報提供を行い，妻がサポートできることを明らかにする） （VS ソーシャルサポートの不足）
			指導	■症状を管理し／最小に抑える方法を患者に指導する （活動時や低酸素状態時の酸素マスクや酸素流量の調節について患者のモニタリングをもとに実施できるよう指導する） （VS 治療計画についての知識不足）
防するための個人の行動		領域 3《行動的》，類 O《行動療法》		
しばしば表明	一貫して表明	**行動変容**		
		定義：行動変容を促進すること		
4：11/8	5：息切れがあるときに呼吸回数を測れる	実施日	カテゴリー	行動
			アセスメント	■患者の変化に対する動機を明確にする （なぜ高流量酸素に対して否定的な態度であるのかを明らかにする） （VS 自覚している障壁）
4：11/8	5：常に酸素飽和度を気にできる		アセスメント	■患者の長所を明らかにし，強化できるよう，患者を援助する （患者が今まで実施してきた酸素管理・活動療法を認め，現在の状態からどのようにしたら今までの管理状態に戻れるのかを一緒に考える） （VS 自覚している障壁）
4：11/8	5：活動時酸素マスクや流量を変更できる		指導	■患者に症状がないと認められ，リラックスしていると考えられたとき，言葉で感情をフィードバックする （患者が感じている高流量酸素に対する感情を吐き出せるような場面をつくり，その感情をフィードバックする） （VS 自覚している障壁）
			記録	■行動とその変化を記録するための方法を開発する（例：グラフや表） （呼吸数とリズム，酸素飽和度のモニタリングを自ら実施し，自覚症状と実際の値の認識ができるよう数値を記録できるようにする） （VS 治療計画についての知識不足）

Ⅳ 看護計画に NANDA-I-NIC-NOC をどのように使うのか

康知識と行動》であることが推察される。そのうえで「類」を選択するが，まずはA氏の健康管理行動ができない原因は何かを考えると「高流量酸素が肺に悪い影響を与える」という認識であった。ここから類R《健康信念》(定義：健康行動に影響する個人の考えや認知を説明する成果)を選択した。この類のなかで「成果」は6つあるが，A氏の認識を評価できるであろう成果の候補は〈健康信念〉〈健康信念：脅威の認知〉が考えられる。それぞれの定義を確認する。

〈健康信念〉：健康行動に影響する個人の信念
〈健康信念：脅威の認知〉：健康を脅かす問題が深刻であり，生活に悪影響を及ぼす可能性があるという個人の信念

〈健康信念：脅威の認知〉は，一見A氏の認識を評価しやすいと思われるが，指標に照らしてみるとほとんどの指標が「認知すること」となっており，すなわち「認知」に特化した成果であることがわかる。一方，〈健康信念〉はすべての指標が「認識すること」となっており，健康行動を起こすための「認識」に特化している。A氏の状態，診断指標を見ると【■指示された治療計画への困難感】【■治療計画を毎日の生活に組み込めない】【■危険因子を減らす行動がとれない】があり，これらの原因を評価するためには〈健康信念〉のほうが評価しやすいと考えた。

また，診断指標【■日常生活における選択が無効で，健康目標を達成できない】を評価する成果として，A氏の健康管理行動を評価できる成果を考えると領域Ⅳ《健康知識と行動》，類FF《健康管理》(定義：急性の状態，もしくは慢性の状態を管理するための個人の行動を説明する成果)が選択できた。このなかで〈自己管理：慢性閉塞性肺疾患〉の成果(定義：慢性閉塞性肺疾患とその治療を管理し，疾患の進行および合併症を予防するための個人の行動)から「呼吸数とリズムをモニタリングする」「酸素飽和度をモニタリングする」「酸素を正しく使用する」の3つの指標を選択した。

■NIC の選択

成果および成果指標を選択したところで，NIC の選択に移る。
NANDA-I 領域1《ヘルスプロモーション》，NOC 領域Ⅳ《健康知識と行動》からNIC の領域を考えると，領域3《行動的》(定義：心理社会的機能を支援し，ライフスタイルの変容を促進するケア)にたどり着く。このなかで，看護診断の関連因子に向けた介入を考えるとA氏の「治療計画についての知識不足」「感じている障壁」「ソーシャルサポートの不足」「状態についての重症感」に向けて正しい知識の提供が必要と考えた。

このため，類S《患者教育》(定義：学習を促進する介入)のなかから〈教育：疾患経過〉(定義：具体的な疾患経過に関する情報を理解できるように患者を支援すること)を選択した。この〈教育：疾患経過〉は患者の理解にはたらきかける介入であり，選択した行動「具体的な疾患経過に関する現在の患者の知識レベルを評

価する」「身体状態についての患者の知識を認識する」「患者の経過についての情報を家族／重要他者へ提供する」「症状を管理し／最小に抑える方法を患者に指導する」だけではA氏の目指す"今まで行ってきた管理能力を発揮しながら呼吸モニタリングと酸素投与に関する関わりをもつことで適切な管理の再獲得をし，在宅療養に戻る"という行動レベルまでの変容は難しい。

そこで，領域3《行動的》のほかの類を見ると類O《行動療法》(定義：望ましい行動を強化，もしくは促進し，望ましくない行動を変容させる介入)にたどり着く。なかでも行動自体を変化させることで適切な管理の再獲得になると考え，〈行動変容〉(定義：行動変容を促進すること)から「患者の変化に対する動機を明確にする」「患者の長所を明らかにし，強化できるよう，患者を援助する」「患者に症状がないと認められ，リラックスしていると考えられたとき，言葉で感情をフィードバックする」「行動とその変化を記録するための方法を開発する(例：グラフや表)」の4つの行動を選択した。

■NOC の測定尺度の選定

最後に NOC の測定尺度を選んでいく。それぞれの測定尺度は**表Ⅳ-9**を参照されたい。

以上が慢性期にある A 氏の事例の NANDA-I-NIC-NOC を適用したケアプランの展開である。

IV 看護計画に NANDA-I-NIC-NOC をどのように使うのか

2. 事例の看護計画に NANDA-I-NIC-NOC を活用する
慢性期の事例 2

　本稿では，慢性期にある B 氏の事例を取り上げ，NANDA-I-NIC-NOC を適用したケアプランを立案する。糖尿病と腎不全の既往のある慢性心不全の増悪，および急性心筋梗塞の疑いで救急入院となった女性の事例である。入院後，慢性心不全の治療の結果，全身状態は改善がみられ，急性心筋梗塞の部位を確定するために，心筋シンチグラフィや冠動脈造影等の検査を行い，最終的には冠動脈インターベンション (percutaneous coronary intervention，以下 PCI と略す) を行う必要があるが，造影剤による腎臓への負担を避けるため，いったん時間を空ける予定である。

第 1 段階：情報収集

　B 氏の情報を NANDA-I 看護診断分類法 II に沿って，表IV-10 に示した。また，入院して 10 日程度経過した時期の SOAP シートを表IV-11 に，検査データを表IV-12 に，検温表を表IV-13 に示した。

第 2 段階：アセスメント

　ここからは，NANDA-I 看護診断の 13 領域の枠組みに基づいて，B 氏のアセスメントを行ってみる。

■領域 1《ヘルスプロモーション》

　B 氏にとって，当該領域は重要な領域の 1 つである。データベース（表IV-10）を見ると，療養法に関する認識は低いが服薬管理については自分で行っていたことがわかる。しかし，食事や運動，入浴等の生活習慣については夫や長女の手を借りて生活していた。B 氏は今後，PCI の治療を控えているが医師より，いったん退院するか，転院するかの希望を確認され，本人は自宅へ帰りたいと考えているが，長女は不安を感じ転院を希望しており，ずれが生じている。これらの内容をもとに，以下のようにアセスメントを行った。

- ●領域 1 の類のアセスメント
  - ・類 1《健康自覚》
　病気に対して加齢によるものという認識がある。また，退院して自宅へ帰りた

表Ⅳ-10　B氏のデータベースシート　　　　　　　　　　　　　　　　　　　　　　11月24日

氏名：B氏　　年齢：83歳，女性　　病名：うっ血性心不全，急性前壁心筋梗塞	
1 ヘルスプロモーション	入院するまでの経緯と目的：2017年11月9日より，食欲不振や下肢・顔面の浮腫，呼吸困難などの自覚症状があり，11日には胸部圧迫感が出現し，12日に長女から救急要請があり，本院へ救急搬送された。うっ血性心不全と急性前壁心筋梗塞の診断を受け，心不全に対する内服と輸液による治療，心臓リハビリテーションを目的に入院となった。 主訴：呼吸困難，胸部圧迫感，下肢・顔面浮腫，食欲不振 既往歴：50歳で2型糖尿病(内服とインスリン)　60歳で変形性股関節症で左股関節人工骨頭置換術 　　　　79歳で腎不全，心不全，完全房室ブロック(ペースメーカー植込術) 療養法の有無：⑰(内服療法，運動療法　　)　無 現在使用している薬剤：バイアスピリン100 mg 1錠　エフィエント錠3.75 g 1錠　(朝)　タケキャブ錠20 mg 1錠　イミダプリル塩酸塩錠5 mg 1錠　ピタバスタチンカルシウム・OD錠2 mg 2錠×分1(朝)　クエン酸第一鉄ナトリウム錠50 mg 2錠×分2(朝・夕)，ニコランジル錠5 mg 3錠×分3(朝・昼・夕)，フランドルテープ40 mg×1日1枚 生活パターン：①規則的　　2)不規則　　3)その他(　　　　　) 健康維持・増進行動：1)有(　　　　)　②無(家の中ではあまり動かなかった) 嗜好品：喫煙1)有(　　　　)　②無　　飲酒　有(　　　　)　②無 アレルギー：1)有(　　　　)　②無 現在の病気(健康状態)の受け止め(本人，11/24)： 「自転車どうしでぶつかって，股関節の手術をするまで入院したこともなかった。健康やったんやけどね。すっかり病気がちになったよ。もう80歳過ぎたから，病気もつきものよ」と笑う。医師からの説明があるときは「先生の言うことは難しくてわからんから，娘に一緒に聞いてくれと頼んでいる」 家族の受けとめ： 11/22　長女「私は家が遠くて心配やし，今のお父さんには何もできない気がするので，お母さんには退院じゃなくて転院してほしいです」 11/23　長女「入院した時は本当にびっくりした。しんどいのに我慢して病院に行かなかったみたいで。今回はたまたま私が家に行ったときだったからよかったけど」「お母さんは家ではインスリンの注射はしていた。家のことはお父さんがやってたけど，自動車免許を返納してからはボーッとしているし，昼間も寝ていることが多い。お母さんのこともあるけど，お父さんのことも心配」 病状説明： 11/22　急性心不全の内服・輸液による治療を行い，全身状態の改善に併せてリハビリテーションを拡大していく。 11/23　現在，心不全による肺うっ血症状はほぼ改善している。今日行った心筋シンチグラフィにより心筋梗塞の部位は特定された。24日に心臓カテーテル検査を行い，診断を確定する。造影剤による腎臓への負担を減らすため，日を空けてPCIを行うつもりである。退院するか転院するかを決めてほしい。 　　　　現在，食事療法(糖尿病食1,400 kcal)と水分制限(1日700 mL)を行い，安静度はベッドサイド立位可(ポータブルトイレ使用・清拭)，心臓リハビリテーションはベッド上の運動を行っている。 その他関連情報： 11/24　(入院前の料理は夫がしていた)「入院前も今も出されたものは全部食べる」 「家の中でもあまり動かない」 「体重はちょっとずつ増えているな。血糖は今日そんなに高くない。入院して血圧がこんなに高いのは初めてだ」
2 栄養	身長：140 cm(11/12) 体重：48 kg(11/12)，標準体重　43.1 kg(肥満度　24.5)，体重の変化：下記参照 食習慣：1日3回，①規則的　2)不規則　3)その他(　　　　　) 食事の好き嫌い：なし　　嚥下困難：なし　　食事摂取のスピードが速い 食欲：①ふつうにある(具合が悪くなるまでは食べれていた)　2)ない(理由　　　　　) 食事：11/15 嚥下食1/2量から開始　11/17　糖尿病食(1,400 kcal・きざみ食)開始 水分摂取量：1日500 mL程度 体重　11/12 48 kg，11/16 47.2 kg，11/20 46 kg，11/21 47.5 kg，11/22 47.9 kg，11/23 48 kg， 　　　11/24 48.1 kg BS：11/22　7時200 mg/dL，17時130，21時215 　　　11/23　8時186，11時半175，18時127，21時200 　　　11/24　8時160 その他関連情報： 料理は夫が作っていた

(表Ⅳ-10続く)

IV 看護計画に NANDA-I-NIC-NOC をどのように使うのか

(表IV-10 続き)

3 排泄と交換	排便：回数　0～2回／日，1)ふつう　2)下痢　③便秘 ☆薬剤使用の有無：有(センノサイド錠 12 mg)　無 腹部症状：有(　　　)　無 排尿：回数　7回／日，残尿感の有無：1)有　②無　3)その他(　　　) 失禁(便)：有　無　　失禁(尿)：有　無 [検査値] 酸素：1 L/分(11/24 まで)　SpO₂ 98% 尿素窒素：16 mg/dL(11/21)，クレアチニン：1.62 mg/dL(11/21) eGFR：24 mL/分/1.73 m²　尿糖：(－)　尿たんぱく：(±)　尿ケトン体：(－)　尿血球：(±) 現在，ポータブルトイレ使用　尿量測定中 その他の関連情報： ・昔から便秘があって薬を飲んでいた。下剤を飲んだら出る。
4 活動／休息	睡眠時間：(　23　)時～(　6　)時　　約(　7　)時間／日 不眠：有　無　　眠剤：有(　　　　　　　) 日々の活動パターン(起床から就寝までのおよそのパターン)： 　　　　　　　　臥床がち　　　　　　　臥床がち 6時　8時　　　　12時　　　　　　　19時　21時　23時 起床　朝食　　　　昼食　　　　　　　夕食　入浴　就寝 運動機能障害：有(　杖歩行　)　無　　食事行動障害：有(　　　)　無 排泄行動障害：有(ポータブルトイレ)　無　　移乗行動障害：有(　車椅子　)　無 清潔行動障害：有(　清拭　)　無　　衣服着脱行動障害：有(　一部介助　)　無 他の行動障害：有(　　　)　無 余暇あるいは気分転換活動： 「今は一番テレビを見るのが楽しい」 活動による循環呼吸障害：有(　　　)　無 その他関連情報： 安静度：ベッドサイド立位可(ポータブルトイレ時)　清潔ケア：清拭
5 知覚／認知	意識レベル：意識清明 見当識障害：有(　　　)　無　　言語障害：有(　　　)　無 理解力障害：有(　　　)　無　　認知障害：有(　　　)　無 感覚障害：有(　左右老眼・難聴気味　)　無
6 自己知覚	自分の性格：頑固でわがまま 自分の長所と短所： 長所：さっぱりした性格　　短所：わがまま 周囲の人々から見た患者の性格： 長女「我慢強い性格。薬の管理はやっていたのでしっかり者かもしれない」 その他関連情報： 11/24　長女「痛がりな部分はあるけど，よっぽどのことがないと，病院に行こうとしない。それにちょっとでも運動しろって言ってるけど，なかなかしない。買い物に行こうと誘っても行かないって言うし」
7 役割関係	現在の職業：無職 過去の職業：市場で販売員をしていた(60歳まで) 家族構成(同居の家族を□で囲む)： 娘夫婦は隣町に在住。車で40分程度 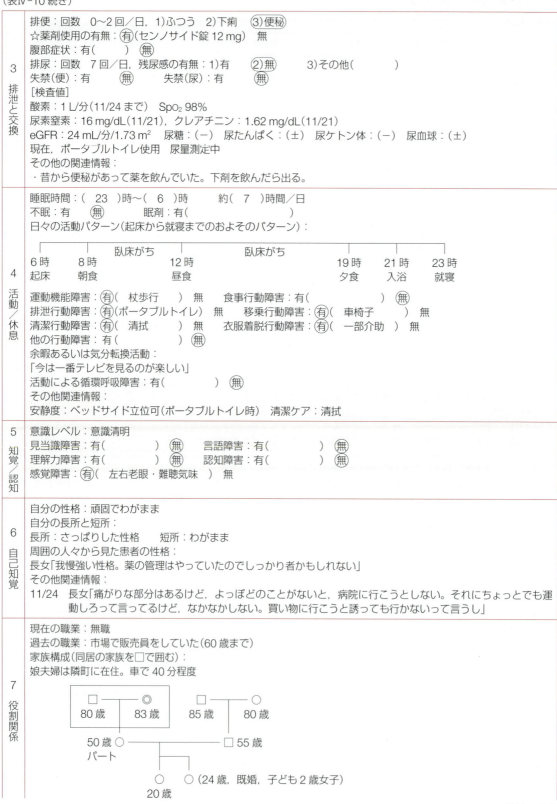

(表IV-10 続く)

2. 事例の看護計画にNANDA-I-NIC-NOCを活用する：慢性期の事例2

（表Ⅳ-10 続き）

7 役割関係	家族内での役割：妻・祖母・曾祖母 キーパーソン：長女，スーパーでパート勤務 その他の関連情報： 長女は2～3日に1回面会に来ている 入院前は週に1～2回，本人の入浴介助 11/22　「孫もおるしひ孫もおるし，正月とかに集まるけど楽しいよ」 　　　　「娘には本当に感謝している。全部面倒見てくれる」 11/22　長女「家も遠いし，今のお父さんには何もできない気がするので，退院じゃなくて転院してもらわないと無理です」 　　　　本人「転院する病院で良いところがあるかが心配やな」 11/23　長女「入院した時は本当にびっくりした。しんどいのに我慢して病院に行かなかったみたいで。今回はたまたま私が家に行ったときだったからよかったけど」「お母さんは家ではインスリンの注射はしていた。家のことはお父さんがやってたけど，自動車免許を返納してからはボーッとしているし，昼間も寝ていることが多い。お母さんのこともあるけど，お父さんのことも心配」 11/24　長女「だいぶ前にデイサービスに行かせたけど，お風呂で溺れかけたり転んだり，いろいろあったみたいで，本人がもう行きたくないと言っているから，今は何も行っていない。だからお風呂は週に1～2回，私が家に行って手伝っている。デイサービスに行けたらお風呂とご飯はやってくれるから安心なんやけどね」 11/24　長女「介護保険の認定は受けていないけど，ペースメーカーを入れたから障害者手帳1級がとれて利用できるものが増えた。病気が多くなって余計に外に出ることが少なくなって，今は頭もしっかりしているけど，何か刺激がないとぼけてくるかもしれないから，それが心配」
8 セクシュアリティ	婚姻状況：既婚（夫　80歳） 妊娠歴：有（　1回　）　無　　子ども：有（　長女　50歳　）　無 月経：閉経 更年期障害：有（　　　　　　　　　　　）　無 泌尿器系疾患：有（　　　　　　　　　　　）　無
9 コーピング／ストレス耐性	ストレスだと感じていること：有（　　　　　　　　　　　　　　　　　　　　　）　無 11/22　「病院での生活も家での生活もそんなに変わらない。家が良いとかそんなに思わない」 　　　　「趣味は特にないかな。仕事していたときはカラオケ行ってたけど，今はテレビを見ることが一番楽しいかな」 不安や悩み：有（　転院のこと　）　無 11/22　「ここの病院を出て，別の病院に入院するのは不安やな。他の病院に行くぐらいなら家のほうがええな」 11/25　「転院する病院で良いところがあるか心配やな」 その他関連情報： 11/22　医師から今後の治療計画について，退院するか転院するかを聞かれたとき，長女は転院を希望していた。 　　　　長女「本人は良い病院はあるかなとか，ここの病院ではダメなのか？とか言ってるんですけどね」 　　　　本人「不安なことはないかな。いつも娘に相談するから」
10 生活原理	信仰：有（　　　　　）　無 人生において重要と考えている事柄： 11/24　「仕事しているときは楽しかったけど，今は家族以外の人間とかかわろうとも思わない。娘や孫，ひ孫が元気でいてくれれば，それでいい」 人生の目標や生き甲斐： 11/22　「今は目標とかはない。でも，孫もおるしひ孫もおるし，正月とかに集まるけど楽しいよ」 11/24　「仕事しているときは楽しかったね。面倒やなと思うことはあったけどな」 その他関連情報： 11/22　「ここの病院を出て，別の病院に入院するのは不安やな。他の病院に行くぐらいなら家のほうがええな」 11/25　「転院する病院で良いところがあるか心配やな」
11 安全／防御	感染：有（　　　　　　　　）　無 感染リスクファクターの存在：50歳　糖尿病 入院時，CRP 11.55 mg/dL　抗菌薬が投与された 11/21　WBC 6640　CRP 0.86　Alb 4.1 g/dL　T-P 6.7 g/dL　Ht 33.1　Hb 10.7　RBC 36.3 転倒・転落の危険：有（左股関節人工骨頭置換術歴あり，貧血　ベッド上生活長い）　無 身体損傷リスクファクターの存在：貧血　入院時輸血をした 11/22　「立ったとき，ふらふらする」

（表Ⅳ-10 続く）

看護計画に NANDA-I-NIC-NOC をどのように使うのか

(表Ⅳ-10 続き)

	体温調節の異常を引き起こすリスクファクターの存在：無　　11/22 36.7℃　　11/24 36.5℃ 11/24　冠動脈造影検査
12 安楽	身体の苦痛：有（　　　　　　　　　　）⓪ 疼痛：有（部位　　強度　　持続時間　鎮痛薬の使用（　　　　　　　） 　　　⓪ 入院環境：2人部屋「隣は結構バタバタしていて，夜もちょっと目が覚めることもあるけど，すぐ寝れるし，それほ 　　　　　ど困っていない」 面会について：長女が2〜3日に1回あり その他関連情報： 11/12（入院時）　呼吸困難　胸部不快感あり 11/21〜11/24　呼吸困難感　胸部不快感なし 11/24　冠動脈造影（左橈骨動脈）　右心カテーテル検査（右大腿動脈） 　　　　検査後，「別に痛いところはない」酸素投与なしで，SpO$_2$ 96%
13 成長／発達	身体的な成長の問題：有（　　　　　　　　　）⓪ 先天的・遺伝的な問題：有（　　　　　　　）⓪ 現在の発達課題：老年期　統合性　対　絶望 83歳　80歳の夫と2人暮らし　50歳の長女および孫，ひ孫あり その他関連情報： 11/22　「孫もおるしひ孫もおるし，正月とかに集まるけど楽しいよ」 11/24　「自転車どうしでぶつかって，股関節の手術をするまで入院したこともなかった。健康やったんやけどね。すっ 　　　　かり病気がちになったよ。もう80歳過ぎたから，病気もつきものよ」

表Ⅳ-11 B氏のSOAPシート

月日	時間	SOAP
11/22 (10病日)	10:00	S：ゆうべはよく眠れましたよ。息苦しいとかはないけど，立ったときとか，ふらふらする。 O：昨夜の睡眠状況を尋ねた際の回答。発作性夜間呼吸困難なし。立位時のふらつきの訴えあり。11/21の検査値 Ht 33.1　Hb 10.7 であった。 長女S：「だいぶ症状もよくなって，本人も楽になったって言っていて，安心してます。入院したばかりのときは毎日来ていたけど，家が遠いし，仕事もあるので今は毎日来ていない」と話す。 A：うっ血性心不全の徴候はなく，状態は改善してきている。軽度の貧血と考えられるため，転倒等に注意する。
	11:00	S：1日3食食べとった。夫が作ってくれるので。味は今のご飯よりは濃いけど，濃すぎるということはないと思う。入院していても特に嫌ということはない。家にいるときと同じ感じやから。家にいるときも夫が準備したものを出されたまま食べていた。家ではトイレとご飯のときぐらいかな，動くのは。スーパーに行くときは車で連れて行ってもらっていた。糖尿病はね，ここは違う病院に月1回の通院と，1日2回インスリンを打っていた。打ってから気分悪くなったことはないよ。 長女S：本人にはちょっとでも運動しろって言うけど，なかなかしない。買い物に誘っても行かんと言うし，糖尿病は別の病院で診てもらっていたけど，悪くなる一方やし，今度からインスリンの量を1日3回に増やそうかと言われていた。でも，1日2回が3回に増えたら本人も困るやろし……。病院を変えてもいいのかなって思ったりして。 O：心筋シンチグラフィ待機時に語る。インスリン自己注射はしていたが運動はせず，夫が作る食事を摂取していた様子。 長女S：(心筋シンチ終了後，医師から退院するか，転院するかを確認され) 私は義母の世話もあり，家も遠いし，今のお父さんには何もできない気がするので，退院じゃなくて転院してもらわないと無理です。 A：患者は自己管理としてはインスリン自己注射をしていたようだが食事は夫に任せていた。その食事も糖尿病のためのものではなかったと思われる。また，運動もほとんどしておらず，今回の心不全のことも含め，自己管理に対する認識は低いと考えられる。
	14:00	S：(長女がいないとき) 他の病院へ行くぐらないなら家がいいな。 O：長女は2〜3日に1回面会している。入院前は週1〜2回入浴介助もしていた。本人は今の病院に入院継続することを望んでおり，転院するぐらいなら自宅へ退院したいと考えている様子。 A：本人は長女に自分の気持ちを伝えてはいない。他の病院に行くのを嫌がる理由は明確ではないが特に自宅へ帰る気持ちが強いわけではない。長女と本人のニーズを確認する必要がある。
11/24	11:00 (検査中)	長女S：だいぶ前にデイサービスに行かせたけど，お風呂で溺れかけたり転んだり，いろいろあったみたいで，本人がもう行きたくないと言っているから，今はどこにも行っていない。だからお風呂は週に1〜2回，私が家に行って手伝っている。デイサービスに行けたらお風呂とご飯はやってくれるから安心なんやけどね。デイサービス紹介してくれる人に，ご飯とお風呂だけでいいからどこか良いところはないかと聞いたけど，送迎ができないと言われて，どうもないらしい。今は介護保険の認定は受けていないけど，ペースメーカーを入れたから障害者手帳1級がとれて利用できるものが増えた。病気が多くなって余計に外に出ることが少なくなって，今は頭もしっかりしているけど，何か刺激がないとぼけてくるかもしれないから，それが心配。 O：本人は心臓カテーテル検査中。病室を出てロビーで長女と話す。長女が入浴介助。現在デイサービス利用はなし。ペースメーカー植込術の既往あり。 A：全面的に長女が本人の介護を担当していた。今回の入院では救急搬送されてかなり心配されたが，現在は状態も改善し安心している。しかし，今後の治療も控え，これまでと同様に自宅での生活に戻った場合，再び状態が悪化したり，ますます活動量が低下すること，さらには介護の負担も考え，不安があるものと考える。
	12:00 (帰室直後)	S：大丈夫。検査終わったんやね。でも，終わってから4時間ぐらいはじっとしていないといけないみたいやね。今日はまだ体重測らないでいいのかな？ O：胸部不快感や呼吸困難なし。頭痛なし。末梢動脈触知良好。下肢のしびれや冷感はない。普段11時に体重測定をしているため，時間を気にしていた。

Ⅳ 看護計画に NANDA-I-NIC-NOC をどのように使うのか

表Ⅳ-12　B氏の検査データ

	参考値	11月21日	11月24日
WBC（/μL）	3000-9000	6640	8200
RBC（×10⁴/μL）	430-570	363	365
Hb（g/dL）	12-16	10.7	10.5
Ht（%）	33.2-44.4	33.1	34
Plt（×10⁴/μL）	15-35	25.3	25.3
TP（g/dL）	6.5-8.3	6.7	6.8
Alb（g/dL）	3.9-4.9	4.1	4.2
AST（IU/L）	10-35	12	13
ALT（IU/L）	5-30	51	45
LDH（IU/L）	110-210	264	300
CPK（IU/L）	60-250	58	90
γ-GTP（IU/L）	5-60	55	60
総コレステロール（mg/dL）	130-220	200	205
中性脂肪（mg/dL）	30-149	100	102
BS（mg/dL）	60-109	180	160
HbA1c（%）	4.3-5.3	6.2	6.5
BUN（mg/dL）	8.0-22.0	16	16.2
Cr（mg/dL）	0.20-0.80	1.62	1.6
尿酸（mg/dL）	2.0-7.0	6.8	6.1
Na（mEq/L）	135-148	137	139
K（mEq/L）	3.6-4.9	3.4	3.9
Cl（mEq/L）	96-108	103	109
CRP（mg/dL）	0.0-0.3	0.86	2.1

表Ⅳ-13 B氏の検温表

	暦日				11月21日				11月22日				11月23日				11月24日			
	入院日数				9				10				11				12			
R	P	T	BP																	
35	175	40	175																	
30	150	39	150																	
25	125	38	125																	
20	100	37	100																	
15	75	36	75																	
10	50	35	50																	
★	▲	●	■																	

			11月21日				11月22日				11月23日				11月24日			
計測	体重		47.5 kg				47.9 kg				48 kg				48.1 kg				
食事	食種		糖尿病食 1,400 kcal きざみ				→				→				→				
	摂取量(主食/副食)		10/10	10/10	10/10		10/10	10/10	10/10		10/10	10/10	10/10		絶食	1			
排泄	尿回数		6回(700 mL)				5回(440 mL)				6回(620 mL)				7回(500 mL)				
	便回数		0				1				1				1				
薬剤			バイアスピリン 100 mg 1 錠 エフィエント錠 3.75 g 1 錠（朝） タケキャブ錠 0 mg 1 錠 イミダプリル塩酸塩錠 5 mg 1 錠 ピタバスタチン Ca・OD 錠 2 mg 2 錠×分 1（朝） クエン酸第一鉄 Na 錠 50 mg 2 錠×分 2（朝・夕） ニコランジル錠 5 mg 3 錠×分 3（朝・昼・夕） フランドルテープ 40 mg×1 日 1 枚				左記を継続				左記を継続				左記を継続				
検査/処置	水分制限		700 mL				700 mL				700 mL				700 mL				
	酸素		1 L/分（鼻腔）				1 L/分（鼻腔）				1 L/分（鼻腔）				9 時中止				
	検査						心筋シンチグラフィ								冠動脈造影・右心カテーテル				
	血糖値(朝食前/昼食前/夕食前/就寝前)		189/156/142/199				200/130/145/225				186/175/137/200				160				
観察	呼吸音 R/L		良/良	良/良	良/良	良/良	良/良	良/良	良/良	良/良	良/良	良/良	良/良	良/良	良/良	良/良			
	肺雑音 R/L		−/−	−/−	−/−	−/−	−/−	−/−	−/−	−/−	−/−	−/−	−/−	−/−	−/−	−/−			
	呼吸困難		−	−	−	−	−	−	−	−	−	−	−	−	−	−			
	胸部圧迫感		−	−	−	−	−	−	−	−	−	−	−	−	−	−			
	下肢の浮腫		−	−	−	−	−	−	−	−	−	−	−	−	−	−			
	下肢の冷感		−	−	−	−	−	−	−	−	−	−	−	−	−	−			
	SpO₂		98	97	96	98	98	98	97	98	96	98	97	96	98	95			
	末梢動脈触知/左右差														良/なし	良/なし			
	末梢しびれ														−	−			
	出血の有無														−	−			
	悪心・嘔吐																		
	看護師サイン		F	N	O	O	N	S	S	A	S	A	S	A	S	A			

IV 看護計画に NANDA-I-NIC-NOC をどのように使うのか

いと思っているが，手術までは時間がかかるということで，治療には時間を要すると受けとめている。医師から説明された治療内容については理解できていると思われるが，療養生活における症状増悪の予防行動について理解しているとは考えられない。

- 類2《健康管理》

入院前には服薬は自己管理しており，血圧や体重，血糖値等について正確に把握できている。しかし，食事や運動等の生活習慣の改善はみられず，症状悪化があったにも関わらず，受診行動が遅れた。本人は自宅への退院を希望しているが，現状では生活習慣の改善は期待できず，再度，疾患増悪による再入院のリスクがあると考えられる。

● 領域1のアセスメントのまとめ

病気に対して加齢によるものという認識がある。医師から説明されたPCI等の治療内容は理解できていると思われるが，療養生活における症状増悪の予防行動について理解しているとは考えられない。服薬管理以外は夫や長女に管理を委ねる生活を送っていたことから，生活習慣の改善は期待できず，再度，疾患増悪による再入院のリスクがあると考えられる。

■ 領域2《栄養》，領域3《排泄と交換》，領域4《活動／休息》，領域5《知覚／認知》，領域11《安全／防御》，領域12《安楽》

次に，領域2《栄養》，領域3《排泄と交換》，領域4《活動／休息》，領域5《知覚／認知》，領域11《安全／防御》，領域12《安楽》のアセスメントについて示す。

全体像を描写し，看護計画を立案した11月24日13時の身体的状態に焦点化を行う。つまり心臓カテーテル検査終了後に注目する。11月12日に入院後，治療を受けることで呼吸困難等の症状も改善してきたが，B氏は糖尿病の既往もあり，今後PCIも予定されている。入院以降の本人の症状や検査結果，バイタルサイン，ADL等の変化を把握し，コミュニケーションの状態等の情報も含めてアセスメントを行う必要がある。

● 領域2の類のアセスメント

- 類1《摂取》

体重は標準体重であり，栄養状態の悪化はみられない。食事摂取のスピードが速い。嚥下困難はない。

- 類2《消化》，類3《吸収》

入院前から1日3食規則的に摂取しており，消化吸収機能の障害はみられない。

- 類4《代謝》

Ⅱ型糖尿病の既往があり，空腹時血糖は170〜200 mg/dLで経過しており，糖代謝が正常に機能しないために，現在はインスリン投与にてコントロールを行っている。また，肝機能については正常である。

- 類5《水化》
  電解質のアンバランスはみられない。

●領域2のアセスメントのまとめ
　栄養状態や食事摂取，嚥下状態は正常である。また，消化吸収機能も正常である。Ⅱ型糖尿病の既往があり，現在はインスリン投与にてコントロールを行っている。肝機能については正常である。現在，電解質のアンバランスはみられない。

●領域3の類のアセスメント
- 類1《泌尿器系機能》
  腎不全があることでクレアチニン値は高く，eGFRは低く，現在，GFR区分ではG4の高度低下の状態にあると推定される。現在，自覚症状はなく，排尿異常もみられないが，糖尿病や心不全の悪化によりさらに増悪するリスクがある。
- 類2《消化器系機能》
  普段から便秘傾向にあり，緩下薬を使用していた。現在は3～4日に1回程度の排便があり，薬物によるコントロールを行っており，異常はみられない。
- 類3《外皮系機能》
  異常はみられない。
- 類4《呼吸機能》
  うっ血性心不全により呼吸困難がみられたが，酸素投与を行い，現在，症状はみられず，SpO_2は96％を維持している。ガス交換は正常である。

●領域3のアセスメントのまとめ
　腎不全として腎機能の高度低下の状態にあるが症状の出現はない。消化器系機能や外皮系機能に異常はみられない。うっ血性心不全による呼吸困難も改善し，ガス交換は正常である。

●領域4の類のアセスメント
- 類1《睡眠／休息》
  睡眠時間は確保され，満足感もあり，心不全による呼吸困難等の症状による睡眠障害はみられない。午前中に各種検査を行うことが多いが，午後は昼寝をしており，休息はとれている。
- 類2《活動／運動》
  60歳のとき左股関節人工骨頭置換術を受けてから，杖歩行となっている。普段，外出は少なく，食事や排泄以外は動かないことが多かった。現在，安静度の指示によりベッドサイドのみの活動となっているため，活動量は低下している。
- 類3《エネルギー平衡》
  睡眠状態は良好であるが活動量は少ないため，バランスがとれているとは言えない。

IV 看護計画にNANDA-I-NIC-NOCをどのように使うのか

- 類4《心血管／肺反応》

  うっ血性心不全による呼吸困難は改善しており，日常での活動量増加はないため，心負荷はないと考えられる。現在，日中は臥床傾向にあり心不全もあることから，深部静脈血栓症のリスクがあるため，弾性ストッキングの着用や抗凝固薬を服用している。

- 類5《セルフケア》

  入院前には週に1，2回長女が入浴介助を行っていた。現在，整容や排泄は自立しているが，清潔や更衣には一部介助が必要である。

● 領域4のアセスメントのまとめ

　睡眠障害はない。普段から食事や排泄以外は動かない生活であったが，現在も安静度の指示により臥床生活が長く，活動と休息のバランスがあるとは言えない。また，うっ血性心不全による呼吸困難も改善し，活動による心負荷はないが，深部静脈血栓症のリスクはある。セルフケアとしては，整容や排泄は自立しているが，清潔や更衣には一部介助が必要である。

● 領域5の類のアセスメント

- 類1《注意》

  視覚・聴覚機能が加齢により低下しているが，周囲からの刺激に反応はみられ，注意力は正常である。

- 類2《見当識》

  意識は清明である。

- 類3《感覚／知覚》

  老眼や聴力低下があるが，加齢によるものである。

- 類4《認知》

  加齢により難しい話を早口で説明されると理解が追いつかない様子があるが，認知力に大きな低下はない。

- 類5《コミュニケーション》

  言語障害はなく，会話はスムーズであり，特に問題はない。

● 領域5のアセスメントのまとめ

　加齢による視覚・聴覚機能低下はあるが，注意力は正常である。また，言語障害はなく，会話はスムーズである。

● 領域11の類のアセスメント

- 類1《感染》

  現在，感染徴候はみられないが，糖尿病により好中球の貪食機能や免疫反応の低下，血流不良による白血球の防御機能低下，心臓カテーテル検査終了後に感染のリスクがある。

- 類2《身体損傷》

  左股関節人工骨頭置換術を受けてから杖歩行で，現在，臥床傾向で下肢筋力は低下していると考えられる。また，貧血によるふらつきもあるため，ポータブルトイレ使用時等，転倒のリスクはある。

- 類3《暴力》

  暴力はみられていない。

- 類4《環境危険》

  現在，環境の危険はない。

- 類5《防衛機能》

  糖尿病により好中球の貪食機能や免疫反応の低下，血流不良による白血球の防御機能低下が予測できるが，現在のところ正常である。

- 類6《体温調節》

  体温調節は正常である。

●領域11のアセスメントのまとめ

現在，感染徴候はみられないが，糖尿病により好中球の貪食機能や免疫反応の低下，血流不良による白血球の防御機能低下，心臓カテーテル検査終了後に感染のリスクがある。また，杖歩行や臥床生活に伴う下肢筋力の低下，貧血によるふらつきにより，転倒・転落のリスクがある。

●領域12の類のアセスメント

- 類1《身体的安楽》

  心筋梗塞による胸部不快感，うっ血性心不全による呼吸困難はみられず，改善している。心臓カテーテル検査を行ったが，特に苦痛はみられず，身体的安楽は保たれている。

- 類2《環境的安楽》

  環境の安楽は保たれている。

- 類3《社会的安楽》

  仕事は辞めており，普段も外出せず自宅で過ごすことが多く，家族以外との接触はなかった。入院中の現在は家族の面会はあるため，特に社会的安楽は保たれている。

●領域12のアセスメントのまとめ

心筋梗塞による胸部不快感，うっ血性心不全による呼吸困難はみられず，安楽は保たれている。

■領域6《自己知覚》，領域7《役割関係》，領域9《コーピング／ストレス耐性》，領域10《生活原理》

次に，領域6《自己知覚》，領域7《役割関係》，領域9《コーピング／ストレス

IV 看護計画にNANDA-I-NIC-NOCをどのように使うのか

耐性》、領域10《生活原理》のアセスメントについて示す。

入院時の症状増悪の状態から次第に回復していくなかで、B氏は今後の治療や生活をどのように捉えているのか、キーパーソンとなる長女はどのように捉えているのか、両者の認識は一致しているのかどうか、普段のストレス発散方法や価値観等の情報を、両者の言動をとおして正確に把握する必要がある。PCIまでに自宅退院なのか、転院なのかB氏と長女で認識にズレがあるため、長女にのみ検査中に話を聴き、今後の生活に向けた希望を確認している。

これらの領域はB氏にとって重要な領域となる《ヘルスプロモーション》に大きな影響をおよぼすものと推察されるため、計画的に意図的な情報収集とアセスメントが重要である。

●領域6の類のアセスメント

・類1《自己概念》

自分自身ではさっぱりしているがわがままな性格であると認識している。長女は我慢強い性格であると捉えている。

・類2《自尊感情》

わがままであり、我慢強い性格ということから、自尊感情は高いものと考えられる。

・類3《ボディイメージ》

加齢により罹患する疾患が増えることに対しては受け入れているが、ボディイメージの変容はみられない。

●領域6のアセスメントのまとめ

自分自身では、さっぱりしているがわがままな性格であると認識している。長女は我慢強い性格であると捉えており、自尊感情は高いと考えられる。加齢により罹患する疾患が増えることに対しては受け入れているが、ボディイメージの変容はみられない。

●領域7の類のアセスメント

・類1《介護役割》

長女がキーパーソンであり、面会に来たり、身の回りの世話をしている。夫は病気ではないが高齢であるため、退院後の療養生活のサポートは長女に頼らざるをえない状況にある。本人は退院を希望しているが、夫は高齢であり、患者本人の生活習慣改善の認識は低く、セルフケアの制限もある長女の介護負担はあるが、ペースメーカーを挿入したため、介護保険等の社会資源の選択肢は増えた。PCI治療前の方針として自宅へ退院するか、転院するかで本人と長女の希望は異なり、長女は現在の状態での退院に対し、介護役割を果たせるかどうか、負担となる可能性がある。

- 類2《家族関係》

長女も含めて家族で旅行に行ったり，孫について楽しそうに話す様子があり，家族のことを大切に思っていることがうかがえる。また，長女に対する感謝の言葉もみられ，家族関係は良好である。

- 類3《役割遂行》

以前は仕事をしており，社会的役割を果たしてきた。また，子どもを育て，母親として妻としての役割を果たしてきた。しかし，現在は夫が食事をつくり，本人は食事摂取や排泄以外はほとんど動かなかったということから，遂行できる役割は少なくなったと考えられる。

●領域7のアセスメントのまとめ

夫や一人娘である長女との関係は良好であり，普段の生活でもサポートしてくれる長女に対する感謝の気持ちを抱いている。以前は仕事をして社会的役割を果たし，子どもを育て，母親として妻としての役割を果たしてきた。しかし，現在は夫や長女が身の回りの世話を行い，介護役割を果たしている。その夫は高齢であり，患者本人の生活習慣の改善に対する認識も低く，セルフケアの制限もあるが，ペースメーカー挿入により介護保険等の社会資源の選択肢は増えた。PCI治療前の方針として自宅へ退院するか，転院するかで本人と長女の希望は異なり，長女は現在の状態での退院に対し，介護役割を果たせるかどうか，負担となる可能性がある。

●領域9の類のアセスメント

- 類1《身体的／心的外傷後反応》

身体的にも心的にもトラウマはない。

- 類2《コーピング／ストレス耐性》

入院前までは長女に相談する等の情動中心型のコーピングを行ってきた。今後，PCI治療を行う前に，いったん自宅へ退院するか，転院するかの意思決定を行うことに対しストレスを感じている可能性がある。本人は自宅への退院を希望しているが，長女は病状の悪化を心配するため，転院を希望しており，両者の思いにずれがある。しかし，本人から長女へ自らの希望を伝える様子はみられず，希望しない選択に決定した際，さらにストレスが増強する可能性はある。

- 類3《神経行動ストレス》

正常である。

●領域9のアセスメントのまとめ

入院前までは長女に相談する等の情動中心型のコーピングを行ってきた。今後，PCI治療を行う前に，いったん自宅へ退院するか，転院するかの意思決定を行うことに対しストレスを感じている可能性がある。本人は自宅への退院を希望しているが，長女は病状の悪化を心配するため，転院を希望しており，両者の思いに

Ⅳ 看護計画にNANDA-I-NIC-NOCをどのように使うのか

ずれがある。しかし，本人から長女へ自らの希望を伝える様子はみられず，希望しない選択に決定した際，さらにストレスが増強する可能性はある。

● 領域10の類のアセスメント

・類1《価値観》，類2《信念》

20年前に仕事を辞めてから趣味はなく，テレビを見ることが唯一の楽しみであった。家族との関係を楽しそうに話しており，家族の存在は本人にとって大きな価値を有していると考えられる。

・類3《価値観／信念／行動の一致》

家族の存在価値を感じており，自宅への退院を希望していることから，価値観や信念と行動は一致しているが，転院ということになれば，今後ずれる可能性はある。

● 領域10のアセスメントのまとめ

20年前に仕事を辞めてから趣味はなく，テレビを見ることや家族との関係を大切に考えており，PCI治療前も自宅への退院を希望している。しかし，もう1つの選択肢である転院ということになれば，価値観／信念を貫くことは難しくなる可能性がある。

■領域8《セクシュアリティ》，領域13《成長／発達》

B氏の年齢，婚姻状況や育児，家庭内役割の状況等の情報をもとにアセスメントを行う。

● 領域8の類のアセスメント

・類1《性同一性》

既婚であり，母として祖母としての役割を果たし，女性性を維持している。

・類2《性的機能》

現在，性的機能障害はみられない。

・類3《生殖》

生殖機能は正常である。

● 領域8のアセスメントのまとめ

既婚であり，母として祖母としての役割を果たしてきたことから，女性性，母性性を維持している。

● 領域13の類のアセスメント

・類1《成長》

身体的な成熟は正常である。

- 類2《発達》

社会的役割や家庭内役割を果たし，老年期の発達課題「統合性」は達成できていると考える。

● 領域13のアセスメントのまとめ

社会的・家庭内役割を果たし，老年期の発達課題「統合性」は達成できていると考える。

第3段階：関連図の作成および全体像の描写

　ここまでの13領域のアセスメントをふまえ，各領域間の関連性を図式化する（図Ⅳ-2）。

　慢性心不全の増悪やPCI治療を受けるB氏にとって，今後の健康管理が大変重要となる。しかし，本人の健康管理の認識は低く，人任せになっていることから，領域1《ヘルスプロモーション》に最も看護介入が必要となる。心不全の状況は改善してきており活動に伴う心負荷はみられないが，いまだ安静臥床をしている状況であり，領域4《活動/休息》と関連している。また，現在はうっ血性心不全による呼吸困難も改善し，ガス交換も正常であるが，今後の病気の管理次第によっては領域3《排泄と交換》に影響を与える。さらに，B氏は糖尿病の既往があり，インスリン投与も行い，心不全もあるが，食事には注意しておらず，領域2《栄養》にも関連があると判断した。以上の4領域を中心領域とした。

　B氏は糖尿病の既往があり，今後PCIの治療を予定しており感染のリスクや杖歩行や臥床生活に伴う筋力低下，貧血によるふらつきに伴う転倒や転落のリスクはあるが，注意力は正常である。また，現在は呼吸困難もなく，安楽である。以上，領域5《知覚/認知》と領域11《安全/防御》，領域12《安楽》については中心領域と関連があると判断した。

　心不全や糖尿病に対する療養法について服薬管理以外は夫や長女に委ねる状況にあった。今後，PCI治療を控え，病気を抱えながらの生活となるが，B氏が増悪予防行動をどの程度理解しているかは判断できない。今は目の前の自宅への退院を希望する気持ちが強いが，転院を希望する長女の意向とはずれが存在する。B氏本人はキーパーソンである長女を頼る気持ちが強いが自宅へ退院したいという意思は伝えていない。以上のように，領域6《自己知覚》，領域7《役割関係》，領域9《コーピング/ストレス耐性》，領域10《生活原理》は相互に強く関連し合っていると考えた。また，これらの領域は領域1《ヘルスプロモーション》等の中心領域に関連していると考えた。そして，最後に，特に看護介入を必要としない，領域8《セクシュアリティ》と領域13《成長/発達》を図の端に配置した。

　次に，関連図をもとに，領域間の関連と介入の優先順位を考慮しながら，全体像を別紙に描写した（表Ⅳ-14）。

IV 看護計画に NANDA-I-NIC-NOC をどのように使うのか

図IV-2　B氏の関連図

領域5《知覚／認知》
加齢による視覚・聴覚機能低下はあるが，注意力は正常である。また，言語障害はなく，会話はスムーズである。

領域2《栄養》
栄養状態や食事摂取，嚥下状態は正常である。また，消化吸収機能も正常である。Ⅱ型糖尿病の既往があり，現在はインスリン投与にてコントロールを行っている。肝機能については正常である。現在，電解質のアンバランスはみられない。

領域1《ヘルスプロモーション》
病気に対して加齢によるものという認識がある。医師から説明されたPCI等の治療内容は理解できていると思われるが，療養生活における症状増悪の予防行動について理解しているとは考えられない。服薬管理以外は夫や長女に管理を委ねる生活を送っていたことから，生活習慣の改善は期待できず，再度，疾患増悪による再入院のリスクがあると考えられる。

領域6《自己知覚》
自分自身では，さっぱりしているがわがままな性格であると認識している。長女は我慢強い性格であると捉えており，自尊感情は高いと考えられる。加齢により罹患する疾患が増えることに対しては受け入れているが，ボディイメージの変容はみられない。

領域10《生活原理》
20年前に仕事を辞めてから趣味はなく，テレビを見ることや家族との関係を大切に考えており，PCI治療前も自宅への退院を希望している。しかし，もう1つの選択肢である転院ということになれば，価値観／信念を貫くことは難しくなる可能性がある。

領域9《コーピング／ストレス耐性》
入院前までは長女に相談する等の情動中心型のコーピングを行ってきた。今後，PCI治療を行う前に，いったん自宅へ退院するか，転院するかの意思決定を行うことに対しストレスを感じている可能性がある。本人は自宅への退院を希望しているが，長女は病状の悪化を心配するため，転院を希望しており，両者の思いにずれがある。しかし，本人から長女へ自らの希望を伝える様子はみられず，希望しない選択に決定した際，さらにストレスが増強する可能性はある。

領域11《安全／防御》
現在，感染徴候はみられないが，糖尿病により好中球の貪食機能や免疫反応の低下，血流不良による白血球の防御機能低下，心臓カテーテル検査終了後に感染のリスクがある。また，杖歩行や臥床生活に伴う下肢筋力の低下，貧血によるふらつきにより，転倒・転落のリスクがある。

領域12《安楽》
心筋梗塞による胸部不快感，うっ血性心不全による呼吸困難はみられず，安楽は保たれている。

領域4《活動／休息》
睡眠障害はない。普段から食事や排泄以外は動かない生活であったが，現在も安静度の指示により臥床生活が長く，活動と休息のバランスがあるとは言えない。また，うっ血性心不全による呼吸困難も改善し，活動による心負荷はないが，深部静脈血栓症のリスクはある。セルフケアとしては，整容や排泄は自立しているが，清潔や更衣には一部介助が必要である。

領域3《排泄と交換》
腎不全として腎機能の高度低下の状態にあるが症状の出現はない。消化器系機能や外皮系機能に異常はみられない。うっ血性心不全による呼吸困難も改善し，ガス交換は正常である。

領域7《役割関係》
夫や一人娘である長女との関係は良好であり，普段の生活でもサポートしてくれる長女に対する感謝の気持ちを抱いている。以前は仕事をして社会的役割を果たし，子どもを育て，母親として妻としての役割を果たしてきた。しかし，現在は夫や長女が身の回りの世話を行い，介護役割を果たしている。その夫は高齢であり，患者本人の生活習慣の改善に対する認識も低く，セルフケアの制限もあるが，ペースメーカー挿入により介護保険等の社会資源の選択肢は増えた。PCI治療前の方針として自宅へ退院するか，転院するかで本人と長女の希望は異なり，長女は現在の状態での退院に対し，介護役割を果たせるかどうか，負担となる可能性がある。

領域8《セクシュアリティ》
既婚であり，母として祖母としての役割を果たしてきたことから，女性性，母性性を維持している。

領域13《成長／発達》
社会的・家庭内役割を果たし，老年期の発達課題「統合性」は達成できていると考える。

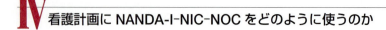

表Ⅳ-14　B氏の全体像

1. 患者プロフィール
   B氏：83歳　女性。夫と2人暮らし。独立した長女がいる。60歳まで市場で販売員をしていた。

2. 発症から入院までの経過
   2017年11月9日，食欲不振や下肢・顔面の浮腫，呼吸困難などの自覚症状があり，11日には胸部圧迫感が出現し，12日長女から救急要請があり，本院へ救急搬送された。うっ血性心不全と急性前壁心筋梗塞の診断を受け，心不全に対する内服と輸液による治療と心臓リハビリテーションを目的に入院となった。

3. 入院時から全体像描写までの疾患経過および治療経過と予後
   入院後，内服や輸液による治療を行い，心不全による肺うっ血症状は改善し，心筋シンチグラフィにより心筋梗塞の部位を特定し，心臓カテーテル検査によって前壁心筋梗塞であると確定した。しかし，50歳からの糖尿病による腎機能の高度低下のため，造影剤による負担が予測される。よって，期間を空けて今後，PCI治療を行う予定である。いったん自宅に帰るか，転院するかの意思決定をする段階にきている。

4. 13領域のアセスメントの統合
   B氏は自分自身ではさっぱりしているがわがままな性格であると認識している。長女は我慢強い性格であると捉えており，自尊感情は高いものと考えられ，自らが納得しないと行動に移さない傾向があるかもしれない。夫や一人娘である長女との関係は良好であり，普段の生活でもサポートしてくれる長女に対する感謝の気持ちを抱いている。以前は仕事をして社会的役割を果たし，子どもを育て，母親として妻としての役割を果たしてきた。しかし，現在は夫や長女が身の回りの世話を行い，介護役割を果たしてきた。その夫は高齢であり，本人の生活習慣の改善に対する認識も低く，セルフケアの制限もあるが，ペースメーカー挿入により介護保険等の社会資源の選択肢は増えた。
   PCI治療前の方針として長女は病状の悪化を心配し，転院を希望している。しかし，本人は自宅への退院を希望しているが，長女と話し合いは行っていない。B氏の希望しない選択肢に決定した場合，ストレスが増強する可能性はある。また，テレビを見たり家族との関係を大切に考えているB氏にとって，価値観／信念を貫くことが難しくなる可能性はある。
   現在，心不全による肺うっ血症状は改善しており，特に安楽は阻害されていない。水分摂取量は継続して制限されているが，現在，浮腫もなく，電解質のアンバランスも見られず。体重の増加もない。普段から食事や排泄以外は動かない生活であったが，現在も安静度の指示により臥床生活が長く，活動と休息のバランスがあるとは言えない。また，ガス交換に問題はなく，活動による心負荷もないが，深部静脈血栓症のリスクはある。セルフケアとしては，整容や排泄は自立しているが，清潔や更衣には一部介助が必要である。
   また，50歳からⅡ型糖尿病の既往があり，現在はインスリン投与にてコントロールを行っている。糖尿病による腎機能の高度低下の状態にあるが症状の出現はない。しかし，造影剤による腎臓への負荷を考慮し，PCI治療が延期となっている。また，糖尿病による好中球の貪食機能や免疫反応の低下，血流不良による白血球の防御機能低下，心臓カテーテル検査終了後に感染のリスクがある。また，杖歩行や臥床生活に伴う下肢筋力の低下，貧血によるふらつきにより，転倒・転落のリスクがある。
   今後，PCI治療を控え，慢性心不全の増悪を予防するためには健康管理が重要となる。B氏は病気に対して加齢によるものという認識がある。医師から説明されたPCI等の治療内容は理解できていると思われるが，療養生活における症状増悪の予防行動について理解しているかは判断できない。服薬管理以外は夫や長女に管理を委ねる生活を送っていたことから，生活習慣の改善は期待できず，再度，疾患増悪による再入院のリスクがあると考えられる。

第4段階：看護計画の立案

■NANDA-I 看護診断の選択

　次に，NANDA-I 看護診断を選択する。関連図で見たように，領域1《ヘルスプロモーション》から看護診断を考える。

　B氏の場合，類1《健康自覚》と類2《健康管理》の両方に看護援助が必要である。しかし，前者に含まれる看護診断は限定的であり，類2《健康管理》から選択する。B氏は現在の身体的状態を加齢によるものと認識し，必要となる健康管理についても人任せであり，生活習慣の改善が行えていない状況にある。ここに含まれる看護診断のうち，候補となるものは〈リスク傾斜健康行動〉〈非効果的健康管理〉が考えられる。〈健康管理促進準備状態〉は，ヘルスプロモーション型看護診断であり，これは患者の安寧の増大や健康の可能性の実現に向けて患者自身に意欲と願望が見られるものであるため，B氏には該当しないと考える。

　では，まず〈リスク傾斜健康行動〉と〈非効果的健康管理〉の定義を確認する。

　〈リスク傾斜健康行動〉：自分のライフスタイルや活動を，ウェルネス・レベルを向上させるように変える能力が低下した状態

　〈非効果的健康管理〉：病気やその後遺症の治療計画を調整して日々の生活に取り入れるパターンが，特定の健康目標を達成するには不十分な状態

　B氏の場合，糖尿病のインスリン注射は行っているが，その他の生活習慣の改善や健康管理行動は行えていない状況にある。よって，病気の管理等の計画を自らの生活に取り入れ，健康目標を達成するには不十分であるといったレベルの状況ではない。B氏自身のライフスタイルや活動を変える能力そのものが問題となっていると考えられる。よって，B氏の看護診断は〈リスク傾斜健康行動〉が適切であると考える。

　では，〈リスク傾斜健康行動〉の診断指標と関連因子を検討してみる。

●診断指標

　診断指標には，【■最適なコントロール感をもてない】【■健康問題を予防する行動がとれない】【■健康状態の変化を過小評価する】【■健康状態の変化を受け入れない】【■喫煙】【■物質乱用】が挙げられている。B氏の場合，下記の診断指標が該当すると考えた。B氏の状態も記述した。
【■健康問題を予防する行動がとれない】
　食事は夫が作るものを食べているが，食事療法を行っているわけではない。食事摂取のスピードも速い。また，運動もせず1日臥床して過ごすことが多い。
【■健康状態の変化を過小評価する】
　食欲不振や下肢・顔面浮腫，呼吸困難等の症状が悪化していたにも関わらず，

Ⅳ 看護計画に NANDA-I-NIC-NOC をどのように使うのか

受診行動が遅れた。また，病気の悪化についても加齢によるものだから仕方がないという認識をもっている。

次に，関連因子を検討してみる。

●関連因子

関連因子には，【■理解力不良】【■ソーシャルサポートの不足】【■自己効力感が低い】【■医療提供者についての否定的な認識】【■推奨された健康管理対策についての否定的な認識】【■社会不安】【■ストレッサー（ストレス要因）】がある。B氏の場合，下記の関連因子が該当すると考えた。B氏の状態も記述した。

【■理解力不良】

B氏に対し，長女が運動を勧めたりしているが受けつけない。また，糖尿病の既往があるにも関わらず，股関節の手術以外は健康であったと捉え，年をとれば病気は仕方がないという認識である。本人の理解力については十分あるとは言えない。

【■推奨された健康管理対策についての否定的な認識】

直接，食事や運動，服薬等について否定的な発言があったわけではないが，勧められた運動を実施せず，年をとれば病気は仕方がないと考え，健康管理対策について積極的な意欲はみられない。

■NOC の選択

NANDA-I 看護診断〈リスク傾斜健康行動〉に対し NOC と NIC を適用した結果を表Ⅳ-15 に示す。

まず，NOC の選択であるが，看護診断が領域 1《ヘルスプロモーション》，類 2《健康自覚》の〈リスク傾斜健康行動〉であったため，NOC の領域も Ⅳ《健康知識と行動》が適切であると推察される。そして，B氏の健康管理において最も望ましい状態を考えれば，自分自身の健康状態を把握し，なおかつ悪化を防ぐことの重要性を認識し，少しでも適切な健康行動を実施できることと考える。よって，B氏の成果としては健康管理に対する「認識」，「知識」，そして「行動」に焦点を当てることになる。

まず，健康管理に対する「認識」については，B氏は病状の悪化に対する危機感が乏しいため，〈健康信念：脅威の認知〉が適切であると考えた。B氏は糖尿病や腎機能低下，心筋梗塞と慢性心不全を有するが，その病気による生活や人生への影響を過小評価しており，病状が悪化する要因（過剰な水分や塩分，糖分の摂取，運動不足等）への認識も低い。そこで，〈健康信念：脅威の認知〉のうち，【■健康を脅かすものに対する認知】【■病気や傷害に対する心配】【■病気や傷害の重症度に対する認知】【■機能的な状態に及ぼす影響の認知】の 4 つの成果指標を選択した。いずれも〈リスク傾斜健康行動〉の診断指標【■健康状態の変化を過小評価する】に対応するものとした。

次に，健康管理に対する「知識」については，特に心不全の管理に焦点を当てた

ため、〈知識：心不全の管理〉が適切であると考えた。B氏は浮腫や呼吸困難があっても早期受診につながらず、食事は夫任せにしており、ほとんど運動をしない生活をしている。これはB氏の「認識」だけにとどまらず、これは食事や運動、心不全等の知識がないことも影響している。そこで、〈知識：心不全の管理〉のうち、【■呼吸困難を管理するための方略】【■浮腫を管理するための方略】【■定期的な運動の利点】【■食事に関するコンプライアンスを高めるための方略】の4つの成果指標を選択した。いずれも〈リスク傾斜健康行動〉の診断指標【■健康状態の変化を過小評価する】と【■健康問題を予防する行動がとれない】に対応するものとした。

最後に、健康管理に対する「行動」については、これも心不全に焦点を当てたため、〈自己管理：心疾患〉が適切であると考えた。B氏は服薬やインスリン注射は自分自身で行っているが、食事や運動、症状の観察等の行動は実施できていない。そこで、〈自己管理：心疾患〉のうち、【■勧められた食事を遵守する】【■体重を観察する】【■勧められた運動に参加する】の3つの成果指標を選択した。栄養士やデイサービス等で推奨された食事や運動を行うことと、浮腫の観察とともに心不全患者としては重要な指標である体重を観察することとした。

■NICの選択

看護診断が領域1《ヘルスプロモーション》、類2《健康自覚》の〈リスク傾斜健康行動〉であり、NOCも領域Ⅳ《健康知識と行動》を選択し、B氏の「認識」「知識」「行動」の成果を検討したことを考えると、NICについては領域3《行動的》が適切であると考える。

まず、B氏の病気に関する「認識」や「知識」に働きかけるNICとして、領域3《行動的》の類S《患者教育》のうち、〈教育：疾患経過〉を選択した。この中から、これまでの病気への対処を振り返り、病気に関する正しい知識や情報の提供を行い、浮腫や体重等のセルフモニタリングの方法、栄養士による食事指導、異常時の対処等について家族を含めた介入を選択した。さらに、同じく領域3《行動的》の類S《患者教育》から、〈教育：処方された食事〉と〈教育：処方された運動〉を選択した。これは栄養士による食事指導を受けた後、勧められた食事を摂取すること、少しでも定期的に運動をすることを目指して行う介入である。

そしてさらには、同じ領域3《行動的》のうち、類P《認知療法》の〈学習促進〉を選択した。高齢であるB氏にとって食事や運動、セルフモニタリング等の知識、行動を求められることは簡単なことではない。そこで、少しでもB氏の病気の管理の学習が円滑に進むための介入を考慮した。ここにはB氏の理解度に応じて、教育方法を工夫する等の介入を含めた。

■NOCの測定尺度の選定

最後に、NOCの測定尺度を選定する。

成果指標1つひとつにおいて、測定尺度「1」と「5」を設定する。その際、B氏の

IV 看護計画に NANDA-I-NIC-NOC をどのように使うのか

表IV-15 B氏の看護計画 NANDA-I看護診断〈リスク傾斜健康行動〉に対してNOCとNICを適用した結果

NANDA-I看護診断	看護成果をNOCから選定			
領域1《ヘルスプロモーション》，類2《健康管理》	領域IV《健康知識と行動》，類R《健康信念》			
リスク傾斜健康行動	健康信念：脅威の認知			
定義：自分のライフスタイルや活動を，ウェルネス・レベルを向上させるように変える能力が低下した状態	定義：健康を脅かす問題が深刻であり，生活に悪影響を及ぼす可能性があるという個人の信念			
診断指標	成果指標　　総合評価	きわめて弱い 1	弱い 2	中程度に弱い 3
■健康問題を予防する行動がとれない 食事は夫が作るものを食べているが，食事療法を行っているわけではない。食事摂取のスピードも速い。また，運動もせず1日臥床して過ごすことが多い	■健康を脅かすものに対する認知（過剰な水分・塩分摂取，糖分摂取，運動不足等に対する認知） VS 健康状態の変化を過小評価する	過剰な水分・塩分・糖分摂取，運動不足に対し脅威認知がきわめて弱い ★11/24		●11/27
■健康状態の変化を過小評価する 食欲不振や下肢・顔面浮腫，呼吸困難等の症状が悪化していたにもかかわらず，受診行動が遅れた。また，病気の悪化についても加齢によるものだから仕方がないという認識をもっている	■病気や傷害に対する心配（慢性心不全・心筋梗塞・糖尿病・腎機能低下に対する心配） VS 健康状態の変化を過小評価する	慢性心不全・心筋梗塞・糖尿病・腎機能低下に対する心配がきわめて弱い ★11/24		●11/27
関連因子	■病気や傷害の重症度に対する認知（慢性心不全・心筋梗塞・腎機能低下の重症度に対する認知） VS 健康状態の変化を過小評価する	慢性心不全・心筋梗塞・腎機能低下の重症度に対する脅威認知がきわめて弱い ★11/24		●11/27
■理解力不良 長女が運動を勧めたりしているが受けつけない。また，糖尿病の既往があるにもかかわらず，股関節の手術以外は健康であったと捉え，年をとれば病気は仕方がないという認識である。本人の理解力については十分あるとは言えない	■機能的な状態に及ぼす影響の認知（慢性心不全・心筋梗塞・腎機能低下の病状悪化による身体的機能への悪影響に対する認知） VS 健康状態の変化を過小評価する	慢性心不全・心筋梗塞・腎機能低下の病状悪化による身体的機能への悪影響に対する脅威認知がきわめて弱い ★11/24		●11/27
■推奨された健康管理対策についての否定的な認識 直接，食事や運動，服薬等について否定的な発言があったわけではないが，勧められた運動を実施せず，年をとれば病気は仕方がないと考え，健康管理対策について積極的な意欲はみられない	領域IV《健康知識と行動》，類GG《健康状態知識》			
	知識：心不全の管理			
	定義：心不全とその治療，および疾患の進行・合併症の予防に関する理解の程度			
	成果指標　　総合評価	知識なし 1	限定された知識 2	中程度の知識 3
	■呼吸困難を管理するための方略（呼吸困難出現時の対応，異常時の報告等） VS 健康状態の変化を過小評価する VS 健康問題を予防する行動がとれない	呼吸困難出現時の対応に関する知識がない ★11/24		●11/27
	■浮腫を管理するための方略（浮腫出現時の対応，異常時の報告等） VS 健康状態の変化を過小評価する VS 健康問題を予防する行動がとれない	浮腫出現時の対応に関する知識がない ★11/24		●11/27
	■定期的な運動の利点（定期的に体を動かすことの利点等） VS 健康状態の変化を過小評価する VS 健康問題を予防する行動がとれない	定期的に運動することの利点に関する知識がない ★11/24		●11/27
	■食事に関するコンプライアンスを高めるための方略（栄養士が推奨する食事内容を摂取すること等） VS 健康状態の変化を過小評価する VS 健康問題を予防する行動がとれない	栄養士が推奨する食事内容に関する知識がない ★11/24		●11/27
	自己管理：心疾患			
	定義：心疾患とその治療を管理し，疾患の進行および合併症を予防するための個人の行動			
	成果指標　　総合評価	まったく表明しない 1	まれに表明 2	ときどき表明 3
	■勧められた食事を遵守する（栄養士に勧められた食事を遵守する） VS 健康問題を予防する行動がとれない	栄養士に勧められた食事を摂取するとまったく表明しない ★11/24		●11/27
	■体重を観察する（毎日決められた時間に体重を測定する） VS 健康状態の変化を過小評価する	体重を毎日測定するとまったく表明しない ★11/24		●11/27
	■勧められた運動に参加する（デイサービス等で定期的に体を動かす） VS 健康問題を予防する行動がとれない	勧められた運動に参加するとまったく表明しない ★11/24		●11/27

2. 事例の看護計画に NANDA-I-NIC-NOC を活用する：慢性期の事例 2

		看護介入を NIC から選定		
		領域 3《行動的》，類 S《患者教育》		
		教育：疾患経過		
		定義：具体的な疾患経過に関する情報を理解できるよう患者を支援すること		
強い	非常に強い	実施日	カテゴリー	行動
4	5	11/24, 27	教育指導	■身体状態についての患者の知識を認識する (慢性心不全，心筋梗塞，糖尿病に関する知識の理解度を確認する質問を行う)
	過剰な水分・塩分・糖分摂取，運動不足に対し脅威認知が非常に強い	11/25	教育指導	■疾患の一般的な徴候と症状を説明する (慢性心不全，心筋梗塞，糖尿病の徴候と症状を説明する)
		11/25, 26	教育指導	■患者が症状に対してどのように対処してきたのか患者と一緒に探索する (これまで患者が症状をどのように認識し対処してきたのかを記憶を振り返りながら確認を行う)
	慢性心不全・心筋梗塞・糖尿病・腎機能低下に対する心配が非常に強い	11/24	情報提供	■患者の身体状態についての情報を提供する (現在の身体状況に関する情報を提供する)
		11/24	教育指導	■患者の身体状態の変化を明確にする (入院時と現在の身体状態の変化を具体的な症状を例に出しながら自らの感覚の違いを確認してもらう)
	慢性心不全・心筋梗塞・腎機能低下の重症度に対する脅威認知が非常に強い	11/26	情報提供	■患者の経過についての情報を家族／重要他者へ提供する (患者の疾患経過に関する情報を家族である夫や長女に提供する)
		11/25, 26	教育指導	■将来起こりうる合併症の予防そして／または疾病経過をコントロールするために必要となる可能性のあるライフスタイルの変容について話し合う (慢性心不全の増悪，心筋梗塞の再発，糖尿病の悪化等を踏まえ必要となるライフスタイルの変容の具体的内容を家族とともに話し合う)
	慢性心不全・心筋梗塞・腎機能低下の病状悪化による身体的機能への悪影響に対する脅威認知が非常に強い	11/26	教育指導	■症状を管理し／最小に抑える方法を患者に指導する (体重増加，浮腫の観察等の具体的方法を患者および家族に説明する)
		11/24	情報提供	■利用可能な資源／サポートを探す (栄養士による食事指導やデイサービスでの運動等，活用できる資源／サポートに関する情報提供を行う)
		11/25	教育指導	■ヘルスケア提供者へ報告すべき徴候や症状について患者を指導する (受診しなければいけない徴候や症状を患者と家族に説明する)
		11/26	情報提供	■合併症が起こった場合に連絡をする電話番号を教える (異常時の連絡先の電話番号を伝える)

		領域 3《行動的》，類 S《患者教育》		
		教育：処方された食事		
		定義：処方された食事に正しく従うための患者の準備		
かなりの知識	広範囲な知識	実施日	カテゴリー	行動
4	5	11/24, 27	評価	■処方された食事に関する患者の現在の知識レベルを評価する (食事に関する患者の知識レベルを評価する)
	呼吸困難出現時の対応に関する広範囲な知識がある	11/24	調整	■栄養士に患者を紹介する (栄養相談を受けることができるよう調整する)
	浮腫出現時の対応に関する広範囲な知識がある	11/25, 26	調整	■家族に参加してもらう (栄養相談には患者のほか，夫と長女にも参加してもらう)

		領域 3《行動的》，類 S《患者教育》		
	浮腫出現時の対応に関する広範囲な知識がある	**教育：処方された運動**		
		定義：処方されたレベルの運動を達成または維持するための，患者の準備		
		実施日	カテゴリー	行動
	栄養士が推奨する食事内容に関する広範囲な知識がある	11/25	情報提供	■身体状況に応じて，どのような運動が適切であるかという情報を患者に提供する (杖歩行であるが，糖尿病や心不全にとっても適切な運動は必要であることを説明する)
		11/25	情報提供	■運動と患者のコンプライアンスを高めるために，有効な地域資源とサポートグループに関する情報を提供する (デイサービス等に入浴以外の活動にも参加し運動できる旨の情報を提供する)

		領域 3《行動的》，類 P《認知療法》		
しばしば表明	一貫して表明	**学習促進**		
4	5	定義：情報の処理能力と理解力を促進すること		
		実施日	カテゴリー	行動
	栄養士に勧められた食事を摂取するといつも表明する	11/25, 26	調整	■患者の知識や理解の程度に応じて指導内容を調整する (患者の知識や理解度，及び最低限必要とする指導内容を限定する)
		11/25, 26	情報提供	■意欲を引き出すような情報を提供する (患者の希望等を確認し，食事や運動に対し意欲が高まる情報を提供する)
	体重を毎日測定するといつも表明する	11/26	情報提供	■教育的なパンフレット，ビデオ，オンライン資料を提供する (患者に必要な最低限の指導内容を含めたパンフレットを作成し提供する)
	勧められた運動に参加するといつも表明する	11/26, 27	説明	■重要な情報は反復する(重要な情報は繰り返し患者に伝える) ■言葉による助言と注意喚起を行う(適宜，助言と注意喚起を行う)
		11/25, 26	調整	■患者のペースに合わせた指導法を用いる(高齢であることから患者のペースに合わせ一度に多くの内容を求めない)

IV 看護計画に NANDA-I-NIC-NOC をどのように使うのか

　場合に適当とされる状態を記載する．今回，選択した成果指標についてはB氏の場合，11月24日時点ではいずれも「1」と評価した．
　次に，評価日を定めるが，いずれの成果指標も3日後の11月27日を設定した．評価までの期間を短くすることで丁寧にB氏の状況を評価し，適宜，必要に応じてケアプランの修正を行えるようにした．教育指導の内容も比較的多く，栄養士等の介入も必要となるため，最終的なゴールは11月27日以降になると推測される．
　以上で，B氏の看護計画の作成を終了とする．

Ⅳ 看護計画に NANDA-I-NIC-NOC をどのように使うのか

2. 事例の看護計画に NANDA-I-NIC-NOC を活用する
急性期の事例

本項では，急性期のうち周手術期の事例として，左大腿骨頸部骨折のため人工骨頭置換術後 1 日目にある 82 歳の女性 C 氏を取り上げる．突然の受傷や手術は，患者にとって今後の生活や人生を一変させる可能性がある出来事であり，C 氏にとっても例外ではない．

C 氏は 4 年前からアルツハイマー型認知症を患っており，記銘力および認知力の低下がありながらも，本人の希望により，家族の援助を受けながら 1 人暮らしを続けてきた方である．しかし，今回の受傷および入院により，記銘力や認知力がさらに低下し，夜間せん妄の状態にあった．以上のことから，看護としては，急性期から順調に回復し，できる限り入院前の生活を取り戻し，QOL を維持できるように援助していくことが重要であると考えた事例である．

第 1 段階：情報収集

C 氏について，入院時初期情報はデータベースシートを**表Ⅳ-16** に，入院後の SOAP シートを**表Ⅳ-17**，検温表を**表Ⅳ-18**，検査データを**表Ⅳ-19** に示した．

C 氏は，アルツハイマー型認知症を患っており，現状を把握できない状態にあった．このように患者本人からの情報収集が困難な場合，入院前にどのような健康管理を行っていたのか，どのような生活を送っていたのか，介護の状況などについて，入院時に家族から詳細な情報を得る必要がある．

健康管理についてはデータベースシートの領域 1 《ヘルスプロモーション》に記載していく．また，生活については，内容に応じて領域 2 《栄養》，領域 3 《排泄と交換》，領域 4 《活動／休息》，領域 5 《知覚／認知》，領域 9 《コーピング／ストレス耐性》，領域 11 《安全／防御》に記載する．さらに家族状況については，領域 7 《役割関係》，領域 8 《セクシュアリティ》，領域 13 《成長／発達》に記載する．

現在，特に急性期病院では平均在院日数が短縮され，入院時から早期退院を目指して調整することが求められている．退院調整を行う際に，入院前の状況を把握することは，退院に向けた看護上のゴールを設定するためにも重要である．

また，認知症を患っているからといって，患者本人から何の情報も得られないと考えることは早計である．たとえ，せん妄状態にあっても，患者が語る何気ない言動からこれまでの生き方や人生観が垣間見えることも多い．C 氏に関わった看護師は，そうした言動を見逃さず，データベースシートや SOAP シートに残している．

IV 看護計画に NANDA-I-NIC-NOC をどのように使うのか

表IV-16　C氏のデータベースシート

氏名：C氏　年齢：82歳　性別：女性　入院日：20XX年8月3日　診断名：左大腿骨頸部骨折

領域1《ヘルスプロモーション》
入院するまでの経緯と目的：8月3日17時，娘と散歩後に自宅内で座布団につまずき，転倒し受傷する。長女とともに当院の救急外来を受診し，X線写真上，左大腿骨頸部骨折と診断され，緊急入院となる。治療方針（保存療法か手術療法か）は入院後に決めていくこととなる。
主訴：左足に痛みあり。しびれも，ときどきある。
既往歴：20年前　頸椎症：牽引・装具にて保存療法，神経症状なし
　　　　10年前　白内障：レーザー治療（右か左かわからず）
　　　　5年前　高血圧
　　　　4年前　アルツハイマー型認知症：自宅では物忘れあり，同じことを繰り返す
今回の入院についての医師からの説明：左足の付け根に骨折をしています。今後手術するかどうかは精密検査の結果で決めます。
病気・今回の入院をどのように受けとめているか：
（患者）不明。何度も「なんでこんなに痛いの？」と娘や看護師に尋ね，そのたびに骨折であることを説明すると毎回驚く。
（長女）「骨が折れていたんですね。今後の治療がどうなるか心配です。後日先生からあらためて説明してくれるんですよね？」

療養法の有無：1)　㊒（薬物療法：アムロジン1回1錠，内服中）　2)　無
療養法の実施率：内服（100％）　食事（　）　運動（　）　その他（　）
長女が管理し，毎回準備して内服させていた
遺伝的疾患：1)　有　　　　2)　㊟
生活パターン：1)　㊞規則的　2)　不規則　3)　その他（　　　）
健康維持・増進行動：1)　㊒［神経内科（高血圧・認知症）外来の定期受診1回/2か月。長女が付き添い，必ず受診していた］
　　　　　　　　　　2)　無
嗜好品：喫煙　1)　有（　）　2)　㊟　　飲酒　1)有（　）　2)　㊟
アレルギー：1)　有（　　　　）　2)　㊟
その他の関連情報：
　40年くらい前から1人暮らしをしており，近所に住む長女が毎食訪れて内服薬を飲ませたり，毎日散歩をしたり，定期受診に付き添ったりと健康管理をしていた。

領域2《栄養》
身長：155 cm　体重：70 kg　標準体重：52.9 kg　体重の変化：㊟
食習慣：1日3回　1)　㊞規則的　2)　不規則　3)　その他（　　　　　）
食事の好き嫌い：1)　有（　　　　　）　2)　㊟　　食欲：1)　㊞ふつうにある　2)　ない（理由　　　　）
水分摂取：1日500～1,000 mL 程度
その他の関連情報：

領域3《排泄と交換》
排便：回数　1回/日，性状：1)　㊞普通　2)　下痢　3)　便秘　※薬剤使用の有無　1)　有（　）　2)　㊟
腹部症状：1)　有（　　　　　）　2)　㊟
便失禁：1)　有（　　　　　）　2)　㊟
排尿：回数　15～17回/日　残尿感の有無：1)　有　2)　㊟　3)　その他（　　　）
夜間排尿：1)　㊒（1回）　2)　無
尿失禁：1)　有（　　　）　2)　㊟
外皮系異常：1)　有　　　　2)　㊟
その他の関連情報：

領域4《活動／休息》
睡眠時間：（　20　）時　～（　7　）時，約（　11　）時間/日
不眠：1)　有（　　　）　2)　㊟　　睡眠剤：1)　有（　　　）　2)　㊟
日々の活動パターン：起床から就寝までのおよそのパターン

7:00	8:00	13:00	18:00	20:00
起床	朝食	入眠　昼食	散歩　夕食	就寝

（表IV-16続く）

2. 事例の看護計画に NANDA-I-NIC-NOC を活用する:急性期の事例

(表Ⅳ-16 続き)

運動機能障害:1) 有( )	2) ㊀
食事行動障害:1) ㊲(準備は長女が行っている)	2) 無
排泄行動障害:1) 有( )	2) ㊀
移乗行動障害:1) ㊲(杖歩行,あるいはつたい歩きをしていた)	2) 無
清潔行動障害:1) ㊲(湯船の準備は長女が行っている)	2) 無
衣服着脱行動障害:1) ㊲(衣服の準備は娘が行っている)	2) 無
他の行動障害:1) 有( )	2) ㊀
余暇あるいは気分転換活動:ほぼ毎日,長女との散歩	
活動による循環呼吸障害:1) 有( )	2) ㊀
その他の関連情報:	

領域5《知覚/認知》
意識レベル:清明(入院時 JCS Ⅰ-2)
見当識障害:1) 有( )　2) ㊀〔自宅と長女の家など,よく行く場所の区別はついていた(ここは家,ここは娘の家など)。年齢もわかっていた〕
言語障害:1) 有( )　2) ㊀
理解力障害:1) ㊲(ときどき物忘れがあり,説明しても同じ質問をしたりすることもある)　2) 無
認知障害:1) ㊲(物忘れがあり,同じことを繰り返す)　2) 無
感覚障害:1) ㊲(両側の聴力障害。大きな声でゆっくり話すと聞こえる)　2) 無
コミュニケーション:会話は成立する。
その他関連情報:
・長女より,自宅でも物忘れがあり,同じことを繰り返すので,ホワイトボードに長女が毎日コメント(お財布は○○にある。お風呂は,昨日入ったから,次は明日入る,など)を書いて,納得していた。

領域6《自己知覚》
自分の性格をどのように思うか:まじめ,明るい。
家族は患者の性格をどのように思っているか:気が強くて,明るい。頑固なところもある。
病気による自分の身体や機能の変化をどのように感じているか:不明
その他の関連情報:

領域7《役割関係》
現在の職業:無職
過去の職業:旅館の女中を経て,夫の死後は跡を継いで飲食店を経営していた。
家族構成:　　　　　　　　　　夫は 50 歳頃,胃がんで死亡。
　　　　　　　　　　　　　　　長女は近所に住んでいる。
　　　　　　　　　　　　　　　次女はがんで死亡。
　　　　　　　　　　　　　　　三女は他県在住で,ときどき面会に訪れる。

キーパーソン:長女
患者の世話をする人:毎食長女が通い,食事の準備と散歩を行う。
その他の関連情報:
・「いつでも同居できるんですが,本人が気を遣うから1人暮らしがいいと言うんです」(長女)
・長女は毎日面会に来る。それ以外でも病院に近い本人宅で待機し,連絡すればいつでも来院できるようにするとのこと。
・孫も時折訪れ,患者と笑顔で会話をしている。

領域8《セクシュアリティ》
婚姻状況:既婚。夫とは 50 歳代に死別している。
妊娠歴:1) ㊲(3回)　2) 無
子ども:1) ㊲(2人)　2) 無
月経:閉経 50 歳
更年期障害:1) 有( )　2) ㊀
泌尿器系疾患:1) 有( )　2) ㊀
その他の関連情報:

(表Ⅳ-16 続く)

IV 看護計画にNANDA-I-NIC-NOCをどのように使うのか

(表IV-16続き)

領域9《コーピング／ストレス耐性》
ストレスだと感じていること：
1) ㋲(「何でこんなベッドの上にずっといなくちゃいけないんだい！！」と入院時より言う)　2) 無
不安や悩み：不明
日頃のストレス発散法：散歩
家族や他の人たちからのサポート：入院前から長女が毎日訪れ，日常的な世話や話し相手になったりしている。
ストレスによる心身の反応：「滅多にないんですけど，気に入らないことがあると大きな声で怒ったりします」(長女)
その他の関連情報：

領域10《生活原理》
価値・信念：「自分でできることは自分でしたいね。1人暮らしはいいよ，気を遣わなくていいからさ。自由だよ」
信仰：1) 有(　　　　　) 2) ㊌
人生の目標や生き甲斐：「もう思い残すことはないねえ。後は，1人でのんびり生きていけたらいいよ」
人生において重要と考えていること：自分のことは自分ですること。自由に生きること。
その他の関連情報：

領域11《安全／防御》
感染：1) 有(　　　) 2) ㊌
感染リスクファクターの存在：1) 有(　　　　　　) 2) ㊌
転倒・転落の危険：1) ㋲(高齢，認知症，骨折，骨折に伴う疼痛，両側の聴力障害) 2) 無
身体損傷リスクファクターの存在：1) ㋲(高齢，認知症，骨折，骨折に伴う疼痛，両側の聴力障害，点滴ルート留置，左下肢牽引中) 2) 無
体温調整の異常を引き起こすリスクファクターの存在：1) 有(　　　) 2) ㊌
その他の関連情報：

領域12《安楽》
身体の苦痛：1) ㋲(疼痛，左下肢牽引中，ベッド上安静) 2) 無
疼痛：1) ㋲(骨折に伴う左下肢の疼痛) 2) 無
鎮痛剤の使用：1) ㋲(入院時より，ロルカム1回1錠1日3回内服) 2) 無
入院環境：(4人部屋)
面会について：希望 1) 有(　　　) 2) ㊌
その他の関連情報：

領域13《成長／発達》
身体的な成長の問題：1) 有(　　　) 2) ㊌
先天的・遺伝的な問題：1) 有(　　　) 2) ㊌
その他の関連情報：

表Ⅳ-17　C氏のSOAPシート

月日	時間	SOAP
8/3	19：00	O：娘が付き添い，ストレッチャーにて入院する。 両足趾の動きあり。両足背動脈も触知できる。末梢冷感軽度あり。ときどき上半身のみ起き上がろうとするも，「いたたっ」と顔をしかめ，途中でやめる。下記の発言を繰り返す。 S：痛みはあるよ。しびれ？　ときどきね。……かばん　ない？　トイレ，トイレ。 A：説明しても，状況を理解できていないことから，夜間，不穏行動を起こす危険性が考えられる。また，日常生活への援助が必要である。 P：尿器を設置する。褥瘡マットを挿入する。医師の指示に従い，スピードトラック牽引2 kg施行する。家族に，危険行動出現のリスクについて説明し，状況により抑制を実施することの了承を得，承諾書にサインをいただく。
8/4	6：00	O：朝までほとんど一睡もせず，訪室すると「ちょっと来て」と大声で叫ぶ。何度も同じことを説明するが，すぐに忘れてしまう。排尿時には，ナースコールを押してくる。 食事は，看護師がギャッチアップしセッティングすると，自分で摂取する。
	14：00	S：トイレは行けるの？　足はどうして痛いの？　財布はどこ？ O：説明するとその場では納得するが，すぐに上記を繰り返して訴える。腰上げができず，少し身体を上げるだけでも痛がる。 日中，うとうとと寝ていることが多い。
	21：30	O：起き上がり，寝衣を脱いでしまう動作が続く。トイレに行こうとする動作もあり。「トイレ」と強い口調で言い，起き上がろうとしたり，ベッドから降りようと上半身をベッド柵から乗り出したりする。 A：有効な牽引が妨げられており，危険行動もある。ベッドから転落の危険性もある。 P：主治医の指示に従い上肢抑制を施行する。不穏時オーダー，セレネース1/2 A＋生食100 mLを点滴静注する。
8/5	6：00	O：夜間，入眠と覚醒を繰り返していた。覚醒時は起き上がったり，「私を一体どうするつもり」など，大声で叫んだりしていた。体位変換時「何をする」と大声で言い，看護師を爪でひっかいたりした。朝はすっきりと目覚め，大声を出すようなことはない。 S：（見当識を問うと）名前は，C。歳は65。ここは……わかんないねえ。
	14：00	S：ここは○○病院よね。転んで骨を折っているんでしょ。で，トイレに行きたいけど，どうすればいいですか？ O：説明した直後は，上記の発言があるが，10分後に同じことを聞いても答えられない。 長女，三女と孫が面会中。笑顔で談笑している。
8/6	6：00	O：夜間，いびきをかいて，よく眠っていた。尿失禁あり。
	14：00	O：処置時以外は，入眠していることが多い。
	23：00	O：消灯頃より，大声を出したり，起き上がろうとする動作あり。
8/7	6：00	O：0時頃より，朝までよく眠っていた。起床後も穏やかに食事を摂る。
	14：00	O：長女が面会中。穏やかに笑っている。 S：（家での生活について問うと）この子（長女）が本当によくやってくれるよ。（次女は）タバコとお酒の飲みすぎで，私の言うことを聞かないから死んじゃったけど，他の子はよい子に育ったし，もう思い残すことはないねえ。後は，1人でのんびり生きていけたらいいよ。けど，自分でできることは自分でしたいね。1人暮らしはいいよ，気を遣わなくていいからさ。自由だよ。
	15：00	O：主治医より，長女に対して，手術のメリット，デメリット，手術の内容，合併症，術後の様子について説明される。本人にも説明される。 長女「年齢的に危険もあるけど，手術をした方が，その後，動ける範囲が大きくなる可能性が高いんだったら，やってください。お願いします」 S：動けるようになるんだったら，手術するよ。このまま痛いのも嫌だしね。
8/8	15：00	S：えーっ。明日手術するの？　やだねえ，痛いでしょう？ O：本日，排便なし。 A：手術前日のため P：医師の指示により，GE 120 mL施行する。おむつ内に反応便，硬便が片手一杯あり。
8/9	6：00	O：夜間，よく眠れていた。
	13：45	O：BP 155/82 mmHg。P 84回/分。手術室へ出棟する。

（表Ⅳ-17続く）

Ⅳ 看護計画に NANDA-I-NIC-NOC をどのように使うのか

（表Ⅳ-17 続き）

	14：10	〈術中記録〉 　　　術式：左人工骨頭置換術 　　　麻酔：腰椎麻酔（L 3/4，0.5% マーカイン），局所麻酔（1% キシロカイン）。 　　　麻酔時間 90 分。手術時間 53 分。術中とおしてバイタルサイン安定して経過。 　　　IN：輸液 400 mL，OUT：出血量 140 mL　尿量 150 mL 　　　術中に，フォーリーカテーテル，左股関節内に SB バック（ドレーンおよび低圧持続吸引用キット）が留置される。
	15：45	O：ベッドにて，手術室より帰室する。 　　BP 135/70 mmHg。P 76 回/分。KT 36.2℃。SpO$_2$ 97%。 　　尿はフォーリーカテーテルのルート内少量流出あり。SB バック排液少量，血性。リークなし。 　　足趾知覚なし。両下肢動きなし。足背動脈良好に触れる。悪心なし・嘔吐なし。 S：痛くないよ。足触ってるの？　よくわからないよ。 A：患肢の脱臼予防，危険防止目的にて下記実施。 P：外転枕装着。上肢抑制を施行する。
	16：15	O：うとうと入眠されている。尿量 10〜20 mL 程度。SB バックの排液少量，少しずつ流出している。足趾知覚なし。両下肢動きなし。足背動脈良好に触れる。 S：ちょっと寒いから（布団）もう 1 枚かけてほしいよ。
	17：15	O：尿量 50 mL。SB バック 排液 30 mL 血性。足趾知覚あり。足趾，良好に動く。両下肢動きあり。足背動脈良好に触れる。抑制帯をいじっている。 S：これ何？　お母さんの形見？　いつまでつけてればいいの？
	19：15	O：尿量 200 mL。SB バック排液合計 100 mL，さらっとした血性。足趾の動き，足背動脈の触知良好。 　　歌を歌って，上機嫌でいる。家人，帰室時より付き添ってくれている。 S：足，痛いよ。何でこんなに痛いの？　手術？　一体何の話をしてるんだい？ 　　（抑制帯を指して）あんた，こんな罪人みたいにしないでよ。嫌だよ。
	22：00	O：場所，年齢を問うも答えられない。外転枕が外れることはないが，下肢を盛んに動かしている。 　　面会時間が終了し，家人の帰宅後より，徐々に落ち着かなくなってきている。 　　SB バック排液合計 100 mL。少量ずつ流出あり。足趾の動き・足背動脈の触知良好。 A：ルート類留置中であり，自己抜去の危険性が高い。下肢の動きもみられ，脱臼のリスクもある。体動は疼痛の影響もあるのか。鎮痛目的にて下記実施。 P：ケトプロフェン 50 mg 坐薬を挿肛する。危険行動に十分注意して観察していく。
8/10	0：20	O：ベッドの頭側に身体が寄っている。下肢のみ半側臥位になっている。大声で「トイレに行きたい」と叫び，体動が盛ん。ルート類の固定は外れていない。創，上層滲出なし。左股関節の屈曲なし。 A：鎮静目的にて下記実施。 P：セレネース 1/2 A＋生食 100 mL を点滴静注する。
	6：00	O：セレネース点滴後は，入眠していた。声を出すことはあるが，体動は少ない。 　　尿量 1,300 mL。SB バック合計 150 mL。さらっとした血性。リークなし。創，上層滲出なし。足趾の動きはよい。排ガスの有無は不明だが，腹鳴は良好に聴取できる。腹部膨満なし。
	8：00	O：朝食のため，ベッドをギャッチアップすると「いたた……」と痛がるが，しばらくすると言わなくなる。朝食，ほぼ全量摂取する。 　　抑制帯がとれており，手まねきをしている。点滴ルートをいじっている。

表Ⅳ-18 C氏の検温表

氏名 C氏		年齢 82歳	性別 女性	病名 左大腿骨頸部骨折			医師 Z

暦日		8月3日	8月4日	8月5日	8月6日	8月7日	8月8日	8月9日	8月10日
在院日数		1	2	3	4	5	6	7	8
術後日数								0	1
内服薬			アムロジン 1T1×朝				→		
			ロルカム 3T3×					→	ロルカム 2T2×(昼夕)
			ムコスタ 3T3×					→	ムコスタ 2T2×(昼夕)
			20時プルセニド 2T				21時ザンタック 1T	7時ザンタック 1T	
点滴			セレネース 1/2A						0時セレネース 1/2A
								フルマリン 1g×2	
その他								22時ケトプロフェン 50mg	

血圧		152	151/76	126/67	142/82	153/74	148/65	146/72	158/80
食事	内容		米飯常菜	米飯常菜	米飯常菜	米飯常菜	米飯常菜	禁飲食	全粥軟菜
	朝昼夕		1 1/2 1	1 1 1	1 1 1	1 4/5 2/3	1 1 1		1
IN 点滴	術前		100				1,100		
	術後							1,600	700
OUT	便(回数)	0	0	1	0	2	2	0	
	尿回数/尿量	4/-	8/-	8/-	5/-	17/-	15/-	-/1,800	
							SBバック排液	170	
観察	足趾痛み		＋ ＋ ＋ ＋	＋ ＋ ＋ ＋	＋ ＋ ＋ ＋	＋ ＋ ＋ ＋	＋ ＋ ＋ ＋	＋ ＋ ＋ ＋	＋
	足趾しびれ		± ± ± ±	± ± ± ±	± ± ± ±	± ± ± ±	± ± ± ±	− − − −	−
	足趾知覚		＋ ＋ ＋ ＋	＋ ＋ ＋ ＋	＋ ＋ ＋ ＋	＋ ＋ ＋ ＋	＋ ＋ ＋ ＋	＋ ＋ ＋ ＋	＋
	足趾動き		＋ ＋ ＋ ＋	＋ ＋ ＋ ＋	＋ ＋ ＋ ＋	＋ ＋ ＋ ＋	＋ ＋ ＋ ＋	＋ ＋ ＋ ＋	＋
	足背動脈触知		＋ ＋ ＋ ＋	＋ ＋ ＋ ＋	＋ ＋ ＋ ＋	＋ ＋ ＋ ＋	＋ ＋ ＋ ＋	＋ ＋ ＋ ＋	＋
	SpO2(%)							97 97	97
安静度		ギャッチアップフリー	→				(術後)ベッド上外転枕装着 ギャッチアップ 30°可 側臥位 看護師付き添いで可	ギャッチアップ 90°可	→
処置・検査		スピードトラック牽引 2kg	→				→		
			清拭・陰部洗浄						→
			体位変換 2時間ごと						
			採血		BGA		採血	フォーリーカテーテル	採血
			検尿		心エコー		GE120mL		

IV 看護計画に NANDA-I-NIC-NOC をどのように使うのか

表Ⅳ-19　C氏の検査データ，採血データ

項目	8/3（入院日）	8/10
WBC（/μL）	6,380	5,770
RBC（×10⁴/μL）	490	400
Hb（g/dL）	15.1	12.4
Ht（%）	47	38
Plt（×10⁴/μL）	13.2	16
CRP（ng/mL）	0.23以下	3.24
TP（g/dL）	7.3	5.6
Alb（g/dL）	4.5	3.2
Na（mmol/L）	144.5	143.7
K（mmol/L）	3.8	3.7
UN（mg/dL）	19.5	18.6
Cre（mg/dL）	0.68	0.49
T-Bil（mg/dL）	1	未測定
AST（U/L）	22	21
ALT（U/L）	19	14
LDH（U/L）	193	未測定
血糖（mg/dL）	98	88

血液ガスデータ（8月8日）

pH	7.431
PaCO₂（mmHg）	36.2
PaO₂（mmHg）	82
HCO₃（mmol/L）	23.7
BE（mmol/L）	0.2
SaO₂（%）	96.3

心エコー所見（8月8日）
EF 77%
【左室壁全体】normal
【心嚢液】異常なし
【壁運動異常】なし
【弁膜症所見】なし

心電図所見
正常範囲内

第2段階：アセスメント

　ここからは NANDA-I 看護診断の13領域の枠組みに沿って，C氏に関するアセスメントを行っていこう。

■領域1《ヘルスプロモーション》

　まず，領域1《ヘルスプロモーション》であるが，当該領域のデータベースシート（表Ⅳ-16）を見ると，これまでの健康管理は長女によって行われていることが読み取れる。入院後は，SOAPシート（表Ⅳ-17）より，手術の施行について，8月7日に「動けるようになるんだったら，手術するよ。このまま痛いのも嫌だしね」と同意したが，次の日には「えーっ。明日手術するの？　やだねえ，痛いでしょう？」と覚えていない様子がみられる。こうした情報からC氏が状況を理解できていないため，治療上の意思決定は家族によってなされ，治療を含めた健康管理は医療者によって行われていると解釈できる。これらの内容を基に，次のようにアセスメントした。

● 領域1の類のアセスメント
・類1《健康自覚》
　認知症による記銘力，理解力の低下により，何度説明しても，痛みがあること以外，病気や病状，手術したことについて理解できていない。
・類2《健康管理》
　日ごろの健康管理や治療上の意思決定は，長女をとおして行われていた。入院後も医療者と娘に委ねられている。

● 領域1のアセスメントのまとめ
　入院前より，認知症による記銘力，理解力の低下があり，日ごろの健康管理や治療上の意思決定は，娘をとおして行われていた。現在は，それらがさらに悪化し，何度説明しても，痛みがあること以外，病気や病状，手術したことについて理解できておらず，すべての健康管理は医療者と長女に委ねられている。

■領域2《栄養》，領域3《排泄と交換》，領域4《活動／休息》

　次に，領域2《栄養》，領域3《排泄と交換》，領域4《活動／休息》のアセスメントについて示す。
　これらの領域では，看護計画の立案時点となる術後1日目の8：00の身体的状態に焦点化しアセスメントする必要がある。そのためには，データベースシートだけでなく，検温表や検査データからの身体面に関する多角的な情報を活用しなければならない。また，ADLなどの生活面のアセスメントでは現在の状態だけでなく，情報収集の項で述べたとおり，入院前の状態も踏まえたうえで，その変化を捉えておく。それにより，看護計画を立案する際に退院に向けた看護上のゴールを定めることができる。

● 領域2の類のアセスメント
・類1《摂取》，類2《消化》，類3《吸収》
　検査データより入院前の栄養状態は良好であった。現在は手術侵襲による低栄養状態にある。しかし食事を全量摂取できていることから，今後は全身状態の回復に伴い，改善していくと推測される。
・類4《代謝》
　手術前後ともに，肝機能データ，血糖値が基準値の範囲にあることから，代謝機能は維持されていると考えられる。
・類5《水化》
　術中から術後にかけての水分出納バランスは+1,100であるが，不感蒸泄を考慮すると許容範囲であると判断される。さらに，術後の尿量も維持されていること，電解質データも基準値の範囲内であることから，水化機能は維持されていると考えられる。

IV 看護計画に NANDA-I-NIC-NOC をどのように使うのか

●領域 2 のアセスメントのまとめ
　代謝・水化の機能は正常に保たれている。一方で，手術侵襲による低栄養状態にある。しかし食事を全量摂取できていることから，今後は全身状態の回復に伴い，改善していくと推測される。

●領域 3 の類のアセスメント
- 類 1《泌尿器系機能》
　術後 1 日尿量が維持され，腎機能データも基準値の範囲内であることから，泌尿器系機能は維持されている。
- 類 2《消化器系機能》
　入院後は，下剤の内服や浣腸の施行により 1 回/3 日排便がある。入院前は毎日排便があったことを考慮すると，ベッド上安静による腸蠕動運動の低下，排泄行動の制限のため便秘傾向にある。
- 類 3《外皮系機能》
　バイタルサインは安定しており，外皮系機能に異常を示す情報はない。
- 類 4《呼吸機能》
　術前の血液ガス分析結果，術後の SpO_2 データともに基準範囲内であることから，ガス交換は維持できている。

●領域 3 のアセスメントのまとめ
　泌尿器系・外皮系・呼吸の機能は維持できている。ベッド上安静による腸蠕動運動の低下，排泄行動の制限のため便秘傾向にある。

●領域 4 の類のアセスメント
- 類 1《睡眠／休息》
　入院前は昼寝の習慣に加えて夜間もよく眠れており，休息はとれていたと推測される。入院後は昼夜逆転傾向にあり，十分な休息はとれていないと考えられる。
- 類 2《活動／運動》
　入院前は散歩の習慣があり，年齢相応の活動ができていた。入院後は安静を維持しなければならないため，動きはベッド上に限られており，活動量は低下している。また今回の受傷により，退院後は，これまでの活動範囲および活動量を維持できない可能性もある。
- 類 3《エネルギー平衡》
　活動量の低下および昼夜逆転傾向であることから，活動と休息のバランスは崩れている。
- 類 4《心血管／肺反応》
　術後出血は認められず，循環動態は安定している。また，手術前後をとおして呼吸器系データは基準値の範囲内であり，酸素化も保たれていることから，活動を支えるだけの循環・呼吸機能は維持されていると考えられる。

- 類5《セルフケア》

　入院前のADLは，部分的に長女の援助を受けつつもほぼ自立していた。安静のため現在のセルフケアは看護師の全面的介入により支えられている。また，今回の受傷により，退院後はこれまでどおりのADLを維持できない可能性もある。

●領域4のアセスメントのまとめ

　入院前は，部分的に長女の援助を受けつつも，ADL，活動ともにほぼ自立しており，休息とのバランスもとれていた。しかし，入院後，安静を維持しなければならないため，動きがベッド上に限られ，セルフケアは看護師の全面的介入により支えられており，活動量は低下している。加えて昼夜逆転傾向にあり，活動と休息のバランスは崩れている。また，今回の受傷により，退院後はこれまでの活動やADLを維持できない可能性もある。

■領域5《知覚／認知》

　領域5《知覚／認知》は，C氏を理解するためには重要な領域の1つである。当該領域のデータベースを見ると，C氏は，アルツハイマー型認知症を患っており，記銘力，認知力の低下はあるが，長女の助けを得て1人暮らしを続けていた。つまり，独居で生活できるだけの見当識および認知力があったことが読み取れる。

　しかし，SOAPシートによると，入院後は場所や年齢が答えられなかったり，受傷や治療の必要性が理解できていない言動がみられることから，本領域に関する機能や能力が低下していると解釈できる。それらの変化を捉えてアセスメントしていく。

●領域5の類のアセスメント

- 類1《注意》

　人が自分のそばに来たことに気づくことはできるが，ルート類にかまわず動いてしまうなど，十分な注意は払えていない。

- 類2《見当識》

　認知症があり物忘れがあるものの，入院前は1人暮らしができるだけの見当識があったと推測される。

　しかし入院後は，氏名は言えるものの，場所，年齢はわからず見当識が低下している。

- 類3《感覚／知覚》

　加齢によるものと思われる聴力の低下がある。

- 類4《認知》

　認知症があり物忘れがあるものの，入院前は1人暮らしができるだけの最低限の認知力はあったと推測される。しかし，入院後は，場所・骨折していることは一時的に理解できるが，すぐに忘れてしまったり，他害行為があることから，急激な環境の変化，疼痛，ルート類・抑制による拘束感のため，夜間せん妄を起こ

Ⅳ 看護計画にNANDA-I-NIC-NOCをどのように使うのか

しており，認知力は低下していると考えられる。
- 類5《コミュニケーション》
 難聴があるが，大きな声で話せば聞き取れること，言語による意思疎通はできることからコミュニケーション能力はある。

● 領域5のアセスメントのまとめ
 入院前は難聴があるものの，言語による意思疎通はでき，コミュニケーション能力はあった。また，認知症があり物忘れがあるが，1人暮らしができるだけの最低限の見当識，認知力はあったと推測される。
 しかし，入院後は，場所・骨折していることは一時的に理解できるが，すぐに忘れてしまったり，他害行為があることから，急激な環境の変化，疼痛，ルート類・抑制による拘束感のため，注意力，見当識，認知力の低下，および夜間せん妄を起こしていると考えられる。

■領域6《自己知覚》，領域7《役割関係》，領域8《セクシュアリティ》，領域9《コーピング／ストレス耐性》，領域10《生活原理》

 領域6《自己知覚》，領域7《役割関係》，領域8《セクシュアリティ》，領域9《コーピング／ストレス耐性》，領域10《生活原理》は，患者の心理的社会的側面を中心に，統合的側面，行動的側面をアセスメントする領域である。C氏は認知力の低下があるものの，関わった看護師はこれらの領域をアセスメントするために必要な情報を端的かつ的確に得ている。
 以下に，当該領域のデータベースシートに記載されていない主な情報を示す。
- SOAPシートより

8/5（14：00）
O：長女，三女と孫が面会中。笑顔で談笑している。
8/7（14：00）
O：長女が面会中。穏やかに笑っている。
S：（家での生活について問うと）この子（長女）が本当によくやってくれるよ。（次女は）タバコとお酒の飲みすぎで，私の言うことを聞かないから死んじゃったけど，他の子はよい子に育ったし，もう思い残すことはないねえ。後は，1人でのんびり生きていけたらいいよ。けど，自分でできることは自分でしたいね。1人暮らしはいいよ，気を遣わなくていいからさ。自由だよ。
8/9（19：15）
O：歌を歌って，上機嫌でいる。家人，帰室時より付き添ってくれている。
S：足，痛いよ。何でこんなに痛いの？ 手術？ 一体何の話をしてるんだい。（抑制帯を指して）あんた，こんな罪人みたいにしないでよ。嫌だよ。
8/10（0：20）
O：大声で「トイレに行きたい」と叫び，体動が盛ん。

これらとデータベースの情報を基に，下記のようにアセスメントした。

C氏は，夫の死後，自力で生計を立て，子どもを育て上げている。認知症を患った今でも，1人暮らしを望み，そのとおりに生きてきた。その背景には，自分の力で生きるという価値観がある。加えて長女を中心に家族がそれを支えていることから，家族関係の良好さと絆がうかがえる。なぜ1人暮らしを望むのかについて深く捉えるためには，これらの領域一つひとつを丁寧にアセスメントする必要がある。

●領域6の類のアセスメント
・類1《自己概念》
夫を亡くした後も働き，1人で生計を立ててきたことや，「1人暮らしが自由でいい」という発言から，自立心が強く，自力で生きる自分を理想自己とし，現実自己と一致していると考えられる。しかし，今回の受傷により退院後にこれまでどおりの生活ができなくなった際は，現在の自己概念が揺らぐ可能性がある。

・類2《自尊感情》
次女に対する発言から，「自分は正しい」と肯定的に自己を認識しているように推測される。また，そうした自分や子どもが良い人間に育ったことを誇りに思っており，自尊感情は高いと思われる。今回の入院については，認知症によって理解できていないため，自己に対する否定的な考えは聞かれないが，退院後にこれまでどおりの生活ができなくなった際は，自尊感情が低下する可能性がある。

・類3《ボディイメージ》
痛みは感じているが，骨折や手術のことを忘れており，身体の変化を認識していない。

●領域6のアセスメントのまとめ
夫を亡くした後も働き，1人で生計を立ててきたことや，「1人暮らしが自由でいい」という発言から，自立心が強く，自力で生きる自分を理想自己とし，現実自己と一致していると考えられる。そうした自己を肯定的に認識しており，自尊感情が高いと思われる。今回の入院については，認知症によって理解できていないため，自己に対する否定的な考えは聞かれないが，退院後にこれまでどおりの生活ができなくなった際は，自己概念が変容し自尊感情が低下する可能性がある。

●領域7の類のアセスメント
・類1《介護役割》
入院前より長女が毎日通って面倒をみており，入院後も熱心にサポートしている。今後も，介護役割を担っていけると考えられる。しかし，退院後に介護が必要な状況になった場合は，公的資源によるサポートも考慮する必要があると思われる。

看護計画に NANDA-I-NIC-NOC をどのように使うのか

- 類2《家族関係》

　夫，次女とは死別し，現在の家族は，本人，長女夫婦，三女，孫の5人である。日ごろから面倒をみていたり，入院中も複数回面会に訪れる様子から，患者を中心とした家族関係は良好であると考えられる。

- 類3《役割遂行》

　以前は，飲食店を経営し，働く女性として社会的役割を遂行すると同時に，子どもを立派に育て上げ，母として妻としての役割もきちんと果たしてきた。現在は1人暮らしだが，面会時の様子から，祖母としての役割を果たしているように推測される。

●領域7のアセスメントのまとめ

　以前は，飲食店を経営し，働く女性として社会的役割を遂行すると同時に，子どもを立派に育て上げ，母として妻としての役割もきちんと果たしてきた。現在は，長女の援助を受けながら，本人の希望どおり1人暮らしを続けており，祖母としての役割を果たしているように推測される。そうしたC氏を中心に家族関係は良好であり，入院前後を通じて，長女が介護役割を担っていけると考える。

　しかし，退院後に介護が必要な状況になった場合は，公的資源によるサポートも考慮する必要があると思われる。

●領域8の類のアセスメント

- 類1《性同一性》

　既婚であり，母として祖母としての役割を果たしてきたことから，女性性，母性性は保たれていると推測される。

- 類2《性的機能》，類3《生殖》

　高齢であり，生殖に関する機能は終了している。

●領域8のアセスメントのまとめ

　既婚であり，母として祖母としての役割を果たしてきたことから，女性性，母性性は保たれていると推測される。

●領域9の類のアセスメント

- 類1《トラウマ後反応》

　トラウマ後反応を示す情報はない。

- 類2《コーピング反応》

　手術，疼痛，環境の変化，抑制による拘束感がストレッサーとなり，ストレスフルな状況にある。大声，体動，他害行為といったストレス反応を起こしているが，ストレスは緩和されていない。しかし，認知症による認知力の低下があり，本人にコーピングを求めるのは困難であると考えられる。

• 類3《神経行動ストレス》
神経・脳機能に異常を示す情報はない。

●領域9のアセスメントのまとめ
　手術，疼痛，環境の変化，抑制による拘束感がストレッサーとなり，ストレスフルな状況にある。大声，体動，他害行為といったストレス反応を起こしているが，ストレスは緩和されていない。しかし，認知症による認知力の低下があり，本人にコーピングを求めるのは困難であると考えられる。

●領域10の類のアセスメント
• 類1《価値観》，類2《信念》
　夫を亡くした後も働き，1人で生計を立ててきたことや，「1人暮らしが自由でいい」という発言から，自分の力で生きていくことに価値，信念を抱いていると推測される。
• 類3《価値観／信念／行動の一致》
　「自分の力で生きる」という価値観／信念と，自力で生計を立て1人暮らしをしてきた，これまでの行動は一致している。しかし，今回の受傷により大きく生活が変化する可能性があり，その価値観／信念が貫けなくなるかもしれない。

●領域10のアセスメントのまとめ
　夫を亡くした後も働き，1人で生計を立ててきたことや，「1人暮らしが自由でいい」という発言から，自力で生きていくことに価値，信念を抱いており，価値観／信念とこれまでの行動は一致していたと推測される。しかし，今回の受傷により大きく生活が変化する可能性があり，その信念が貫けなくなるかもしれない。

■領域11《安全／防御》

　領域11《安全／防御》のアセスメントは，どの手術患者にも存在する術後の感染リスクの程度や，夜間せん妄や認知力の低下があるC氏のさまざまなリスク要因を捉えるうえで重要である。
　類1《感染》のアセスメントでは，検査データから栄養状態や感染徴候の情報，手術に伴って挿入されたドレーンやルート類を把握する。類2《身体損傷》では，大腿骨骨頭置換術を受けたことを念頭におき，治療上，最も起こってはならない合併症は患肢の脱臼であることを理解しておく必要がある。それを踏まえたうえで，C氏は現状を理解できていないために，通常の患者より患肢の脱臼のリスクが高いことをアセスメントする。

●領域11の類のアセスメント
• 類1《感染》，類5《防御機能》
　現在，感染徴候は認められないが，術後低栄養状態にあり防御機能が低下して

IV 看護計画にNANDA-I-NIC-NOCをどのように使うのか

いること，手術による創形成，人工骨頭挿入，点滴ルート，SBバック，フォーリーカテーテル留置による感染のリスクがある。

- 類2《身体損傷》

認知力の低下があり治療の必要性が理解できないため，自己での体動が激しく患肢の外転位が保持できないことによる脱臼のリスクがある。またルート類を自己抜去する恐れもある。今後，離床が進んだ際には，認知力の低下による危機予知能力の低下，体動拡大による疼痛，筋力低下による転倒・転落のリスクが高い。

- 類3《暴力》

ストレス反応から，看護師をひっかくなどの他害行為を起こすことがある。

- 類4《環境危険》

周囲に危険な環境はない。

- 類6《体温調節》

バイタルサインは安定しており，体温調節は正常であると考えられる。

●領域11のアセスメントのまとめ

現在，感染徴候は認められないが，術後低栄養状態にあり防御機能が低下していること，手術による創形成，人工骨頭挿入，点滴ルート，SBバック，フォーリーカテーテル留置による感染のリスクがある。また，認知力の低下があり治療の必要性が理解できないため，自己による体動が激しく患肢の外転位が保持できないことによる脱臼のリスクがある。またルート類を自己抜去する恐れもある。

今後，離床が進んだ際には，認知力の低下による危機予知能力の低下，体動拡大による疼痛，筋力低下により転倒・転落のリスクが高い。

■領域12《安楽》，領域13《成長／発達》

領域12《安楽》は，受傷および手術により下肢痛があること，治療上必要な安静度や安全管理のために抑制を施行していることを踏まえてアセスメントする。

領域13《成長／発達》のアセスメントには，発達理論を活用し，患者の発達課題を明らかにしたうえでアセスメントすることが必須である。今回は，エリクソン(Erikson, E. H.)の心理社会的発達理論を使用した。C氏は82歳で老年期に相当し，この期の発達課題は，「統合性 対 絶望」であり，今までの人生を振り返り，自分の人生を受け入れて，肯定的に統合する段階である。C氏は，これまで家族内での役割や社会的役割をきちんと果たし，「もう思い残すことはないねえ。後は1人でのんびり生きていけたらいいよ」と語っている。このような情報から，下記のようにアセスメントした。

●領域12の類のアセスメント

- 類1《身体的安楽》

手術前後をとおして下肢痛があり，身体的安楽は阻害されている。鎮痛剤を使用しているが，効果の程度ははっきりしない。

- 類2《環境的安楽》
  患肢の安静保持のために抑制をしており，環境的に安寧な状態ではない。
- 類3《社会的安楽》
  家族が定期的に面会に来ており，社会的安楽は保持されている。

●領域12のアセスメントのまとめ

手術前後をとおして下肢痛があること，患肢の安静保持のための抑制により，安寧な状態ではない。

●領域13の類のアセスメント
- 類1《成長》
  身体的成長に異常を示す情報は認められない。
- 類2《発達》
  家族内での役割や社会的役割を果たし，「もう思い残すことはないねえ。後は，1人でのんびり生きていけたらいいよ」と，これまでの人生に対して満足感を得ている。ここから，老年期の発達課題「統合性 対 絶望」を達成していると考えられる。

●領域13のアセスメントのまとめ

家族内での役割や社会的役割を果たし，これまでの人生に対して満足感を得ている。ここから，老年期の発達課題「統合性 対 絶望」を達成していると考えられる。

以上，13領域を枠組みにしたアセスメントについて述べた。次に，これらのアセスメントを1人の人として統合して理解するために関連図および全体像の描写を行っていこう。

第3段階：関連図の作成および全体像の描写

ここからは，関連図（図Ⅳ-3）を作成する過程を説明しよう。

●領域5《知覚／認知》と領域11《安全／防御》の関連性について

C氏の場合，まず，見当識および認知力の低下がアセスメントの中心になっていると考え，領域5《知覚／認知》を中央に配置した。そして，術後1日目で順調な身体的回復が最も必要な時期に，患肢の脱臼リスクを減じる目的で設定されている安静度が守れないために，本人の安全が脅かされていることが，さらなる問題を生じさせていることから，領域11《安全／防御》も中央に配置した。安全を守るために行っている抑制やルート類の留置が拘束感を生み，さらなる認知力の低下や夜間せん妄の原因になっており，領域5と領域11は相互に否定的な影響

IV 看護計画に NANDA-I-NIC-NOC をどのように使うのか

図IV-3　C氏の関連図

領域3《排泄と交換》
泌尿器系・外皮系・呼吸の機能は維持できている。ベッド上安静による腸蠕動運動の低下，排泄行動の制限のため便秘傾向にある。

領域2《栄養》
代謝・水化の機能は正常に保たれている。一方で，手術侵襲による低栄養状態にある。しかし食事を全量摂取できていることから，今後は全身状態の回復に伴い，改善していくと推測される。

領域5《知覚／認知》
入院前は難聴があるものの，言語による意思疎通はでき，コミュニケーション能力はあった。また，認知症があり物忘れがあるが，1人暮らしができるだけの最低限の見当識，認知力はあったと推測される。しかし，入院後は，場所・骨折していることは一時的に理解できるが，すぐに忘れてしまったり，他害行為があることから，急激な環境の変化，疼痛，ルート類・抑制による拘束感のため，注意力，見当識，認知力の低下，および夜間せん妄を起こしていると考えられる。

領域11《安全／防御》
現在，感染徴候は認められないが，術後低栄養状態にあり防御機能が低下していること，手術による創形成，人工骨頭挿入，点滴ルート，SBバック，フォーリーカテーテル留置による感染のリスクがある。また，認知力の低下があり治療の必要性が理解できないため，自己による体動が激しく患肢の外転位が保持できないことによる脱臼のリスクがある。またルート類を自己抜去する恐れもある。今後，離床が進んだ際には，認知力の低下による危機予知能力の低下，体動拡大による疼痛，筋力低下により転倒・転落のリスクが高い。

領域12《安楽》
手術前後をとおして下肢痛があること，患肢の安静保持のための抑制により，安寧な状態ではない。

領域4《活動／休息》
入院前は，部分的に長女の援助を受けつつも，ADL，活動ともにほぼ自立しており，休息とのバランスもとれていた。しかし，入院後，安静を維持しなければならないため，動きがベッド上に限られ，セルフケアは看護師の全面的介入により支えられており，活動量は低下している。加えて昼夜逆転傾向にあり，活動と休息のバランスは崩れている。また，今回の受傷により，退院後はこれまでの活動やADLを維持できない可能性もある。

領域10《生活原理》
夫を亡くした後も働き，1人で生計を立ててきたことや，「1人暮らしが自由でいい」という発言から，自力で生きていくことに価値，信念を抱いており，価値観／信念とこれまでの行動は一致していたと推測される。しかし，今回の受傷により大きく生活が変化する可能性があり，その信念が貫けなくなるかもしれない。

領域6《自己知覚》
夫を亡くした後も働き，1人で生計を立ててきたことや，「1人暮らしが自由でいい」という発言から，自立心が強く，自力で生きる自分を理想自己とし，現実自己と一致していると考えられる。そうした自己を肯定的に認識しており，自尊感情が高いと思われる。今回の入院については，認知症によって理解できていないため，自己に対する否定的な考えは聞かれないが，退院後にこれまでどおりの生活ができなくなった際は，自己概念が変容し自尊感情が低下する可能性がある。

領域1《ヘルスプロモーション》
　入院前より，認知症による記銘力，理解力の低下があり，日ごろの健康管理や治療上の意思決定は，娘をとおして行われていた．現在は，それらがさらに悪化し，何度説明しても，痛みがあること以外，病気や病状，手術したことについて理解できておらず，すべての健康管理は医療者と長女に委ねられている．

領域9《コーピング／ストレス耐性》
　手術，疼痛，環境の変化，抑制による拘束感がストレッサーとなり，ストレスフルな状況にある．大声，体動，他害行為といったストレス反応を起こしているが，ストレスは緩和されていない．しかし，認知症による認知力の低下があり，本人にコーピングを求めるのは困難と考えられる．

領域13《成長／発達》
　家族内での役割や社会的役割を果たし，これまでの人生に対して満足感を得ている．ここから，老年期の発達課題「統合性 対 絶望」を達成していると考えられる．

領域8《セクシュアリティ》
　既婚であり，母として祖母としての役割を果たしてきたことから，女性性，母性性は保たれていると推測される．

領域7《役割関係》
　以前は，飲食店を経営し，働く女性として社会的役割を遂行すると同時に，子どもを立派に育て上げ，母として妻としての役割もきちんと果たしてきた．現在は，長女の援助を受けながら，本人の希望どおり1人暮らしを続けており，祖母としての役割を果たしていると推測される．そうしたC氏を中心に家族関係は良好であり，入院前後を通じて，長女が介護役割を担っていけると考える．しかし，退院後に介護が必要な状況になった場合は，公的資源によるサポートも考慮する必要があると思われる．

IV 看護計画にNANDA-I-NIC-NOCをどのように使うのか

を及ぼしていると考え，関連づけた。

●領域4《活動／休息》と領域12《安楽》の関連性について

また，活動量の低下や昼夜逆転傾向，疼痛や抑制による拘束感も，両領域と相互に否定的な影響を及ぼしていると考え，領域4《活動／休息》および領域12《安楽》を関連づけた。

●領域1《ヘルスプロモーション》と領域9《コーピング／ストレス耐性》の関連性について

さらに，見当識および認知力の低下が現状を理解できないことを生み出し，そのためにストレスをさらに増大させ，ストレス反応により安全を守れないことが抑制を続けることの原因となっている。ここから，領域1《ヘルスプロモーション》と領域9《コーピング／ストレス耐性》を関連づけ，この2領域と領域5と領域11を関連づけた。

●心理社会的領域について

心理社会的領域については，自分の力で生きるという価値観が，自分らしさや役割遂行と相互に関係していると捉え，領域10《生活原理》，領域6《自己知覚》，領域7《役割関係》を関連づけた。そして，こうした生き方を今回の受傷によって変えざる得ない可能性があることを踏まえ，この3領域と領域4と領域12を関連づけた。

その他に関係すると考えた領域間を結び，関連図とした。

次に関連図を基に，領域間の関係を考慮しながら全体像を描写した（表Ⅳ-20）。

第4段階：看護計画の立案

■NANDA-I看護診断の選択

ここからは，NANDA-I看護診断を選定していこう。C氏の関連図および全体像を何度も熟読し，領域5《知覚／認知》を介入する領域とした。なぜなら，「第3段階：関連図の作成および全体像の描写」で述べたように，見当識・認知力の低下が，領域11《安全／防御》，領域4《活動／休息》，領域1《ヘルスプロモーション》，領域9《コーピング／ストレス耐性》に多大な影響を及ぼしているからである。すなわち，見当識・認知力が改善されれば，他の領域で問題となっている病気や治療に関する理解の欠如，昼夜逆転，危険行動なども改善の方向へ向かう可能性があると考えた。

まず，領域5《知覚／認知》に配置されている看護診断を見てみよう。具体的には，介入したい患者現象，つまりC氏の場合では見当識・認知力の低下を基に，

2. 事例の看護計画にNANDA-I-NIC-NOCを活用する：急性期の事例

表Ⅳ-20　C氏の全体像

1. 患者プロフィール
　C氏は，82歳の女性である。夫とは50歳頃に病気にて死別し，1人暮らしである。子どもが3人おり，長女は市内，三女は県外に在住しており，次女とは死別している。

2. 発症から入院までの現病歴
　20XX年8月3日17時，長女と散歩をした後に自宅の座布団につまずいて転倒し，受傷する。長女とともに，当院の救急外来を受診し，X線検査で，左大腿骨頸部骨折と診断され緊急入院となった。

3. 入院時から全体像描写までの疾患経過および治療経過と予後
　入院後，スピードトラック牽引2kgが施行され，ベッド上安静となった。その後，8月9日，腰椎麻酔下にて左人工骨頭置換術が施行され，術後の身体的経過は順調である。

4. 13領域のアセスメントの統合
　現在，術後1日目（入院後8日目）であり，点滴ルート・SBバック・フォーリーカテーテルが留置されている。安静度はベッド上仰臥位であり，左股関節の脱臼予防のため三角枕を装着し，自力での体位変換は禁止されている。そのため全面的な看護介入によって，すべてのADLが維持されている。
　4年前からアルツハイマー型認知症を患っていたが，物忘れはあるものの，1人暮らしができる程度の最低限の見当識・認知力はあったと推測される。しかし入院後は，場所や骨折していることは一時的に理解できるが，すぐに忘れてしまったり，他害行為もあることから，急激な環境の変化，疼痛のため見当識・認知力の低下が起こり，痛みがあること以外，病気や病状，手術をしたことについて理解できていない。
　そのため，治療の必要性が理解できず，ルート類を自己抜去する危険性がある。さらに患肢の良肢位が守れず，脱臼のリスクを予防するために上肢抑制を行っている。これは治療上必要なことであるが，抑制の拘束感は，さらなる見当識・認知力の低下を招き，悪循環になっていると考えられる。
　C氏は，以前は飲食店を経営し，働く女性として社会的役割を遂行すると同時に，子どもを立派に育て上げ，母として妻としての役割も果たしてきた。長女の同居の誘いも断り，強い希望で1人暮らしを続けており，自分の力で生きていくことに価値をおいていると推測される。そして，その価値観どおりに生きる自分が理想自己であり，現実自己と一致していると考えられる。さらにそうした自己を肯定的に認識しており，自尊感情が高いと思われる。しかし，今回の受傷により，これまでの活動やADLを維持できず，退院後に大きく生活が変化する可能性がある。その場合，自己概念が変容し自尊感情が低下する恐れがある。
　家族関係は良好であり，入院前からキーパーソンの長女が毎日通って面倒をみており，介護役割を担っていけると考えられる。しかし，退院後に介護が必要な状況になった際は，公的資源によるサポートも考慮する必要があると思われる。

　第1に各看護診断の診断指標が該当する数がどの程度あるか，第2に定義がその現象を表しているかについて確認していく。
　実際，領域5の看護診断を見ると，類2《見当識》には該当する看護診断はない。そのため，類4《認知》から選定していくこととなる。類4《認知》には8つの看護診断が配置されている。各看護診断の診断指標を確認すると，看護診断〈急性混乱〉〈慢性混乱〉〈記憶障害〉にそれぞれ複数の診断指標が該当し，それら看護診断の定義が現象と一致する。
　C氏は，もともとアルツハイマー型認知症を患い，記銘力，認知力の低下があったことから，これは当然の結果といえる。そこで，私たち看護師が考えなければならないことは，看護援助を要し，援助によって改善が見込める現象は何であるかということである。今後の看護の方向性としては「安全・安楽に急性期を乗り

IV 看護計画に NANDA-I-NIC-NOC をどのように使うのか

越えられるように援助し，同時に見当識障害，認知力の低下を最小限に抑え，最終的には入院前の状態に戻れること」であると考えた。そうであるならば，入院前からある能力の低下ではなく，今回の受傷および入院によって悪化した現象に焦点を当て，それが改善するように介入していける看護診断を選定すればよい。

そうした視点から，候補とした看護診断の診断指標，定義を確認し，〈急性混乱〉を選定した。

C氏の看護計画を表Ⅳ-21に示した。C氏に該当した〈急性混乱〉の診断指標，関連因子，ハイリスク群，関連する状態を以下に示す(**文献1**)。なお，診断指標の下には，C氏に観察された徴候や行動（エビデンス）を示した。

文献1
NANDA-I，2018/2020，p.311

●診断指標
【■認知機能の変化】
ここが病院で，治療をしていると理解できない
【■意識レベルの変化】
自分の年齢，場所がわからない
【■落ち着きがない】
夜間になると，多動で落ち着きがなくなる
【■意図的行動を最後までやり遂げない】
治療や安静の必要性が理解できないために，それに叶った行動がとれない
【■目標指向行動を最後までやり遂げない】
治療や安静の必要性が理解できないために，それに叶った行動がとれない
【■意図的行動を開始できない】
治療や安静の必要性が理解できないために，それに叶った行動がとれない
【■目標指向行動を開始できない】
治療や安静の必要性が理解できないために，それに叶った行動がとれない
【■誤解】
ここが病院だと知覚できない

●関連因子
【■睡眠覚醒周期の変化】
【■可動性障害】
【■疼痛】

●ハイリスク群
【■年齢60歳以上】

●関連する状態
【■認知機能の変化】
【■せん妄】

【■認知症】

　以上，NANDA-I 看護診断の選定が終了した。

■NOC の選択

　看護診断が選定できたら，NOC より成果を選定する。領域5《知覚／認知》〈急性混乱〉は身体的側面の看護診断である。第Ⅳ章-1 で解説されているとおり，NOC も同様に，身体的な側面である領域Ⅰ，Ⅱ（文献2）を見てみる。領域の定義は，Ⅰ機能的健康「基本的な生活課題の能力や達成を説明する成果」，Ⅱ生理学的健康「器官の機能を説明する成果」である。

　認知力，記銘力は，脳神経系がつかさどる機能であることから，領域Ⅱを見てみる。領域Ⅱには 10 の類がある。それぞれの類の定義を見ると，類J《神経認知》の定義は「個人の神経学的，認知的状態を説明する成果」であり，〈急性混乱〉と一貫していると考えられる。さらに類 J に配置されている成果を見てみると，類 J には 21 の成果があり，そのなかに「せん妄のレベル」（文献3）がある。定義は，「短期間で発現する可逆的な意識および認知の障害の重症度」であり，〈急性混乱〉と一貫していると判断し，選定することとした。

　次に，成果〈せん妄のレベル〉から，成果指標を選定する。C 氏に選定した成果および成果指標の詳細は，**表Ⅳ-21**「C 氏の看護計画」を参照されたい。選定の際は〈急性混乱〉の診断指標と表裏一体の関係が成り立つことを念頭におく。診断指標【■認知機能の変化】に対しては成果指標【■認知障害】を，診断指標【■意識レベルの変化】に対しては，「場所がわからない」というエビデンスから診断指標を該当させていることより，成果指標【■場所の見当識障害】を選定した。同様に，その他の診断指標と，そのエビデンスを参照しながら，成果指標【■複雑な指示に従うことができない】【■興奮状態】【■不穏状態】を選定した。成果〈せん妄のレベル〉のみで，すべての診断指標に対応する成果指標を選定できたため，他の成果は選定しないこととした。

　以上，NANDA-I 看護診断，NOC より成果および成果指標の選定が終了した。

■NIC の選択

　この後は，NIC から介入を選定する。介入は，看護診断との関係によって選定される。具体的には「介入は原因となっている要因（関連因子），もしくは診断の原因を変える方向に向けられている。もし介入が原因を変えることに成功すれば，患者の状態は改善へと期待できる」（文献4）とされている。したがって NANDA-I 看護診断〈急性混乱〉で選定した関連因子を改善できることを狙って介入を選定する必要がある。C 氏の〈急性混乱〉の関連因子は，「睡眠覚醒周期の変化」「可動性障害」「疼痛」である。これらに介入できるものを考えていこう。

　まず，関連因子「睡眠覚醒周期の変化」に対しては，昼夜逆転傾向にあり，睡眠／覚醒サイクルを整えていく必要があると考え，領域1《生理学的：基礎》，類F《セ

文献 2
Moorhead, S. et al. 2018/2018, p.86

文献 3
Moorhead, S. et al. 2018/2018, p.428

文献 4
Butcher, H. K. et al. 2018/2018, p.8

IV 看護計画に NANDA-I-NIC-NOC をどのように使うのか

表IV-21 C氏の看護計画 NANDA-I 看護診断〈急性混乱〉に対してNOCとNICを適用した結果

NANDA-I 看護診断	看護成果 を NOC から選定			
領域5《知覚／認知》，類4《認知》	領域Ⅱ《生理学的健康》，類J《神経認知》			
急性混乱	**せん妄のレベル**			
定義：短期間に発症する，意識，注意，認知，知覚の可逆的障害で，持続期間が3か月未満の状態	定義：短期間で発現する可逆的な意識および認知の障害の重症度 成果目標：5まで上げる			
診断指標（該当するもののみを記載）	成果指標	測定尺度	激しい	かなり
①認知機能の変化： （ここが病院で，治療をしていると理解できない） ②意識レベルの変化： （自分の年齢，場所がわからない） ③興奮： （看護師を爪でひっかく。大声を出す） ④落ち着きがない： （夜間になると，多動で落ち着きがなくなる） ⑤目標指向行動を開始できない （治療や安静の必要性が理解できないために，それに叶った行動がとれない） ⑥意図的行動を開始できない ⑦目標指向行動を最後までやり遂げない ⑧意図的行動を最後までやり遂げない ⑨誤解： （ここが病院だと知覚できない）	■複雑な指示に従うことができない 診断指標⑤〜⑧に対応		1 看護師の指示に従わない 8/10	2
	■場所の見当識障害 診断指標②，⑨に対応		1 ここが病院だとわからない 8/10	2
	■認知障害 診断指標①に対応		1 手術したことがわからない 8/10	2
	■興奮状態 診断指標③に対応		1 大声を出す 8/10	2
	■不穏状態 診断指標④に対応		1 多動で落ち着きがない 8/10	2
関連因子 ■睡眠覚醒周期の変化 ■可動性障害 ■疼痛 **ハイリスク群** ■年齢60歳以上 **関連する状態** ■認知機能の変化 ■せん妄 ■認知症				

2. 事例の看護計画にNANDA-I-NIC-NOCを活用する：急性期の事例

中程度	軽度	なし	看護介入をNICから選定
			領域1《生理学的：基礎》，類F《セルフケア促進》
			睡眠強化
			定義：規則的な睡眠/覚醒サイクルを促進すること
			行動
3 8/14	4	5 言えば指示に従う	■患者の睡眠パターンと睡眠時間を観察/記録する ■就寝前にストレスの多い状況にならないよう援助する （眠前に，ケトプロフェン50 mgを定時で挿肛）
3 8/14	4	5 ここが病院だとわかる	■覚醒状態を促進するための活動を提供することによって，昼間の睡眠を制限できるよう，患者を援助する （日中，声をかけてできる限り起こす。車椅子の許可が出たら，車椅子乗車で過ごす時間を増やす） ■患者の睡眠と覚醒のサイクルをサポートするために，薬物投与スケジュールを調整する （眠前に，定時でセレネース1/2A＋生食100 mL DIV）
			領域1《生理学的：基礎》，類C《不動性管理》
			床上安静ケア
			定義：ベッドから出られない患者において，快適性と安全性を促進し，合併症を予防すること
			行動
3 8/14	4	5 言えば手術したことを納得する	■適切な身体のアライアント（姿勢）にする （訪室時，体位変換時には，体位と抑制の状態を確認し，不快を最小限にする） ■ベッドリネンを，清潔で乾燥した状態に保つ ■少なくとも2時間ごとに，体動制限がある患者の体位変換を行う
3	4 8/14	5 大声を出さない	■日常生活活動（ADL）を援助する （食事：ベッドアップし座位でセッティングする。保清・更衣・清拭・陰洗：毎日。排泄：安静度がベッド上の間は尿道留置カテーテル挿入）
3	4 8/14	5 落ち着いている	領域1《生理学的：基礎》，類E《身体的安楽促進》
			疼痛管理：急性
			定義：外傷，手術，もしくは傷害などのような識別できる原因からの組織損傷に引き続く急性の治療期間において，患者が満足できるレベルまでの疼痛緩和，もしくは疼痛軽減の実施
			行動
			■コミュニケーションを効果的にとることができない患者の非言語的な不快を示す合図を観察する （痛みの訴え，体動の増加などに特に注意して観察する） ■疼痛が増悪する前または疼痛を引き起こす活動の前に患者が迅速な鎮痛ケアを受けることができるようにする （痛みの訴え，体動の増加があった際は，ケトプロフェン50 mgを投与する） ■鎮痛剤の選択と投与量は施設のプロトコルに従う （8月10日〜ロルカム3錠3×投与。疼痛時：ケトプロフェン50 mg挿肛） ■疼痛コントロールが上手くいかなかった場合は，医師に報告する ■患者が経験している疼痛に関する正確な情報を家族に提供する （術後の疼痛の出現は自然であること，痛みの訴え，体動の増強があるときは疼痛があると判断しているため，気づいたらナースコールを鳴らすよう説明する）

（表IV-21続く）

看護計画にNANDA-I-NIC-NOCをどのように使うのか

(表Ⅳ-21 看護介入をNICから選定の続き)

領域3《行動的》，類P《認知療法》
認知刺激
定義：計画的な刺激を用いることによって周囲への気づきと理解を促進すること
行動
■患者の認知の基本的水準を明らかにするために家族に相談する （入院前の理解力や記憶力を，具体的に聴く） ■最近の脅威を与えないニュースを患者に知らせる （訪室のたびに，手術をしたこと，よくなっていることを患者に伝える。必要時，安静の必要性も話す） ■カレンダーを提供する （大きな字のカレンダーを家族に用意してもらい，貼る） ■患者が表出した最新の考えを繰り返し述べることによって記憶を刺激する ■時間や場所，人に対する見当識を持たせる （訪室時に話す） ■患者の環境周囲になじみのあるものや写真を設置する （家族に持ってきてもらい，ベッドサイドに置く。それについて，話しかける） ■チェックリスト，スケジュール帳，リマインダー機能などの記憶補助道具を利用する （家族に，家で使用しているホワイトボードを持ってきてもらい，活用する）
領域4《安全性》，類V《リスク管理》
せん妄の管理
定義：急性混乱状態にある患者に対し安全と治療環境を提供すること
行動
■せん妄の原因を軽減または除去するための治療を開始する （せん妄の測定尺度を使い，せん妄と判断した場合は医師に報告する） （医師の指示のもと，適切な薬剤の投与を行う） ■急性の変化を容易に追跡できるように，混乱状態が初めに生じたとき，看護職員に広く知られているせん妄の評価尺度を使って監視を強化する （delirium screening tool：DSTを使用する。またセレネース使用後はconfusion assessment method for the ICU：CAM-ICUの使用も検討する） ■患者を観察し治療行動をとるため，適切な程度の監視と監督を提供する （離床クリップをつける） ■身体拘束を行う （ベッド上安静が解除されるまでは，上肢抑制＋ミトンを装着する。面会時は外す） （身体拘束の必要性を毎日アセスメントする） （身体拘束を継続した場合は，継続したアセスメントを記録する） （患者カンファレンスで行動制限の回避，軽減，解除を検討する） （必要がなくなり次第，身体拘束は解除し，それに伴う危険性の有無を評価する） ■交流のたびにヘルスケア提供者を患者に再認識してもらう （接触のたびに，看護師であることを伝える）

ルフケア促進》，介入〈睡眠強化〉（文献5）を選定した．次に，「可動性障害」について考える．確かに"動けない"ことが急性混乱をさらに悪化させているが，C氏は術後1日目であり，全身状態の回復および患肢の脱臼予防のためベッド上安静が必要な状態である．そこで，動けない状態の中で可能な限り安楽に過ごすことができるよう，領域1《生理学的：基礎》，類C《不動性管理》，介入〈床上安静ケア〉（文献6）を選定した．また，「疼痛」に対しては，領域1《生理学的：基礎》，類E《身体的安楽促進》，介入〈疼痛管理：急性〉（文献7）を選定した．

さらに，診断指標の状態にも直接的にアプローチしていくことにより，急性混乱を改善できると考えた．認知障害，場所の見当識障害，複雑な指示に従うことができないに対して，入院前の見当識および認知力を回復できるよう介入していくため，領域3《行動的》，類P《認知療法》，介入〈認知刺激〉（文献8）と，領域4《安全性》，類V《リスク管理》，介入〈せん妄の管理〉（文献9）を選定した．

介入および行動の詳細は，表Ⅳ-21「C氏の看護計画」を参照されたい．

さて，ここまででNANDA-I看護診断，NOCより成果および成果指標，NICの介入および行動の選定が終了した．

■NOCの測定尺度の選定

最後に，成果指標の5段階の測定尺度の選定を行う．第Ⅳ章-1で解説されているとおり，成果指標一つひとつについて，C氏の場合，測定尺度「1」（最も悪い状態），「5」（最も良い状態）がどのような状態を示すのかについて具体的に記載していく．

成果指標【■場所の見当識障害】は，「1」は「ここが病院だとわからない」，「5」は「ここが病院だとわかる」とした．このように，その他の成果指標【■複雑な指示に従うことができない】【■認知障害】【■興奮状態】【■不穏状態】にも記載していく．

さらに，次回の評価日を定める．C氏の場合は，4日後の8月14日とした．そして，現在の状態がいくつであるかを評価し，次回の評価日までに期待する測定尺度を決める．成果指標【■場所の見当識障害】は，現在「1」であると評価し，次回評価日までに「4」を期待することとした．同様のことを，その他の成果指標にも行う．すべての成果指標の測定尺度については，表Ⅳ-21「C氏の看護計画」を参照されたい．

以上で，C氏の看護計画が完成した．

文献5
Butcher, H. K. et al. 2018/2018, pp.393-394

文献6
Butcher, H. K. et al. 2018/2018, pp.352-353

文献7
Butcher, H. K. et al. 2018/2018, p.513

文献8
Butcher, H. K. et al. 2018/2018, pp.537-538

文献9
Butcher, H. K. et al. 2018/2018, pp.423-424

IV 看護計画に NANDA-I-NIC-NOC をどのように使うのか

2. 事例の看護計画に NANDA-I-NIC-NOC を活用する
超急性期の事例

　超急性期の事例として，救急外来から救命救急センターに入院する68歳の男性（心不全）D氏を取り上げる．D氏のように自らの状態像を理解しているものの，数日前より何らかの症状が出現しているが，受診に至らず近医へ受診したときには重症化し入院となってしまうことは少なくない．突然の入院となったことで，自らの社会的な役割への不安や変化があったものの，会社役員であるD氏が不在となっても会社関係者により調整がなされた．

　また，身体所見の情報収集だけでなくD氏の言動を看護記録に記すことで，心理社会的な情報収集を継続して行っていくことも重要であることがうかがえた．

　しかし，入院直後から72時間の間に心理社会的側面の変化はもとより，病状が刻々と変化している状況であり，生命の危機を最優先に考えた場合，統一した看護介入の妥当性を検討した事例である．

第1段階：情報収集

　D氏の情報について，入院時初期情報はデータベースシートを表Ⅳ-22に，入院後の看護記録はSOAPシートを表Ⅳ-23に，検温表を表Ⅳ-24に，血液検査結果を表Ⅳ-25に，動脈血ガス分析結果を表Ⅳ-26に示した．

　入院時には呼吸困難症状が著明であり，病状が落ち着くまでD氏からは情報収集が困難な状況である．特に，妻とは離婚しており，1人暮らしであるため本人から健康管理についての情報収集は困難である．しかし，既往歴や内服薬や大まかな健康管理については近医のクリニックを受診していたこともあり，診療情報提供書から情報収集を行っていく必要がある．そして，前述した既往歴，内服薬，健康管理については，データベースシートの領域1《ヘルスプロモーション》に記載していく．また，入院直後は呼吸困難症状が著明であり，NPPV（非侵襲的陽圧呼吸）装置を装着していたこともあり，本人からの情報収集は困難であるものの，翌日からはD氏の病状が落ち着いたため，本人の生活背景を情報収集することができ，必要に応じて，領域2《栄養》，領域5《知覚／認知》，領域7《役割関係》，領域8《セクシュアリティ》，領域9《コーピング／ストレス耐性》，領域10《生活原理》，領域12《安楽》，領域13《成長／発達》に記載する．

　超急性期だからといって身体的な情報収集だけでなく，超急性期で得た情報はICUなどで用いることができなくても，一般病棟で用いることができるため，病状が落ち着けば退院を見すえた生活背景や社会背景の情報収集を同時に行うこ

表Ⅳ-22　D氏のデータベースシート　　　　　　　　　　　　　　　　　　　7月28日（入院3日目）

氏名：D氏　年齢：68歳，男性　病名：心不全

領域1《ヘルスプロモーション》
現病歴：
20XX年7月26日入院
　1週間前から息切れと浮腫あり。昨日（7/25）から急に呼吸困難症状が悪化したため，本日10時頃，独歩にて他院を受診する。喘息発作疑いでプレドニン250 mg，リンデロン4 mg投与されるが，SpO_2 50%と改善せず。心不全も疑われ当院にホットライン経由で搬送される。

既往歴・入院歴：詳細不明の心不全
　　　　　　　　2009年　高血圧（他院）
　　　　　　　　2014年　気管支喘息

今回の入院についての医師からの説明（入院時）
　心不全・腎不全の状態であり，入院加療が必要である。
今回の入院をどのように受けとめているか（患者）
　医師からの説明に対して，納得している。
現在の内服薬（他院）：テオロング100 mg，ホクナリン1 mg，ザイロリック，オルメテック20 mg，スピリーバ，フルタイド
市販薬：なし
ステロイドの使用：なし
放射線治療の経験：なし
現在の療養法：①食事：なし
　　　　　　　②水分制限：なし
健康維持・増進行動：コメントなし
嗜好品：喫煙　なし　　飲酒：なし　　アレルギー：なし

領域2《栄養》
身長：162 cm　入院時体重：62 kg　BMI：23.6
食事回数：　　回/日　　　食欲：不明
体重変動：不明
体温：36.8℃
皮膚の状態：浮腫あり
栄養摂取方法：経静脈栄養
嗜好品：不明　　　　義歯：あり
食欲：なし

検査データより

検査項目名	7月26日	7月27日	7月28日
総蛋白（g/dL）	7.3	6.0	6.0
アルブミン（g/dL）	3.8	3.1	3.1
血糖（mg/dL）	228	11.2	
Hb（g/dL）	10.5	8.1	8.9
WBC（×10^3/μL）	14.5	9.5	16.1
CRP（mg/dL）	2.1	2.8	3.0

［その他の関連情報］
胃管よりGFO（グルタミン，ファイバー，オリゴ糖）を注入している。

（表Ⅳ-22続く）

IV 看護計画に NANDA-I-NIC-NOC をどのように使うのか

(表IV-22 続き)

領域3《排泄と交換》
排便：回数　回/日　性状：　　薬剤の使用：　　腹部症状：なし　　便失禁：なし
排尿：回数　6回/日　夜間　回　残尿感：　　尿失禁：なし
排尿方法：尿路変更：あり　膀胱留置カテーテル
発汗・寝汗：なし　　皮膚の乾燥：なし
皮膚の異常：あり　膀胱留置カテーテル挿入部に発赤あり
おむつの使用：あり
呼吸異常：あり（数・リズム・深さ）

領域4《活動／休息》
［循環］
血圧：128/54 mmHg
脈拍：102 回/分
不整脈：あり
動悸：なし
冷感：なし
チアノーゼ：なし
ペースメーカー：なし
［呼吸］
呼吸数：21 回/分
リズム：不規則
呼吸音：清明
呼吸困難：なし
咳嗽：あり
器具使用：あり（人工呼吸器：NPPV）
［睡眠］
睡眠時間：不明
睡眠状況：不明
眠剤使用：なし

日常生活動作の自立レベル

活動内容	入院前	現在	方法
食事	自立	全面介助	経管栄養
排泄	自立	全面介助	膀胱留置カテーテル，おむつ
清潔	自立	全面介助	清拭，陰部洗浄
洗面	自立	全面介助	口腔洗浄
更衣・整容	自立	全面介助	
移動	自立	全面介助	ベッド，ストレッチャー移動
寝返り	自立	全面介助	
座位姿勢保持	できる	できない	
座位姿勢除圧	できる	できない	

利き手：右
補助具：なし

［その他の関連情報］
EF（左室駆出率）：40％
鎮静剤（プロポフォール）使用　RASS（鎮静スケール）：−4 程度（深い鎮静状態）

(表IV-22 続く)

(表IV-22 続き)

領域5《知覚／認知》 見当識障害：なし 視覚障害：あり(眼鏡使用)　聴力障害：なし　嗅覚障害：なし　味覚障害：なし　触覚障害：なし 言語障害：なし 理解力障害：なし　　　認知障害：なし 注意力はあり正常である。 時間・場所および人の認識は正常である。 感覚・知覚機能に障害は生じていない。 医師の話を理解できており，認知力はあるといえる。 自分の長所：不明　短所：不明 自分の身体や身体の変化をどう感じているか：不明 自分の性格について：不明
領域6《自己知覚》 自己価値を低下させるような発言はなし。
領域7《役割関係》 ・現在の職業：会社役員 ・家族構成：姉(遠方に在住) ・キーパーソン：姉 ・結婚歴：あり　離婚 ・支援者：なし [活用しているサービス]なし　社会資源：なし
領域8《セクシュアリティ》 婚姻状況：既婚　　子ども：あり(1人) 泌尿器系疾患：なし
領域9《コーピング／ストレス耐性》 ・ストレスだと感じていること：あり(詳細不明) ・不安や悩み：不明 ・入院に起因する不安・悩み：不明 ・相談相手：あり
領域10《生活原理》 ・信仰：なし ・人生において重要と考えている事柄：不明 ・人生の目標や生き甲斐：不明 ・趣味・特技：不明 ・ドナーカード：なし

(表IV-22 続く)

IV 看護計画に NANDA-I-NIC-NOC をどのように使うのか

(表IV-22 続き)

領域11《安全／防御》
- 感染：なし
- 感染リスクファクターの存在：あり(各種ライン類)
- 危険環境：なし
- 体温調整異常：なし
- 転倒・転落アセスメントスコア：スコア：11　危険度：2
- 褥瘡リスクアセスメント(活動性)：C2　OHスケール：6
- 皮膚の状態：湿潤
- 褥瘡：なし
- 褥瘡の既往：なし
- 病的骨突出：なし
- 暴力：なし

暴力に関する危険を示すデータは認められない。
生活している周辺に危険環境はない。
体温調整機能は維持されている。

領域12《安楽》
- 疼痛：不明　　　・悪心：なし　　・嘔吐：なし　　・瘙痒感：なし
- 苦痛に対する薬使用：鎮静剤使用
- 入院環境：ICU
- 主に面会する人：会社の人(Y氏)
- 面会頻度：不明
- 社会的問題：不明

領域13《成長／発達》
- 身体的な成長の問題：なし
- 先天的・遺伝的な問題：なし
- エリクソンの心理社会的発達では「老年期」にあり，発達課題は「統合性 対 絶望」

2. 事例の看護計画に NANDA-I-NIC-NOC を活用する：超急性期の事例

表Ⅳ-23　D 氏の SOAP シート

月日	時間	SOAP
7/26	12：56	O：診療科 救命，診察医：救命医 B 　　主訴：呼吸困難症状，診断名：心不全 　　来院までの経過：1 週間前から息切れと下肢浮腫があり，昨日から急に呼吸困難症状の増悪があったため，本日，早朝に独歩でかかりつけのクリニックを受診。気管支喘息発作疑いでプレドニン 250 mg，リンデロン 4 mg 投与されるが，SpO_2 50％と改善せず。心不全も疑われたため当院に転院搬送となる。 ［バイタルサイン］ 　　意識レベル GCS：開眼 E：3（命令により開眼），言語反応 V：5（見当識がある），最良運動反応 M：6（命令に従う） 　　JCS：Ⅰ-3 名前，生年月日が言えない。 　　瞳孔所見：R 3.0 mm，L 3.0 mm　対光反射：R ＋，L ＋ ［身体所見］ 　　四肢冷感：あり，チアノーゼ：あり，浮腫：あり，腹部膨満：あり，グル音：なし，嘔吐：なし，尿失禁：なし，便失禁：なし，痙攣：なし，硬直：なし，麻痺：なし ［酸素条件］ 　　リザーバーマスク酸素 10 L 100％ 酸素 ［各種ライン］ 　　7/26　13：09　末梢静脈路　右前腕　20 G ［酸素条件］ 　　非侵襲的陽圧呼吸（NPPV）装置装着，FIO_2：100％，呼吸回数：22 回/分，1 回換気量：400〜600 mL 血圧：180/- mmHg（触診で収縮期血圧のみ測定），脈拍：120 回/分 （JCS：Ⅰ-3〜Ⅱ-10）
	13：15	X 線撮影施行，心拡大，胸水，肺炎像あり
	13：17	超音波検査実施　EF（左室駆出率）：30〜40％，心尖弱
	13：22	ミオコールスプレー 2 噴霧，血圧：132/- mmHg（触診で収縮期血圧のみ測定），脈拍：108 回/分
	13：28	動脈ライン挿入，左橈骨 22 G，動脈血採血実施
	13：45	下肢浮腫強い，発汗著明，左鼠径部腫脹あり，腹部膨満あり
	13：48	血圧：120/- mmHg（触診で収縮期血圧のみ測定），脈拍：109 回/分，SpO_2：100％，呼吸回数：23 回/分，便失禁あり，便処置施行
	13：58	末梢静脈路　左前腕 20 G 酢酸リンゲル液 500 mL
	14：09	ラシックス 20 mg 静脈注射，ヒューマリン R 8 単位皮下注射
	14：20	ネオフィリン 250 mg＋サクシゾン 300 mg＋生食 100 mL 点滴静注開始
	14：45	CO_2 ナルコーシスによる意識障害は NPPV 装置装着にてやや改善。自覚症状の改善はあまりなし。心不全・腎不全の所見あり。利尿剤投与するが反応尿なし，hANP（ヒト心房性ナトリウム利尿ペプチド）開始。救命救急センター入室
	15：05	血液浄化療法開始
	16：00	（妻）会うのは離婚して以来ないんです。 （息子）本人の自宅に行って，身の回りの物を持ってきます（身の回りの物を持ってきてくれる方がいないので，お願いできないかと問うと上記言動あり）。
7/27	12：19	S：苦しくはないです。明日仕事があるので。連絡したい。 　　基本的には家族以外は面会謝絶でお願いします。でも会社からくる人 Y さんは大丈夫です。仕事関係のことは全部伝えるのでお願いします。 O：CPAP：8 mmHg，FIO_2：0.5 → 0.4，P/F（PaO_2/FIO_2）値：250，尿量：20〜30 mL/時，動脈血ガス分析結果上，カリウム：5.6 mEq/L，胸部症状：なし，呼吸困難症状：なし，皮膚湿潤：なし A：心不全症状の改善あり，救命医 B により NPPV の設定を下げられてきている。心肥大あり，うっ血もあるため引き続き心不全症状の悪化に注意していく。また，腎不全あり，カリウムも上昇傾向であるため，電解質異常からの不整脈の出現に注意していく。
	18：30	S：息が苦しい。息を吐くのも，吸うのも苦しい。昼は大丈夫だった。急に苦しくなった。 O：呼吸困難症状の訴えあり。SpO_2 90％まで低下。肺音：汽笛音あり。吸引するが痰は引けず。痰の貯留している自覚はなし。医師に相談・報告し，医師が来棟する。

（表Ⅳ-23 続く）

IV 看護計画に NANDA-I-NIC-NOC をどのように使うのか

(表IV-23 続き)

	19:30	O：サクシゾン 300 mg＋ファモチジン＋生食 100 mL 点滴静注開始する。
	19:40	O：医師により左大腿にボスミン 0.3 mL 筋肉注射を実施する。
	20:25	O：ニカルピン開始
	22:30	S：だいぶ楽になった。
		O：呼吸困難症状軽快している。脈拍：100 回/分前後，血圧：110/60 mmHg，SpO$_2$：95％
	23:30	O：咳嗽は減少している。肺雑音の増悪はなく，入眠は可能である。入眠中でも SpO$_2$ 95％ 維持できている。
7/28	7:25	S：今呼吸を整えるから大丈夫ですよ。吸入薬を使うと大丈夫ですよ。
		O：8 時頃まで入眠しており，呼吸状態は落ち着いていた。SpO$_2$ 95％ 維持，吸入・内服後より呼吸の乱れあり。痰の排出量多量。深呼吸を促すことで SpO$_2$ 91％ まで上昇。喀痰のため何度もマスクを外すことで SpO$_2$ の低下あり。肺雑音の悪化なし。
		A：覚醒とともに線毛運動の動きが活発になったこと，飲水や吸引により痰の排出が促進されたことにより咳嗽反射が出現し，喀痰量も増加しているものと考える。マスクを外すことで依然 SpO$_2$ の低下はあるため注意が必要である。
	10:15	S：やるだけやって，だめなら仕方ないな。
		O：医師よりベッドサイドで本人にインフォームドコンセント実施(気管挿管および人工呼吸器管理について)。
	16:00	O：ドルミカム開始し，RASS：−4　咳嗽反射あり。医師より咳嗽反射が消失せず，目標の鎮静度は，刺激による血圧の変動も抑えられる程度と指示あり。
		A：利尿剤投与，NPPV による陽圧呼吸管理，血圧コントロールするも呼吸状態の改善はできず，気管挿管に至った。現在もピンク色の痰があり，肺うっ血が続いており，今後も十分な呼吸状態の観察を行っていく必要がある。
		O：本日，息子の面会予定であったが，日勤帯での来院はなし。
	17:34	O：チーム回診(治療方針情報)
		大動脈弁閉鎖不全症・僧帽弁閉鎖不全症が今回の原因であれば，弁置換手術も検討する必要がある。
		陳旧性心筋梗塞あり，来院時の 12 誘導心電図で Q 波が見られたことから，冠動脈の原因の心機能低下の可能性もあるが，スワン・ガンツカテーテルのデータ上 CO(心拍出量)，CI(心係数)ともに正常であり，今回の心不全の責任病変としては考えにくい。
		大動脈弁閉鎖不全症があることからも IABP の挿入に関しては適応外。まずは心不全の原因を精査し，方針を検討していく。
	18:00	S：安全な方法で可能な限り治療をしてほしい。
		O：医師より姉へ電話連絡
		本人の息子さんに電話連絡しているものの，連絡がつかない。
		今後手術も検討しているが，家族としてどう考えているか。
		治療費や今後の入院生活のサポートは可能か，と問うと下記の返事あり。
		(姉)自分も心臓病があるので，なかなか東京まで行けないが，可能な範囲でサポートはしたい。
		●カンファレンス
		・今後の治療方針
		重篤な大動脈弁閉鎖不全症に対し，今後手術を検討中。
		状態としては手術適応であるため，手術になる可能性が高い。
		・手術前に一度抜管するか。
		家族に連絡してみて決定する。
		心機能を考えると，抜管にもっていくには心不全の悪化が心配なので，可能ならば鎮静・挿管のまま手術にもっていきたいところ。
		ひとまず，手術を前提に検査を進めていく。またマイナスバランスでの管理を続行していく。
		スワン・ガンツカテーテルは本日抜去，呼吸器も離脱方向にしていく。
		家族(息子へは連絡しているものの，連絡つかず。姉に連絡し上記の返事あり)に連絡し，挿管・鎮静のまま手術を検討することとなった。
		今後，心臓血管外科へコンサルトしていく予定。

2. 事例の看護計画にNANDA-I-NIC-NOCを活用する：超急性期の事例

表Ⅳ-24　D氏の検温表　　氏名：D氏　年齢：68歳　男性　診断名：心不全

暦日					7月26日	7月27日	7月28日
入院日数					1	2	3
	R	P	T	BP	12時56分入院	15:05～血液浄化療法開始	
IN-OUT トータルバランス					−1,552.3	2,126.5	2,558
OUT 合計（mL）					3,195	402	193
OUT	尿量（mL）				895	402	63
	除水（mL）				2,300	0	80
	胃管				0	0	50
	便回数				0	0	0
IN 合計（mL）					1,642.7	2,528.5	2,751
IN	補液（mL）				1,614.7	2,212.2	2,319
	注射（mL）				28	6.3	102
	輸血（mL）				0	280	280
食事	主・副						
	付加水分				0	30 mL	40 mL
	内服				0	30 mL	10 mL
輸液内容	KN1A				20 mL/時	21.7 mL/時	62.1 mL（21.7 mL/時）
	20%糖液						390.6 mL（21.7 mL/時）
	hANP				1.1～4.4 mL/時	4.4 mL/時	4.4～2.2 mL/時
	ミオコール				2～8 mL/時	8 mL/時	42 mL（3～8 mL/時）
	ニトロール						
	プレセデックス				2 mL/時	2 mL/時	
	生理食塩液				60 mL/時	60 mL/時	320 mL（40 mL/時）
	ハイコート						50 mL
	サクシゾン					150 mL	
	ニカルピン					38.5 mL（3.5 mL/時）	4 mL/時
	ピシリバクタ					100 mL	100 mL
	プロポフォール					40.8 mL（3.4 mL/時）	8 mL/時
	ミダゾラム						60 mL（2～4 mL/時）

（表Ⅳ-24 続く）

IV 看護計画に NANDA-I-NIC-NOC をどのように使うのか

(表IV-24 続き)

注射内容	ラシックス	2 mL													
	アタラックスP	1 mL													
	カルチコール	2 mL													
	50%糖液	20 mL													
	ビソルボン						4 mL			4 mL					
	ボスミン						0.3 mL								
	エスラックス									5 mL					
	ホリゾン									2 mL					
	ノルアドリナリン									2 mL					
	アリナミン									20 mL					
不整脈										サイナス	サイナス	af	af	af	
RASS(鎮静スケール)		-2	-2	-2	-2	-2	1	1	0	0	0	0	評価不能	評価不能	
意識レベル(GCS)		E3V5M6	E3V5M6	E3V5M6	E3V5M6	E3V5M6	E4V5M6	E4V5M6	E4V5M6	E3V5M6	E4V5M6	E3V5M6			
ICDSC				0せん妄なし	0せん妄なし	0せん妄なし	0せん妄なし								
瞳孔(R/L)		2.0/2.0	3.0/3.0	3.0/3.0	2.0/2.0	2.0/2.0	2.0/2.0	3.0/3.0	3.0/3.0	3.0/3.0	3.0/3.0	3.0/3.0	3.0/3.0	1.5/1.5	1.5/1.5
対光反射(R/L)		有/有	有/有	有/有	有/有	有/有	有/有	有/有	有/有	有/有	有/有	有/有	有/有	有/有	有/有
肺雑音(R/L)		有両下葉	有両下葉	有/有	有/有	有/有	無/無	有/有	有/有	有/有	有/有	有/有断続	有/有断続	有/有断続	有/有断続
呼吸音(R/L)		R=L	R=L	R=L	R=L	R=L	R=L	R=L	R=L	R=L	R=L	R=L	R=L	R=L	R=L
末梢冷感		無	無	無	無	無	無	無	無	無	無	無	無	無	無
チアノーゼ		無	無	無	無	無	無	無	無	無	無	無	無	無	無
浮腫		有	有	全身	全身	全身	全身	全身	全身	全身	全身	全身	全身	全身	全身
腸グル音		微弱	微弱	有	有	有	有	有	有	有	有	有	有	有	有
腹部膨満		±	±	±	±	±	±	±	±	±	±	±	±	±	±
咳嗽		有	有	有	有	有	有	有	有	有	有	有	有	有	有
吸引		実施	実施	実施	実施	実施	実施	実施	実施				実施	実施	
痰の量		少量	少量	多量	多量	多量	中量	中量	中量	多量	多量	多量		中量	
痰の性状		やや粘	やや粘	やや粘	やや粘	やや粘	やや粘	やや粘	やや粘	やや粘	やや粘	水様	無	泡沫	
痰の色		白	白	黄白	黄白	黄白	黄白	黄白	黄白	淡血性	淡血性	ピンク		淡血性	
加湿・加温													人工鼻	人工鼻	
血糖値		68			115	128					145			161	
ヘッドアップ		30	30	10		30以上	45	30	45	30	30	30	30	30	
バスキャス刺入部				np					np	np		np	np	np	
Aライン刺入部		np		np	np					np	np	np	np	np	
末梢刺入部		np			np	np				np	np	np	np	np	
体位変換									除圧	除圧		除圧	右側	除圧	
看護師サイン		K	K	M			N	N			S		T		

180

表Ⅳ-25 血液検査結果

検査項目	基準値範囲	採血日時 7月26日 入院時	7月26日 透析後	7月26日 16:30	7月27日 起床時	7月28日 起床時
アンモニア	15〜60 μg/dL	H 38				
CRP	0.0〜0.2 mg/dL	H 2.1			H 2.8	H 3.0
Na	134〜143 mEq/L	135	140	137	140	137
K	3.2〜4.5 mEq/L	H 6.5	H 4.8	H 6.7	H 5.6	H 5.6
Cl	99〜107 mEq/L	H 108	H 110	H 110	H 109	107
Ca	8.8〜10.2 mg/dL	8.8				
IP（無機リン）	2.5〜4.3 mg/dL	H 5.7			H 6.5	H 6.1
T-P	6.7〜8.3 g/dL	7.3			L 6.0	L 6.0
Alb	3.8〜5.1 g/dL	3.8			L 3.1	L 3.1
T-Bil	0.1〜1.0 mg/dL	0.5			0.5	0.5
D-Bil	0.0〜0.3 mg/dL	0.1				
UN	9〜20 mg/dL	H 48	H 30	H 54	H 47	H 60
Cr	0.5〜1.0 mg/dL	H 3.18	H 2.17	H 3.6	H 3.88	H 4.28
eGFR		16.3	24.8	14.2	13.1	11.8
UA（尿酸）	3.5〜7.9 mg/dL	5.1				
AST（GOT）	12〜35 IU/L	H 41	H 46	H 38	H 38	34
ALT（GPT）	6〜31 IU/L	H 46	H 43	H 41	H 37	H 43
LD（LDH）	115〜230 U/L	H 357	H 465	H 342	H 482	H 585
ALP	106〜314 IU/L	218			162	163
γ-GT（γ-GTP）	9〜58 U/L	30			26	
Amy	24〜137 IU/L	H 182			H 351	H 400
CK	49〜159 IU/L	H 241	H 237	H 241	H 160	H 162
CK-MB	1〜20 IU/L	H 30	H 28	H 28	H 21	
血糖	75〜116 mg/dL	H 228			112	
血算						
WBC	4.0〜9.0×10^3/μL	H 14.5			H 9.5	H 16.1
RBC	4.10〜5.50×10^6/μL	L 3.47			L 2.73	L 3.04
Hb	14.0〜17.0 g/dL	L 10.5			L 8.1	L 8.9
Ht	40〜48%	L 31			L 24.4	L 26.6
MCV	89〜99.0 fL	89.3			89.4	L 87.5
MCH	27〜32 pg	30.3			29.7	29.3
平均赤血球血色素濃度	32〜36.0%	33.9			33.2	33.5
Plt	150〜400×10^3/μL	222			167	160
PT	11.4〜14.4 秒	12.9			H 14.5	14.3

H：基準値より上昇　L：基準値より低下

（表Ⅳ-25 続く）

IV 看護計画に NANDA-I-NIC-NOC をどのように使うのか

(表IV-25 続き)

PT INR		1.1	1.3	1.3
PT%	70 以上	84	L 66	L 67
APTT	24.0〜40.0 秒	27.4	H 40.4	H 51.7
APTT 対照		30	30	30
フィブリノゲン	200〜400 mg/dL	H 569		
FDP	0.0〜5.0 μg/mL	H 26.2	H 18.1	H 13.6

H：基準値より上昇　L：基準値より低下

表IV-26　動脈血ガス分析結果

検査項目	採血日時　7月26日	13:51	14:25	15:53	16:56	19:45	20:26
pH		7.247	7.257	7.295	7.305	7.424	7.414
$PaCO_2$		41.4	38.5	30.6	32.5	32.7	32.8
PaO_2		163	105	148	204	173	137
HCO_3		1734	16.6	14.4	15.7	21	20.6
BE		−8.9	−9.4	−10.7	−9.3	−2.3	−2.9
Lac		0.70	0.80	0.90	0.90	0.60	0.60
K		6.7	6.62	6.03	6.14	4.8	4.5
Na		137.3	137.3	137.3	139.6	140.2	140.9
Ca		1.17	1.15	1.11	1.18	1.36	1.39
Glu		158	125	64	68	102	108
Hb		9.90	9.70	9.40	9.20	9.50	9.30
SO_2		98.80	97.70	99.00	99.40	98.00	97.30

検査項目	採血日時　7月27日						
	1:13	6:31	7:52	10:51	14:15	16:30	18:50	21:02
pH	7.386	7.352	7.37	7.377	7.366	7.348	7.25	7.317
$PaCO_2$	31.6	34.4	31.8	31.3	32.1	32.9	42.5	35.4
PaO_2	123	142	140	127	91.1	72	68.7	71.6
HCO_3	20	18.6	17.9	18	17.9	17.6	18	17.6
BE	−5.3	−5.8	−6.1	−6.0	−6.2	−6.8	−8.3	−7.3
Lac	0.80	0.70	0.70	0.90	0.90	1.10	1.30	1.10
K	5.49	5.47	5.18	5.65	5.78	5.46	5.9	5.98
Na	139.9	137.7	138.1	138.4	139.1	139.1	138.5	138.4
Ca	1.27	1.22	1.2	1.2	1.2	1.18	1.18	1.15
Glu	117	113	115	128	126	127	148	143
Hb	8.60	8.30	8.30	8.30	8.50	8.30	9.50	9.00
SO_2	98.70	98.90	98.90	99.10	97.40	94.20	91.80	94.20

(表IV-26 続く)

(表Ⅳ-26 続き)　　採血日時　7月28日

検査項目		1:20	6:23	7:04	10:41	15:17	16:44	17:57	19:29	20:34	22:58
	pH	7.365	7.384	7.277	7.313	7.319	7.311	7.342	7.324	7.296	7.294
	$PaCO_2$	36.2	36.7	47.3	46.5	44.5	48.3	45.2	49.2	51.8	51.2
	PaO_2	58.2	60.1	89.6	113	137	161	89.8	73	73.8	127
	HCO_3	20.2	19.6	21.3	22.9	22.2	23.7	23.8	24.8	24.5	24.1
	BE	−4.2	−5.0	−4.7	−2.7	−3.1	−2.0	−1.3	−0.8	−1.6	−2.0
	Lac	1.10	0.90	1.00	1.00	0.90	0.90	0.80	0.80	0.90	0.90
	K	5.4	5.11	5.47	5.09	5.03	5	4.81	4.86	5.09	5.21
	Na	136	137.7	136	137.2	136	135.8	134.8	135.6	136.7	135.5
	Ca	1.18	1.12	1.17	1.21	1.18	1.21	1.19	1.22	1.25	1.23
	Glu	132	124	151	146	142	149	149	147	151	161
	Hb	9.10	8.60	8.70	8.20	8.10	8.30	8.20	8.60	9.00	9.00
	SO_2	90.40	91.10	96.10	98.10	97.40	99.00	97.40	94.60	93.90	98.50

とが重要である。また，看護師同士，看護師と医師といった他職種間でのカンファレンスを多く行うことで，治療の方向性や看護の方向性を統一することができ，情報交換の場として用いることができる。カンファレンスの内容を看護記録に記載することで，カンファレンスに参加していないスタッフもカンファレンス記録から情報収集することで，統一した看護介入を行うことも可能となる。

第2段階：アセスメント

　ここからはNANDA-I看護診断の13領域の枠組みに沿って，D氏に関するアセスメントを行っていこう。

■領域1《ヘルスプロモーション》

　まず，領域1《ヘルスプロモーション》であるが，当該領域のデータベースを見ると，定期的な外来通院を行っていることや飲酒や喫煙の習慣はなかったことから，健康管理は自分自身で行っていたことがわかる。入院後の7月28日に医師よりインフォームドコンセントがあった。それによるとNPPVを用いていたものの心不全の原因として，大動脈弁閉鎖不全症と僧帽弁閉鎖不全症があることから，鎮静剤の使用と気管挿管および人工呼吸管理を行っていくとのことであった。同日のD氏の反応として，SOAPシートより「やるだけやって，だめなら仕方ないな」と言っていることがわかった。これらの情報より，D氏が状況を理解し療養上の意思決定を自ら行えているものと判断することができる。しかし，鎮静剤使用後は自らの意思決定が困難となること，そして，健康管理についてもD氏が行えないことから，医療者によって行われるものと判断できる。これらの内容

IV 看護計画にNANDA-I-NIC-NOCをどのように使うのか

をもとに，以下のようにアセスメントした。

●領域1の類のアセスメント

- 類1《健康自覚》

　これまで循環器系疾患と呼吸器系疾患により通院していたこともあり，今回の呼吸困難症状は心不全によるものと理解し，症状を改善するためには入院して治療しなければならないと受け止めている。また，鎮静下人工呼吸器管理に関しても，鎮静開始前の医師からの説明で，必要性を理解したうえで自らの判断で治療法を受け入れている。

- 類2《健康管理》

　定期的に外来通院をしており，飲酒・喫煙はしていなかった。しかし，1週間前から息切れと浮腫が出現し，徐々に呼吸困難症状の増強があったにもかかわらず受診せずに自宅で様子をみており，今回，症状の観察や増悪時の対処行動はとれていなかった。

　日頃の薬物療法，食事療法，活動・運動の管理といった心不全の療養法に関する情報はないが，1人暮らしで仕事も抱えていることから，これらの健康管理が不十分であった可能性がある。また，現在，鎮静下人工呼吸器管理中のため，自ら治療方法を選択し，決断するなどの意思決定は困難であり，さらにすべての健康管理は医療者に委ねられている。

●領域1のアセスメントのまとめ

　これまで循環器系疾患と呼吸器系疾患により通院していたこともあり，今回の呼吸困難症状は心不全によるものと本人は理解しており，症状を改善するためには，入院して治療しなければならないと受け止めている。患者は定期的に外来通院をしており，飲酒・喫煙はしていなかった。しかし，1週間前から息切れと浮腫が出現し，徐々に呼吸困難症状の増強があったにもかかわらず受診せずに自宅で様子をみており，症状の観察や増悪時の対処行動はとれていなかった。

　日頃の薬物療法，食事療法，活動・運動の管理といった心不全の療養法に関する情報はないが，1人暮らしで仕事も抱えていることから，これらの健康管理が不十分であった可能性がある。また，現在，鎮静下人工呼吸器管理中のため，自ら治療方法を選択し，決断するなどの意思決定は困難であり，さらにすべての健康管理は医療者に委ねられている。

■領域2《栄養》，領域3《排泄と交換》，領域4《活動／休息》，領域5《知覚／認知》

　次に，領域2《栄養》，領域3《排泄と交換》，領域4《活動／休息》，領域5《知覚／認知》についてのアセスメントを示す。

　これらの領域では，看護計画の立案時点となる入室後3日目である72時間の身体的状態に焦点化したアセスメントを行った。そのために，データベースシー

トだけでなく，検温表や検査結果，動脈血ガス分析結果などの多くの情報を統合しながらアセスメントしなければならない。入院前の情報と入院後の状況とを比較することで，小さな変化をアセスメントすることが可能となる。

　また，入院前のADLを知っておくことで，退院の目安を定めることも可能となる。たとえば，D氏は自分自身で健康管理を行う自立した生活を送っており，呼吸状態も内服や吸入薬を使用することで落ち着いていた。おのずと退院へ向けての援助として，自立した生活を送るための援助を行うことが必要となっている。

● 領域2の類のアセスメント
・類1《摂取》，類2《消化》，類3《吸収》
　入院前は食事を経口摂取できており，BMIや総蛋白のデータから栄養状態は良好であった。しかし，入院直前からの呼吸困難症状の出現により食欲不振から低栄養状態となっている。現在は，経静脈投与にて栄養を摂取している。
・類4《代謝》
　代謝機能の異常は認められない。
・類5《水化》
　心不全に伴う血行動態の異常により，循環血液量の低下と腎灌流圧低下による腎機能の低下を引き起こし，水分出納バランスはプラスに傾き，体液過剰の状況にある。また，腎機能低下により高カリウム血症を引き起こしていると推測される。

● 領域2のアセスメントのまとめ
　入院前は食事を経口摂取できており，咀嚼・嚥下機能は正常であった。また，BMIや総蛋白のデータから栄養状態は良好であった。しかし，入院直前からの呼吸困難症状の出現により，食欲不振から低栄養状態となっているが，現在は経静脈投与にて栄養を摂取している。心不全に伴う血行動態の異常により，循環血液量の低下と腎灌流圧低下による腎機能の低下を引き起こし，水分出納バランスはプラスに傾き，体液過剰の状況にある。また，腎機能低下により，高カリウム血症を引き起こしていると推測される。

● 領域3の類のアセスメント
・類1《泌尿器系機能》
　現在，膀胱留置カテーテルを挿入し，尿量管理をしているが，心不全に伴う急性腎前性腎不全のため腎機能が障害されており，利尿剤による薬物療法と血液透析を行わなければ排尿機能を維持できない状況である。
・類2《消化器系機能》
　泥状便がみられ，消化管における水分再吸収機能が低下している。
・類3《外皮系機能》
　現在，治療上必要とする各種ルート類が存在するが，皮膚分泌および排出を著

IV 看護計画にNANDA-I-NIC-NOCをどのように使うのか

しく阻害するほどの範囲に及ぶ皮膚の変化は認めておらず，外皮系は機能していると考えられる。

- 類4《呼吸機能》

　大動脈弁閉鎖不全や僧帽弁閉鎖不全による心不全，および腎不全に起因した溢水による心不全からの肺うっ血，それに伴う両肺野の無気肺による肺内シャントや換気障害による呼吸不全を生じていると考えられる。現在は，気管挿管し，人工呼吸器管理で高濃度の酸素吸入により酸素化は改善している。

● 領域3のアセスメントのまとめ

　現在，膀胱留置カテーテルを挿入し，尿量管理をしているが，心不全に伴う急性腎前性腎不全のため腎機能が障害されており，利尿剤による薬物療法と血液透析を行わなければ排尿機能を維持できない状況である。また，大動脈弁閉鎖不全や僧帽弁閉鎖不全による心不全，および腎不全に起因した溢水による心不全からの肺うっ血，それに伴う両肺野の無気肺による肺内シャントや換気障害による呼吸不全を生じていると考えられる。現在は，気管挿管し，人工呼吸器管理で酸素化は改善している。

　消化器系機能は，泥状便がみられ，消化管における水分再吸収機能が低下していて，外皮系は，治療上必要とする各種ルート類が存在するが，皮膚分泌および排出を著しく阻害するほどの範囲に及ぶ皮膚の変化は認められず，機能していると考えられる。

● 領域4の類のアセスメント

- 類1《睡眠／休息》

　人工呼吸器管理と心負荷軽減のため鎮静剤が持続投与開始になり，現在，深い鎮静下にある。

- 類2《活動／運動》

　薬剤投与により鎮静下であるため，自発的な活動は不可能な状態である。

- 類3《エネルギー平衡》

　呼吸管理，心不全治療といった各種治療のため，活動は著しく制限され，循環・呼吸といった生命維持に関わる機能や活動も人工呼吸器管理，および血液浄化療法（CHDF）により代償されている。そのため，生命維持および身体活動に要するエネルギー消費は抑制されている。

- 類4《心血管／肺反応》

　心不全による肺うっ血，無気肺による肺胞低換気が考えられ，人工呼吸器管理が必要な状態にある。低換気に起因する動脈血二酸化炭素分圧（$PaCO_2$）の上昇により呼吸性アシドーシスの状態になっており，血液が酸性に傾いている。左心機能の低下により後負荷が増大し，心拍出量低下がみられ，腎不全を生じている。

　腎不全により，呼吸性アシドーシスの代償機構が破綻しているため，さらなるアシドーシスの進行を認める危険がある。

また，組織への酸素供給量減少によりチアノーゼも生じている。この状態が持続すれば，嫌気性解糖が生じ代謝性アシドーシスとなり，循環や呼吸状態が増悪するリスクがある。また，心不全の改善が乏しければ，弁膜症が今回の原因と考えられ，弁置換手術の実施も考慮される。

- 類5《セルフケア》

　心不全および腎不全，また各種治療により自身の身体および身体諸機能をケアするための活動は不可能で，医療者に委ねられている。

● 領域4のアセスメントのまとめ

　人工呼吸器管理と心負荷軽減のため鎮静剤が持続投与開始になり，現在は深い鎮静下にあり，自発的な活動は不可能な状態である。そのため，日常生活のあらゆる活動は，医療者にすべてを依存した状態にある。呼吸管理，心不全治療といった各種治療のため，活動は著しく制限され，循環・呼吸といった生命維持に関わる機能や活動も人工呼吸器管理，および血液浄化療法により代償されており，生命維持および身体活動に要するエネルギー消費は抑制されている。

　心不全による肺うっ血，無気肺による肺胞低換気が考えられ，人工呼吸器管理が必要な状態にある。低換気に起因する動脈血二酸化炭素分圧の上昇により呼吸性アシドーシスの状態になっており，血液が酸性に傾いている。左心機能の低下により後負荷が増大し，心拍出量低下がみられ，腎不全を生じている。腎不全により，呼吸性アシドーシスの代償機構が破綻しているため，さらなるアシドーシスの進行を認める危険がある。また，組織への酸素供給量減少によりチアノーゼも生じている。この状態が持続すれば，嫌気性解糖が生じ代謝性アシドーシスとなり，循環や呼吸状態が増悪するリスクがある。また，心不全の改善が乏しければ，弁膜症が今回の病状の原因と考えられ，弁置換手術の実施も考慮される。

● 領域5の類のアセスメント

- 類1《注意》

　呼吸困難が悪化する以前，入院前は注意力を損なっていたという情報はないが，現在鎮静下にあるため，周囲に注意を向けるための能力を観察することができない。

- 類2《見当識》

　入院前は見当識は保たれていたが，現在は人工呼吸器管理と心不全治療により深い鎮静下にあるため見当識障害があるという判断はできない。

- 類3《感覚／知覚》

　呼吸困難が悪化する以前，入院前は感覚・知覚から得られる情報として，正常から逸脱するデータは認めていないが，現在は人工呼吸器管理と心不全治療により深鎮静下にある。RASS－4でコントロールされており，身体刺激での触覚は保たれている。

IV 看護計画にNANDA-I-NIC-NOCをどのように使うのか

- 類4《認知》

入院時，医師の説明を受け，自らの意思表示もしていたことから，認知機能は保たれていたが，治療のため深鎮静下にある現時点では，認知機能が低下しているとの判断は困難である。

- 類5《コミュニケーション》

鎮静および気管挿管といった治療が行われているため，行動・動作・発声が不可能であり，コミュニケーションはとれない状況である。

● 領域5のアセスメントのまとめ

呼吸困難症状が悪化する以前，入院前は注意力・見当識・感覚・知覚は正常であったと考えられるが，現在治療で深い鎮静下にあるため，能力が低下しているという判断はできない状況である。入院時，医師の説明を受け，自らの意思表示もしていたことから，認知機能は保たれていたが，治療のため鎮静下にある現時点では，認知機能が低下しているとの判断は困難である。同様に，行動・動作・発声が不可能であり，コミュニケーションはとれない状況である。

■ 領域6《自己知覚》，領域7《役割関係》，領域8《セクシュアリティ》，領域9《コーピング／ストレス耐性》，領域10《生活原理》

領域6《自己知覚》，領域7《役割関係》，領域8《セクシュアリティ》，領域9《コーピング／ストレス耐性》，領域10《生活原理》は，患者の心理社会的側面を中心にアセスメントを行う。

呼吸困難症状が出現しているときには，十分に情報収集できないものの，症状が落ち着きコミュニケーションがとれるようになった際に，D氏に負担をかけないようにすることが必要最低限のことであり，また広範囲に情報収集を行わなければならない。しかし，元妻や息子からは十分な情報収集ができなかったため，キーパーソンとなった姉に意思決定を委ね，言動を記録に残している。姉へインフォームドコンセントを行った前後の医療者の意思決定についても，カンファレンス記録として記載しており，カンファレンス内容が1つの領域にとどまらず，多数の領域にまたがる情報とも解釈することができる。

● 領域6の類のアセスメント
- 類1《自己概念》

呼吸状態の悪化で入院加療を余儀なくされた状況においても，自分が不在となる仕事の段取りを気にかける言動から，自分が置かれている社会的地位や役割を自覚し，また，そのような自分に価値を見出し，理想自己，あるべき自己と捉えていると推測される。そして，治療が開始されても改善されない病態（呼吸困難症状）の自覚から，社会での役割が果たせない，役割達成が困難な状況であることのみならず，医療者に日常生活すべてを委ねざるを得ない現在の身体の状況を現実自己として認識していることが推測される。

- 類2《自尊感情》

　会社役員であり，また，仕事を通して社会的地位・役割を遂行する自己に価値観を見出す理想自己に対して，呼吸不全の病態に対する治療は，日常生活のすべてを他者に委ねざるを得ない状況にさせ，このような自身の役割を達成できない現実自己は肯定的には受け入れられず，自尊感情への影響が考えられる。しかし現時点では，人工呼吸器管理中で本人の意思や感情を確認することができないが，明らかな心理的変化の徴候は認められていない。

- 類3《ボディイメージ》

　現在は，医師の説明と自覚症状から治療の必要性を理解し，ICU環境下での安静，呼吸・循環管理を受けているが，病態は改善せず，さらに鎮静を要する新たな治療が進められている。また，鎮静下により本人は情報として得られていないが手術療法の選択も検討されており，身体の回復，入院の長期化，社会復帰などを懸念することが推測される。このような懸念は入院以前の，心疾患や呼吸器疾患といった既往をもちながらも自立した生活を営める身体と異なる，現在の身体機能の低下を自覚することであり，ボディイメージを変化させることが考えられる。

● 領域6のアセスメントのまとめ

　呼吸状態の悪化で入院加療を余儀なくされた状況においても，自分が不在となったときの仕事の段取りを気にかける言動から，会社役員としての自分に社会的地位や役割を自覚し，また，そのような自分に価値を見出し，理想自己，あるべき自己と捉えていると推測される。そして，治療が開始されても改善されない病態(呼吸困難症状)の自覚から，社会での役割が果たせない，役割達成が困難な状況であることのみならず，日常生活すべてを委ねざるを得ない現在の身体の状況を現実自己として認識していることが推測される。

　このような自身の役割を達成できない現実自己は肯定的には受け入れられず，自尊感情が低下する可能性が考えられる。現在は，医師の説明と自覚症状から治療の必要性を理解し，ICU環境下での安静，呼吸・循環管理を受けているが，病態は改善せず，さらに鎮静を要する新たな治療が進められている。また，鎮静下により本人は情報として得られていないが手術療法も検討されており，身体の回復，入院の長期化，社会復帰などを懸念することが推測される。このような懸念は入院以前の，心疾患や呼吸器疾患といった既往をもちながらも自立した生活を営める身体と異なる，現在の身体機能の低下を自覚することであり，ボディイメージを変化させることが考えられる。

● 領域7の類のアセスメント

- 類1《介護役割》

　離婚後接触する機会もなかった元妻と息子は，入院当初の面会以降連絡をとることすらできていないことからも，キーパーソンとしての役割を期待することは

IV 看護計画にNANDA-I-NIC-NOCをどのように使うのか

困難と考えられる。また，治療方針の代理決定をはじめ，さまざまな支援を申し出ている姉は持病があり，かつ遠方に在住であるため，今後，手術の可能性があることからも，介護役割を含めた入院生活の支援体制について調整を要することが考えられる。

- 類2《家族関係》

元妻と息子は離婚後疎遠であり，家族関係，家族としての支援は望めないと推測されるが，姉には治療方針決定といった重要な役割を担う家族としての存在を期待されると考えられる。しかし，姉との家族関係についてのD氏の意向は確認できない。

- 類3《役割遂行》

関係者に対して，自身が不在の間の仕事の段取りの指示を希望するなど，入院後も仕事を通した社会的な人間関係をもとうとしていることが考えられる。しかしながら，会社役員としての仕事を通じて社会的な役割を達成してきたと考えられるが，現在の病態，そして今後の治療方針を含めた現状は，入院以前に担っていた役割遂行の継続は困難な状況にある。

●領域7のアセスメントのまとめ

離婚後疎遠であった元妻と息子は，入院当初の面会以降連絡をとることすらできていないことからも，キーパーソンとしての役割を期待することは困難と考えられる。

治療方針の代理決定といった重要な役割を担う家族としての存在を期待される姉が，キーパーソンとして考えられる。しかしながら姉は心疾患の持病をもち，かつ遠方に在住であるため，今後手術の可能性があることからも，介護役割を含めた入院生活の支援体制について調整を要する。関係者に対して，自身が不在の間の仕事の段取りの指示を希望するなど，入院後も仕事をとおした社会的な人間関係をもとうとしていることが考えられる。

しかしながら，今まで会社役員として社会的な役割を達成してきたと考えられるが，現在の病態，そして今後の治療方針を含めた現状は，入院以前に担っていた役割遂行の継続は困難な状況にある。また，退院後に介護が必要な状況になった場合は，公的資源によるサポートも考慮する必要があると思われる。

●領域8の類のアセスメント

- 類1《性同一性》，類2《性的機能》，類3《生殖》

元妻との間に息子がおり，性的機能・生殖に問題はみられず，68歳男性としての男性性を保持している。

●領域8のアセスメントのまとめ

元妻との間に息子がおり，性的機能・生殖に問題はみられず，68歳男性としての男性性を保持している。

●領域 9 の類のアセスメント
- 類 1《トラウマ後反応》
 身体的/心的外傷後反応は認めていない。
- 類 2《コーピング反応》
 精査中の呼吸不全および腎機能低下に対し，ICU で 24 時間監視下，多くの医療機器や治療に関するルートなどが挿入され，さまざまな制限を受けているが，薬剤による鎮静下にあるため，これらの刺激はストレスとして認知されていないことが考えられる。今回の入院までの，重篤な病態であったことが推測される入院歴・既往歴におけるストレス対処行動に関する情報は確認できていないものの，D 氏にとって重要な意味をもつと推測される会社役員としての役割が遂行できないこと，また，入院生活においてすべてを医療者に委ねざるを得ない現状は，対処困難なストレッサーとなることが考えられる。
- 類 3《神経行動ストレス》
 神経・脳機能に異常を示す情報はない。

●領域 9 のアセスメントのまとめ
　精査中の呼吸不全および腎機能低下に対し，ICU で 24 時間監視下，多くの医療機器や治療に関するルートなどが挿入され，さまざまな制限を受けているが，薬剤による鎮静下にあるため，これらの刺激はストレスとして認知されていないことが考えられる。今回の入院までの，重篤な病態であったことが推測される入院歴・既往歴におけるストレス対処行動に関する情報は確認できていないものの，D 氏にとって重要な意味をもつと推測される会社役員としての役割が遂行できないこと，また，入院生活においてすべてを医療者に委ねざるを得ない現状は，対処困難なストレッサーとなることが考えられる。

●領域 10 の類のアセスメント
- 類 1《価値観》，類 2《信念》
 呼吸状態が悪化するなかでも，自分が不在になることを心配し，関係者に仕事の指示をしようとする言動があり，仕事をとおして社会的な役割を遂行することに価値を見出し，生活するなかでも重要な意味をもっていたことが推測される。
- 類 3《価値観/信念/行動の一致》
 仕事を他者に委ね，継続することを断念せざるをえない病態および治療・療養環境は，D 氏の価値/信念と一致しない状況であると考えられる。

●領域 10 のアセスメントのまとめ
　呼吸状態が悪化するなかでも，自分が不在になることを心配し，関係者に仕事の指示をしようとする言動から，仕事をとおして社会的な役割を遂行することに価値を見出し，生活するなかでも重要な意味をもっていたことが推測される。しかしながら，仕事を他者に委ね，継続することを断念せざるを得ない病態および

IV 看護計画に NANDA-I-NIC-NOC をどのように使うのか

治療・療養環境は，D 氏の価値／信念と一致しない状況と考えられる。

■領域 11《安全／防御》

領域 11《安全／防御》の類 1《感染》のアセスメントでは，病状が悪化している患者であれば，末梢静脈路や膀胱留置カテーテルなどの医療用デバイスが挿入され感染のリスクが存在する。特に D 氏は NPPV にて呼吸管理をしていたものの，3 日目に呼吸状態の改善目的で気管挿管および人工呼吸器管理となっているため，人工呼吸器関連肺炎（VAP）のリスクを確実に減少させる必要があることと，感染徴候を把握する必要がある。類 2《身体損傷》では，血液検査結果より低栄養状態であることと，鎮静剤が投与され自力での体動が減少していることから医原性の皮膚トラブルのリスクが高いことを念頭に置く必要がある。そして，鎮静剤が投与されているため，自発的な活動が制限されているため，挿管チューブの自己抜管や各種医療用デバイスの自己抜去はないとアセスメントしているものの，病状変化時に体動などによる自己抜去などのリスクをアセスメントする必要がある。

●領域 11 の類のアセスメント

- 類 1《感染》，類 5《防御機能》

各種体内留置ルートや鎮静下にあるなかでの無気肺を呈した肺野の所見は感染源となる可能性が高いが，現在，感染徴候を示すデータは認めていない。長期間に及ぶ人工呼吸器管理が必要となることから，人工呼吸器関連肺炎（VAP）に注意をする必要がある。VAP は気管チューブが留置されることにより，もともともっている上気道の生体防御機能がバイパスされ，下気道へ細菌が侵入することで発症する。人工呼吸器管理が 1 日増えるごとに，VAP の発生率が 1％上昇するという報告もあり，長期人工呼吸器管理においては VAP 合併の危険性が高まることに留意が必要である。人工呼吸器管理中は唾液腺の分泌機能の低下や開口により口腔内が乾燥し，細菌が繁殖しやすく，気管チューブを伝って気管に流れ込み誤嚥性肺炎のリスクが高まる。

- 類 2《身体損傷》

各種加療に伴いルート類や医療機器の装着が多数となるが，鎮静下のため自発的な活動が制限された状態にあり，自己抜管などの自傷を含む身体損傷のリスクは低いと考えられる。鎮静管理中であることから自力で身体を動かすことが困難であり，疼痛に対する反応も乏しい。低アルブミンであり栄養状態もよくないうえ，心不全・長期臥床に伴う循環不良から皮膚トラブルのリスクが高い。また各種ルート類を固定するためのテープでのかぶれによる皮下組織の損傷のリスクが考えられる。

- 類 3《暴力》

自身に危害を加えるような暴力行為を懸念される既往はない。現在，鎮静中であり自傷他害のリスクは低いと考えられる。

- 類4《環境危険》

 鎮静下にあり自ら危険な環境に曝露されることはない。

- 類5《防御機能》

 心不全・腎不全の治療に伴うNPPV管理や血液透析・薬物療法中であり，免疫機能の低下の可能性が高い。

- 類6《体温調節》

 現在，体温調整異常を懸念させるデータは示されていない。また，体温調節機能に影響する既往や病態は認めていない。しかし，鎮静下であることから体温調節行動が不可能であり，環境温に左右されやすい状態である。

●領域11のアセスメントのまとめ

 心不全・腎不全の治療に伴うNPPV管理や血液透析・薬物療法中であり，免疫機能の低下の可能性が高く，各種体内留置ルートや鎮静下にあるなかでの無気肺を呈した肺野の所見は感染源となるが，現在，感染徴候を示すデータは認めていない。鎮静管理中であることから，自力で身体を動かすことが困難であり，疼痛に対する反応も乏しい。

 低アルブミンであり栄養状態もよくないうえ，心不全・長期臥床に伴う循環不良から皮膚トラブルのリスクが高い。また各種ルート類を固定するためのテープでのかぶれによる皮下組織の損傷のリスクが考えられる。現在，鎮静中であり自傷他害のリスク，自ら危険な環境に曝露されるリスクはない。鎮静下であることから体温調節行動が不可能であり，環境温に左右されやすい状態である。

■領域12《安楽》

●領域12の類のアセスメント

 領域12《安楽》は，類1《身体的安楽》，類2《環境的安楽》，類3《社会的安楽》についてアセスメントする。《身体的安楽》については鎮静剤の投与により回避できていると推測される。また，D氏にとって《環境的安楽》と《社会的安楽》が重要となってくるが，会社については会社関係者により調整が可能であった。しかし，鎮静剤投与中の意思決定をD氏ではなく，キーパーソンとなった姉に委ねられていることを踏まえてアセスメントすることが必要となる。

- 類1《身体的安楽》

 気管挿管直前までコミュニケーションが可能な意識状態にあるものの，鎮静剤が投与されていることから，身体的安楽は保たれていると推測できるが，鎮静期間が長期化することで鎮静剤への抵抗性が出現し鎮静深度の上昇に伴い，NPPVのマスクの違和感や各種ルート類の挿入中の苦痛により，身体的安楽が脅かされる可能性がある。

- 類2《環境的安楽》，類3《社会的安楽》

 入院前までは会社の部下の力を借りたりしながら社会生活を営んでおり，社会的安楽が損なわれていたとはいい切れない。しかしながら家族関係の希薄な状況

IV 看護計画にNANDA-I-NIC-NOCをどのように使うのか

がうかがえる。現在鎮静下に置かれ，今後手術を検討していくなかで意思決定権を誰がもつのか明確にされておらず，本人の意向を確認できないまま治療方針が決定されてしまう懸念もあり，社会的状況に対する安楽は得られない可能性がある。

●領域12のアセスメントのまとめ

気管挿管直前までコミュニケーションが可能な意識状態にあるものの，鎮静剤が投与されていることから，身体的安楽は保たれていると推測できるが，鎮静期間が長期化することで鎮静剤への抵抗性が出現し鎮静深度の上昇に伴い，NPPVのマスクの違和感や各種ルート類の挿入中の苦痛により，身体的安楽が脅かされる可能性がある。

入院前までは会社の部下の力を借りたりしながら社会生活を営んでおり，社会的安楽が損なわれていたとはいい切れない。しかしながら家族関係の希薄な状況がうかがえる。現在，鎮静下に置かれ，今後手術を検討していくなかで意思決定権を誰がもつのか明確にされておらず，本人の意向を確認できないまま治療方針が決定されてしまう懸念もあり，社会的状況に対する安楽は得られない可能性がある。

■領域13《成長／発達》

●領域13の類のアセスメント

領域13《成長／発達》，特に類2《発達》では今回，エリクソン（Erikson, E. H.）を用いたことと，治療に対しての自分の人生を受け入れる言動も聞かれていることも考慮しアセスメントをする必要がある。

- 類1《成長》
  身体的な成長は正常である。
- 類2《発達》
  エリクソンの心理社会的発達では「老年期」にあり，発達課題は「統合性 対 絶望」である。離婚して家族とは疎遠であるが，仕事を通じて社会，次世代への関心は見受けられ，また，治療に際し，これまでの自分の人生を受け入れる発言も聞かれるため，老年期の発達課題は達成できていると考えられる。

●領域13のアセスメントのまとめ

身体的な成長は正常であり，エリクソンの心理社会的発達では「老年期」，発達課題は「統合性 対 絶望」である。離婚して家族とは疎遠であるが，仕事を通じて社会，次世代への関心は見受けられ，また，治療に際し，これまでの自分の人生を受け入れる発言も聞かれるため，老年期の発達課題は達成できていると考えられる。

第3段階：関連図の作成および全体像の描写

　ここでは，関連図（図Ⅳ-4）を作成する過程を説明する。

　D氏は1週間前より息切れと浮腫を自覚し，近医のクリニックを受診したものの，状態が改善せず心不全疑いで治療を開始している。身体的領域であり，特に心不全に伴う呼吸困難症状が出現している。原因として，大動脈弁閉鎖不全症と僧帽弁閉鎖不全症があり，心不全による心負荷を軽減するためにNPPVや薬物療法を行い，また治療に即した休息を得る必要があるために鎮静剤も使用されていることから領域4《活動／休息》と，急性腎前性腎不全のために腎機能が障害されており，薬物療法や持続血液透析を行わなければ排尿機能を維持できない状況であることから領域3《排泄と交換》の2領域が中心になる領域とした。また，他の身体的側面である領域2《栄養》，領域5《知覚／認知》がそれぞれ領域4《活動／休息》，領域3《排泄と交換》に関連しているため線で関連づけた。

　もともと，循環器疾患と呼吸器疾患で受診歴があり，今回の呼吸困難症状の原因が心不全や腎不全によるものであると理解はできており，症状を改善するためには，入院して治療しなければならない状況であることは受け止められている。

　しかし，1週間前より息切れや浮腫が出現したものの受診できなかった理由として，本人の職業が会社役員であるため，仕事を休むことができなかった可能性がある。また，入院中に呼吸状態が悪化するなかでも，D氏は会社を不在にすることを懸念し，会社関係者に仕事の指示をしようとする言動もあった。つまり，D氏が仕事を行うことや会社役員であることに価値をおいているものと考え，心理社会的側面である領域1《ヘルスプロモーション》，領域10《生活原理》，領域7《役割関係》，領域6《自己知覚》が，それぞれ身体的側面である領域4《活動／休息》と領域3《排泄と交換》の2領域に深く関連しているものと考え，まとめて線で結んだ。

　また，入院により仕事が遂行できないことや各種医療用デバイスを挿入し使用されていることで，ストレスになっている可能性もあるため，心理社会的側面である領域9《コーピング／ストレス》と領域12《安楽》とをまとめ身体的側面に関連しているため線で結んだ。その他に関係すると考えた領域間を結び，関連図とした。

　次に，関連図をもとに領域間の関係を考慮しながら全体像を別紙に描写した（表Ⅳ-27）。

第4段階：看護計画の立案

■NANDA-I 看護診断の選択

　ここよりNANDA-I看護診断を選定していく。D氏の関連図および全体像をもとに考えると超急性期の事例の説明で述べたように，心理社会的側面の介入が必

IV 看護計画に NANDA-I-NIC-NOC をどのように使うのか

図Ⅳ-4　D氏の関連図

領域10《生活原理》
仕事をとおして社会的な役割を遂行することに価値を見出し，生活するなかでも重要な意味をもっていたことが推測される。しかしながら，仕事を他者に委ね，継続することを断念せざるを得ない病態および治療・療養環境は，D氏の価値／信念と一致しない状況と考えられる。

領域7《役割関係》
会社役員として社会的な役割を達成してきたと考えられるが，現在の病態，そして今後の治療方針を含めた現状は，入院以前に担っていた役割遂行の継続は困難な状況にある。

領域8《セクシュアリティ》
元妻との間に息子がおり，性的機能・生殖に問題はみられず，68歳男性としての男性性を保持している。

領域13《成長／発達》
治療に際し，これまでの自分の人生を受け入れる発言も聞かれるため，老年期の発達課題は達成できていると考えられる。

領域6《自己知覚》
呼吸状態の悪化で入院加療を余儀なくされた状況においても，自分が不在となったときの仕事の段取りを気にかける言動から，会社役員としての自分に社会的地位や役割を自覚し，また，そのような自分に価値を見出し，理想自己，あるべき自己と捉えていると推測される。

領域1《ヘルスプロモーション》
今回の呼吸困難症状は心不全によるものと本人は理解しており，症状を改善するためには，入院して治療しなければならないと受け止めている。現在，鎮静下人工呼吸器管理中のため，自ら治療方法を選択し，決断するなどの意思決定は困難であり，さらにすべての健康管理は医療者に委ねられている。

領域5《知覚／認知》
呼吸困難症状が悪化する以前，入院前は注意力・見当識・感覚・知覚は正常であったと考えられるが，現在治療で深い鎮静下にあるため，能力が低下しているという判断はできない状況である。

要であるものの，生命の危機を優先に考えた場合には，領域3《排泄と交換》を介入する領域とした。なぜなら，「第3段階：関連図の作成および全体像の描写」で述べたように，まず領域3《排泄と交換》，領域4《活動／休息》の2領域に関連し，すべての領域が関連づけられている。

看護の方向性として，呼吸状態の悪化によりNPPVの使用から気管挿管，および人工呼吸器管理に変更となったが，人工呼吸器管理されている患者のフィジ

2. 事例の看護計画に NANDA-I-NIC-NOC を活用する：超急性期の事例

領域3《排泄と交換》
大動脈弁閉鎖不全や僧帽弁閉鎖不全による心不全，および腎不全に起因した溢水による心不全からの肺うっ血，それに伴う両肺野の無気肺による肺内シャントや換気障害による呼吸不全を生じていると考えられる。現在は，気管挿管し，人工呼吸器管理で酸素化は改善している。

領域4《活動／休息》
人工呼吸器管理と心負荷軽減のため鎮静剤が持続投与開始になり，現在は深い鎮静下にあり，自発的な活動は不可能な状態である。そのため，日常生活のあらゆる活動は，医療者にすべてを依存した状態にある。

領域9《コーピング／ストレス耐性》
D氏にとって重要な意味をもつと推測される会社役員としての役割が遂行できないこと，また，入院生活においてすべてを医療者に委ねざるを得ない現状は，対処困難なストレッサーとなることが考えられる。

領域12《安楽》
現在，鎮静下に置かれ，今後手術を検討していくなかで意思決定権を誰がもつのか明確にされておらず，本人の意向を確認できないまま治療方針が決定されてしまう懸念もあり，社会的状況に対する安楽は得られない可能性がある。

領域11《安全／防御》
低アルブミンであり栄養状態もよくないうえ，心不全・長期臥床に伴う循環不良から皮膚トラブルのリスクが高い。

領域2《栄養》
入院直前からの呼吸困難症状の出現により，食欲不振から低栄養状態となっているが，現在は経静脈投与にて栄養を摂取している。心不全に伴う血行動態の異常により，循環血液量の低下と腎灌流圧低下による腎機能の低下を引き起こし，水分出納バランスはプラスに傾き，体液過剰の状況にある。また，腎機能低下により，高カリウム血症を引き起こしていると推測される。

カルアセスメントを継続して行うとともに，呼吸筋の筋力が低下しないように肺理学療法の実施も考慮し，状態が安定すれば早期抜管を目指すように看護介入を行うこととする。よって，呼吸状態や循環動態については領域4であるが，領域4の呼吸状態は胸郭の動きについてのアセスメントがメインとなる。そして，循環動態が逸脱していると考えるものの，循環作動薬を使用していることで，現在のところ安定している。活動についても，D氏自らが安静について理解している

IV 看護計画に NANDA-I-NIC-NOC をどのように使うのか

表IV-27　D氏の全体像

1. 患者プロフィール

　D氏，68歳，男性。職業は会社役員。離婚歴のある独身者で1人暮らしをしていた。離婚した元妻との間に息子が1人いるが，元妻，息子ともに今回のD氏の入院が離婚以来の連絡であった。

　既往歴は詳細不明であるが，心不全の急性増悪のため加療していた。また6年前から高血圧で投薬を受けている。昨年，気管支喘息を起こして近医に通院している。

2. 現病歴

　20XX年7月26日入院。1週間前から息切れと浮腫を自覚し，昨日から急に呼吸困難感が増悪したため近医を独歩で受診する。喘息発作を疑われステロイド剤を投与されるが症状改善せず，また酸素飽和度50%と心不全を疑われ，3次救急要請あり当院へ搬送される。

3. 経過

　搬入時意識レベルJCS I-3（名前・生年月日言えず），瞳孔異常所見認めず。下肢の浮腫は強く四肢末梢冷感，チアノーゼ，胸部X線で心拡大と胸水および肺炎像を認め，心エコー上では，心尖部の壁運動が弱く，また，左室駆出率は30〜40%であった。血圧は150/-mmHg（触診で収縮期血圧のみ測定），心拍数110回/分で血液ガス値ではCO_2ナルコーシスの所見を示し，搬入後から非侵襲的陽圧換気（NPPV）を開始，BiPAP S/Tモードで補助換気，またラシックスやhANP（ヒト心房性ナトリウム利尿ペプチド）で利尿を図るほか，循環作動薬の投与が開始され，救命救急センターへ入室し，集中管理が開始された。利尿剤の反応は乏しく，また，高カリウム血症といった電解質異常を呈しており，ブラッドアクセスカテーテルが留置され持続的血液濾過が開始された。

　NPPVでガス交換，酸素化能の改善が図られ呼吸困難症状は消失していたが，入室後2日目に再び，酸素化不良，呼吸苦増悪，気道分泌物の増加で痰喀出に伴うマスクの着脱によりNPPVが断続的となることもあり，本人同意のうえ，気管挿管，鎮静下で人工呼吸器管理となる。

　気管内分泌物泡沫状，水溶性，ピンク色の痰多量，スワン・ガンツカテーテル検査でフォレスター分類IIと肺うっ血の所見を示し，また，心拍出量および心係数は正常範囲内であるが左室駆出率は30〜40%と低値で経過，さらに電解質異常も改善されず，心不全および腎不全の原因検索を全身管理のもと進め，治療方針が検討され，心不全の原因としての連合弁膜症（大動脈弁閉鎖不全症，僧帽弁閉鎖不全症）に対しては手術療法の検討，腎不全に対しては持続的血液透析と除水で電解質および水分出納管理が行われている。

4. 統合したアセスメント

　心不全による肺うっ血，無気肺による肺胞低換気が考えられ，NPPVにより心不全の経過をみているものの人工呼吸器管理が必要な状態にある。NPPVにより鎮静剤が持続投与開始になり，心負荷が軽減されており，自発的な活動は不可能な状態である。呼吸管理，心不全治療といった各種治療のため，活動は著しく制限され，循環・呼吸といった生命維持に関わる機能や活動も人工呼吸器管理および血液浄化療法により代償されている。

　低換気に起因する動脈血二酸化炭素分圧の上昇により，呼吸性アシドーシスの状態になっており，血液が酸性に傾いている。さらに左心機能の低下により後負荷増大で心拍出量低下がみられ，腎不全を生じており，呼吸性アシドーシスの代償機構が破綻しているため，さらなるアシドーシスの進行を認める危険がある。また，組織への酸素供給量減少によりチアノーゼも生じている。この状態が持続すれば，嫌気性解糖が生じ代謝性アシドーシスとなり，循環や呼吸状態が増悪するリスクがある。

　心不全に伴う急性腎前性腎不全のため腎機能が障害されており，利尿剤による薬物療法と血液透析を行わなければ，排尿機能を維持できない状況である。また，大動脈弁閉鎖不全症や僧帽弁閉鎖不全症による心不全，および腎不全に起因した溢水による心不全からの肺うっ血，それに伴う両肺野の無気肺による肺内シャントや換気障害による呼吸不全を生じていると考えられる。

　消化器系機能は，泥状便がみられ，消化管における水分再吸収機能が低下していて，外皮系は，治療上必要とする各種ルート類が存在するが，皮膚分泌および排出を著しく阻害するほどの範囲に及び皮膚の変化は認めておらず，機能していると考えられる。

　D氏は，現在，鎮静下による人工呼吸器管理および持続透析療法により，日常生活動作すべてを医療者に委ねざるを得ない状況にある。心不全の改善が乏しければ弁膜症が今回の原

（表IV-27続く）

(表Ⅳ-27 続き)

因と考えられ，弁置換手術も検討されている。鎮静下による人工呼吸器管理は本人の同意のもと実施されているが，現在はD氏自身による意思決定，治療の選択をすることが困難な状況にある。さらにキーパーソンと考えられる姉も遠方に在住しており，健康状態も良好ではない。

D氏は会社役員であり，自分の社会的地位や役割を自覚し，またそのような自分に価値を見出し，理想自己，あるべき自己と捉えていると推測されるが，自身の役割を達成できない現実自己は肯定的には受け入れられず，自尊感情が低下する可能性が考えられる。さらに，既往をもちながらも自立した生活を営める身体と異なる，現在の身体機能の低下を自覚することは，ボディイメージを変化させることが考えられる。

ことと，体動により負荷がかかり活動できない状況である。休息については，鎮静剤の使用の有無にかかわらず，治療に則した安静度となっており，休息が得られているものと考える。よって，領域3《排泄と交換》より看護診断ラベルが採択されることがうかがえる。そして，心不全から腎前性腎不全ではあるが，利尿剤の使用により尿量は増量している。

以上のことから，類4《呼吸機能》が選択される。類4《呼吸機能》の定義は「ガス交換および代謝の最終産物の除去の過程」とされており，看護診断ラベル〈ガス交換障害〉が採択されると考えられるが，この診断名の定義を確認すると「肺胞―毛細血管膜における酸素化や二酸化炭素排出の過剰や不足がみられる状態」とあり，定義と状態像が一致する。

診断指標を確認すると【■動脈血ガス分析値の異常】【■動脈血pHの異常】【■高炭酸ガス血症】【■低酸素血症】【■呼吸困難】の5種類が該当することから〈ガス交換障害〉を採択することができる。

D氏の看護計画を表Ⅳ-28に示す。D氏に該当した〈ガス交換障害〉(文献1)の診断指標も示す。選択した診断指標は「■」で表し，選択した診断指標の下の（　）内は，D氏に観察された徴候や行動（エビデンス）である。

文献1
NANDA-I, 2018/2020, pp.248-249

●診断指標
【■動脈血ガス分析値の異常】
【■動脈血pHの異常】
【■高炭酸ガス血症】
【■低酸素血症】
【■呼吸困難】
　いずれも，7/28動脈血ガス分析値（p.182の**表Ⅳ-26**）参照。

■NOCの選択

看護診断ラベルが採択されると，次に看護成果分類（NOC）から看護成果を選定する。領域3《排泄と交換》，類4《呼吸機能》の〈ガス交換障害〉は身体的側面の看護診断である。第Ⅳ章の1で解説されているとおり，NOCも同様に身体的な側面である領域Ⅰ，Ⅱ(文献2)を見てみる。領域の定義は，Ⅰ「基本的な生活課題

文献2
Moorhead, S. et al. 2018/2018, pp.86-101

IV 看護計画に NANDA-I-NIC-NOC をどのように使うのか

表IV-28 D氏の看護計画　NANDA-I 看護診断〈ガス交換障害〉に対して NOC と NIC を適用した結果

NANDA-I 看護診断	看護成果を NOC から選定				
領域3《排泄と交換》，類4《呼吸機能》	領域II《生理学的健康》，類E《心肺機能》				
ガス交換障害	**人工換気反応：成人**				
定義：肺胞—毛細血管膜における酸素化や二酸化炭素排出の過剰や不足がみられる状態	定義：肺胞でのガス交換と組織への血流が人工換気によって効果的に支えられて				
	成果指標	測定尺度	正常範囲から重度に逸脱 1	正常範囲からかなり逸脱 2	正常範囲から中程度に逸脱 3
診断指標					
■動脈血ガス分析値の異常（7/28 動脈血ガス分析値参照）■動脈血 pH の異常（7/28 動脈血ガス分析値参照）■高炭酸ガス血症（7/28 動脈血ガス分析値参照）■低酸素血症（7/28 動脈血ガス分析値参照）■呼吸困難（7/27 S：息が苦しい。息を吐くのも，吸うのも苦しい。昼は大丈夫だった。急に苦しくなった）	■PaO₂（動脈血ガス分析値の異常）（低酸素血症）（呼吸困難）		酸素投与下で74.0～104.0より重度低下		★酸素投与下で74.0～104.0の軽度変化（7/28）
	■PaCO₂（動脈血ガス分析値の異常）（高炭酸ガス血症）		37.0～44.0 より重度低下		★37.0～44.0 の軽度変化（7/28）
	■動脈血 pH（動脈血ガス分析値の異常）（動脈血 pH の異常）		7.35～7.45 より重度低下		★7.35～7.45 の軽度変化（7/28）
	■胸部 X 線の所見（動脈血ガス分析値の異常）（呼吸困難）		胸部 X 線所見上，全体透過性の極度低下		★胸部 X 線所見上，一部透過性の低下（7/28）
	指標	測定尺度	激しい 1	かなり 2	中程度 3
	■無気肺（動脈血ガス分析値の異常）（呼吸困難）		胸部 X 線所見上，全体透過性の極度低下		★胸部 X 線所見上，一部透過性の低下（7/28）
	■低酸素症（動脈血ガス分析値の異常）（呼吸困難）		7.35～7.45 より重度低下		★7.35～7.45 の軽度変化（7/28）

文献3
Moorhead, S. et al, 2018/2018, pp.389-390

の能力や達成を説明する成果」，II「器官の機能を説明する成果」である。特に領域II《生理学的健康》，類E《心肺機能》のなかに〈人工換気反応：成人〉（文献3）がある。定義は「肺胞でのガス交換と組織への血流が人工換気によって効果的に支えられている」であり，〈ガス交換障害〉と一貫していると判断することができる。

続いて，NOC〈人工換気反応：成人〉から成果指標を選定する。D氏に選定した成果および成果指標は，**表IV-28**「D氏の看護計画」を参照とする。診断指標と成果指標を関連づけて説明する。

診断指標【■動脈血ガス分析値の異常】に関連する成果指標は【■PaO₂】【■

		看護介入を NIC から選定		
		領域 2《生理的：複雑》，類 K《呼吸管理》		
		人工呼吸器管理：侵襲的		
いる		定義：気管挿管による人工的な呼吸補助を受けている患者を援助すること		
正常範囲から軽度に逸脱 4	正常範囲から逸脱なし 5	実施日	カテゴリー	行動
	◎ 酸素投与下で 104.0 以上 (7/30)	7/28	アセスメント	■現在の呼吸器の設定による患者の状態を観察し，指示に従って適切な設定に変更する
		7/28	直接ケア	■換気／血流が均衡になるような（良い方の肺を下にする）体位を取らせる［適切な場合］
	◎ 37.0～44.0 (7/30)	7/28	直接ケア	■肺理学療法を実施する［適切な場合］
		7/28	アセスメント	■患者の主観的な反応など，酸素化に関する人工呼吸器の設定変更の効果を観察する〔動脈血ガス分析（ABG），動脈血酸素飽和度（SaO_2），混合静脈血酸素飽和度（SvO_2），終末呼気炭酸ガス濃度（$ETCO_2$），生理的シャント（Qsp／Qt），肺胞気動脈血酸素分圧格差（$A-aDO_2$）〕
	◎ 7.35～7.45 の範囲内 (7/30)			
	◎ 胸部 X 線所見上，透過性の上昇 (7/30)			
軽度 4	なし 5			
	◎ 胸部 X 線所見上，透過性が良い (7/30)			
	◎ 7.35～7.45 の範囲内 (7/30)			

$PaCO_2$】【■動脈血 pH】【■胸部 X 線の所見】【■無気肺】が関連している。

　診断指標【■動脈血 pH の異常】に関連する成果指標は【■動脈血 pH】が関連している。

　診断指標【■高炭酸ガス血症】に関連する成果指標は【■$PaCO_2$】が関連している。

　診断指標【■低酸素血症】に関連する成果指標は【■PaO_2】【■低酸素症】が関連している。

　診断指標【■呼吸困難】に関連する成果指標は【■PaO_2】【■胸部 X 線の所見】【■無気肺】が関連している。

以上，NANDA-I 看護診断，NOC より，成果および成果指標の選定が終了した。

■NIC の選択

続いて，看護介入分類（NIC）から看護介入および行動を選定する。看護の方向性を前述したように，呼吸状態の悪化により NPPV の使用から気管挿管および人工呼吸器管理に変更となったが，人工呼吸器管理されている患者のフィジカルアセスメントを継続して行うとともに，呼吸筋の筋力が低下しないように肺理学療法の実施も考慮し，状態が安定すれば早期抜管を目指すように看護介入を行うこととした。

領域2《生理学的：複雑》，類K《呼吸管理》，介入〈人工呼吸器管理：侵襲的〉（文献4）を選定した。介入および行動の詳細は，表Ⅳ-28「D氏の看護計画」を参照とする。

ここまでで，NANDA-I 看護診断，NOC より看護成果および成果指標，NIC の看護介入および行動の選定が終了した。

■NOC の測定尺度の選定

最後に，成果指標の5段階の測定尺度の選定を行う。成果指標一つひとつについて，D氏の場合，測定尺度「1」（正常範囲から重度に逸脱），「5」（正常範囲から逸脱なし）が，どのような状態を示すのかについて具体的に記載していく。たとえば，成果指標【■ PaO_2】は現在「3」と評価し，次回の評価日までに期待する測定尺度を決める。D氏の場合は，人工呼吸器を使用したことにより早期に抜管の可能性もあり，また人工呼吸器管理のまま手術の可能性もあるものの，呼吸状態は急激な変化をきたすものと考え，2日後の7月30日とした。一方，成果指標【■無気肺】は，現在「3」と評価し，次回の評価日までに「5」を期待することとした。同様のことを，その他の成果指標にも行う。すべての成果指標の測定尺度については，表Ⅳ-28「D氏の看護計画」を参照とする。

以上で，D氏の看護計画が完成した。

文献4
Butcher, H. K. et al. 2018/2018, pp.372-374

看護計画に NANDA-I-NIC-NOC をどのように使うのか

2. 事例の看護計画に NANDA-I-NIC-NOC を活用する
終末期の事例 1

　本項は，終末期にある E 氏の事例を取り上げ，NANDA-I-NIC-NOC を適用したケアプランを展開していく。3 年前胃がんと診断され，手術を受けているが，再発・転移し，治療することができない病態に至っている。

第 1 段階の情報収集および第 2 段階のアセスメント

　E 氏の情報を NANDA-I 看護診断分類法 II に沿って表IV-29 に示した。また，入院後の経過を示した SOAP シートを表IV-30 に，検査データを表IV-31 に，検温表を表IV-32 に示した。

　これらの情報から行った 13 領域のアセスメントについて述べていきたい。アセスメントに関しては，それぞれの情報を抜粋し，類ごとのアセスメントから領域のアセスメントに統合したものを紹介する。

■領域 1《ヘルスプロモーション》

●類に関するデータ

・類 1《健康自覚》

　E 氏は 2 年間の胃痛に対して対処行動がとれていたことから胃炎と捉え，2015 年 2 月には心窩部痛の増強に対して受診行動を起こしていることより，病状の悪化を捉えていると推測される。また，3 月には胃がんと診断され，治るためには手術が必要であると捉え，手術を受け，術中診断（腹膜転移あり Stage IV）により，1 年間は医師が勧めた化学療法を受け，副作用についても正しく理解し対処してきた。

　その後，CT 上再発・転移を認めず，仕事の都合もあり TS-1（テガフール・ギメラシル・オテラシルカリウム）単剤への変更を医師に強く希望し，治療を変更している。3 か月後，病状進行に伴い，医師の指示に従いいったんはタキソール治療を受けとめたが，その後，医師から入院治療を勧められると「退院できなくなるかもしれない」と拒否をしている。

　これは，病状の進行を意識し，現在は，倦怠感や腹部膨満による苦しさ，痛みから病状の悪化を自覚し，初めて病気が治らないことを意識しているのではないかと推測される。

・類 2《健康管理》

　胃痛を自覚したときは受診行動をとり安寧な状態を取り戻そうと行動し，胃が

IV 看護計画に NANDA-I-NIC-NOC をどのように使うのか

表Ⅳ-29　E 氏のデータベースシート　　　　　　　　　　　　　　　　　　　　　2016 年 8 月 23 日（入院 3 日目）

氏名：E 氏　　年齢：33 歳　　女性　　病名：胃がん（Stage Ⅳ）　がん性腹膜炎，亜イレウス疑い

領域 1《ヘルスプロモーション》
【入院までの経過】
主訴：食欲不振，腹部膨満感，背部痛
手術歴：　2016 年 3 月中旬　幽門側胃切除術施行
現病歴：

　2013 年ごろより心窩部痛があり，近医を受診し胃薬を内服していた。2012 年 2 月初旬，心窩部痛が増強し，GF（上部消化管内視鏡）検査を実施し，胃角部に潰瘍病変が認められ，生検により腺腫と診断された。2 月下旬，当院を紹介され受診し，3 月中旬，幽門側胃切除術を施行。術前診断は Stage Ⅰb であったが，術中，腹膜播種を認め胃がん病期進行度 Stage Ⅳと確定し，術後化学療法（TS-1＋CDDP）を 10 クール実施（CDDP：シスプラチン）。

　2016 年 4 月には CT 上明らかな転移は認めなかったが，継続投与の治療計画に対し「治療のために会社を休めない」という本人の強い希望により TS-1 単剤内服投与に変更し，月に 1 回の外来受診で諸検査を定期的に実施していた。

　同年 7 月 26 日，CT 上明らかな局所再発腫瘤は認められないが，腹水増量と骨盤部に軽度皮膜肥厚があり，腹膜転移が疑わしいと説明される。自覚症状として，時折下腹部の差し込むような痛みと笑ったときの両季肋部痛を認めた。他覚的にはごく軽度の腹部膨隆を認めた。セレコックス（100 mg）2 錠／分 2，カロナール（300 mg）2 錠頓用で様子をみていた。

　8 月 2 日，CF（大腸内視鏡）検査で腹膜播種再発が濃厚であり，腹水の増加，腹部膨満傾向を認めたため，ウィークリータキソール（wPTX）を開始する。下腹部の痛みや両季肋部の痛みは，セレコックスの内服でコントロールできており，カロナールの内服は 1 回のみであった。

　8 月 8 日，2 回目の治療の延期を希望する連絡があったが，8 月 16 日来院しなかったため，病院から本人へ連絡。

　8 月 17 日，外来受診。8 月 20 日，父親と外来受診し，治療の選択についての IC（インフォームドコンセント）実施。状態も食事量の減少，食後の腹痛あり，腹水の増量がみられるため，がん性腹膜炎による亜イレウスの急激な悪化が疑われた。本人は化学療法の選択ではなく，民間療法（大量野菜ジュース療法）を望んだが，父親は化学療法を受けてほしいと希望し，話し合いの結果，本人の入院希望で翌日 8 月 21 日入院となる。

　医師からの説明
　2015 年 3 月 25 日　　本人と両親への IC
　術前検査では転移はみられないと考えられていましたが，術中に腹膜への転移が 1 つのリンパ節から認められました。Stage Ⅳです。外科的治療だけではなく化学療法を行う必要があります。

　2016 年 4 月 19 日　　本人への IC
　TS-1 の内服は，あと 2 年は継続する必要があります。再発した場合は治りません。

　2016 年 7 月 26 日　　本人への IC
　腹膜転移の再発が疑わしいため，確認のため CF が必要です。もしも腹膜転移の再発であれば TS-1 は無効です。治療方法を変更する必要があります。胃がん術後の再発であれば，予後は約 1 年（短い人も長い人もいますが）です。

　2016 年 8 月 2 日　　本人への IC
　腹膜への転移再発に間違いありません。先週よりもさらに腹部膨満が増強しており，病状は比較的急激に進行している可能性があります。予後は 1 年と話しましたが，もっと厳しいかもしれません。抗がん剤のレジメンの変更が必要です。効果の有無はやってみなければわかりません。今後さらに腹水の増強やイレウスの危険性があります。

　2016 年 8 月 20 日　　本人と父親への IC
　現在，がん性腹膜炎による亜イレウス状態です。かなり急激に悪化しています。このままだと，どんどん悪化し予後の予測は，最悪週単位の可能性もあります。TS-1 に耐性ができたがんですので，この状況を少しでも改善するならタキソール治療だと思います。しかし効果は確実にあるとはいえません。平均で 3 か月の効果があるといわれています。始めるのであれば早いほうがいいと思います。抗がん剤が効かなくなったら，時間はそれほど残されていないと思います。

　病気の受け止め方（本人）
　2015 年 3 月 25 日
　「わかりました」とだけ言い，表情変えず。化学療法の日程と有害作用についてのみ質問する。
　2016 年 4 月 19 日
　「年休もないので，外来受診もできるだけ少なくしたいです。でも，TS-1 はちゃんと飲みます」

（表Ⅳ-29 続く）

(表Ⅳ-29 続き)

> 2016年8月2日以降はSOAPシート参照
>
> 病気の受け止め方(両親)
> 2015年3月25日
> 　母親は気分が悪くなり，途中で退室。父親は「できるだけのことはしてほしい。治ることを信じるしかないです」
> 2016年8月2日以降はSOAPシート参照
>
> 現在の内服薬：セレコックス(100 mg)3T/分3　酸化マグネシウム 0.5 g/包　3包/分3
> 　　　　　　　ラシックス 20 mg　2T/分2　　カロナール 100 mg　2T 頓用
> 生活パターン：1)規則的　②)不規則　3)その他(　)
> 健康維持・増進行動：㊒(漢方薬)　無
> 嗜好品：喫煙　有(　本／日　　　開始　歳)　㊌
> 　　　　　吸っていたがやめた。　開始年齢20歳　中止年齢29歳
> 　　　：飲酒　㊒(3回／週　付き合い程度　開始20歳)　無
> アレルギー：有(　　　　　　　　　　)　㊌
>
> 〈その他関連情報〉
> ・2015年4月～2016年4月の治療としてTS-1/CDDP療法10クール実施(CDDP：シスプラチン)，TS-1は3週間投与2週間休薬。CDDPの投与は入院2泊3日で実施。有害事象としては，悪心・下痢・脱毛・末梢神経障害(手足のしびれ)がみられており，消化器症状が強く，食事がとれないときは入院し，数日の補液を実施することがあった。途中下痢の持続によるCDDPの一時的な中止，TS-1の減量を行い治療を継続した。末梢神経障害はその後ほぼ消失した。
> ・内服薬は本人が自分でコントロールしていた様子。また，自宅では自分自身で購入した漢方薬を内服していた(春ウコンの錠剤・カイジを主とした漢方薬：いずれも名称不明)。

領域2《栄養》
身長：151.1 cm
体重：36.9 kg　標準体重　50.2 kg(BMI 16.2)
体重の変化：－10 kg(2015年3月～2016年8月)
食事回数：3回／日　1)規則的　②)不規則　3)その他　量は少ないが3回摂取している

食事形態：普通食
摂取方法：経口
嗜好：果物・昆布茶
義歯：　有(　)　㊌
嚥下困難：　有　㊌
食欲：1)ふつうにある　②)ない(理由：腹部膨満が増強しているため)
水分摂取量：ペットボトル1本分くらい(500 mL)

[検査値]　検査データ参照

〈その他関連情報〉
・入院後，低残渣食の指示となった。

領域3《排泄と交換》
排尿：回数　7回／日　少量ずつ排尿あり　夜間1回
残尿感の有無：1)有，2)　㊌，3)その他(　　　　　　　　　)
失禁(便)：有(　　　　　　　)　㊌
失禁(尿)：有(　　　　　　　)　㊌
排便：回数　1回／日，軟便
薬剤使用の有無：㊒(酸化マグネシウム)　無
腹部症状：㊒(腹部膨満・腹水貯留)　無
皮膚異常：有(　　　　　　　)　㊌
発汗・寝汗：有(　　　　　　)　㊌

(表Ⅳ-29 続く)

IV 看護計画に NANDA-I-NIC-NOC をどのように使うのか

（表Ⅳ-29 続き）

〈その他関連情報〉

領域 4《活動／休息》
睡眠時間：24 時～6 時　睡眠にむらがあり，中途覚醒あり（入院前）

不眠：㊒（おなかが張っているから）　無
眠剤：有（　　　　　　）㊈
昼寝の習慣：有（　　　　　　　）㊈

日々の活動パターン：今回の入院前

6:00	7:00	8:00	13:00	20:00	21:00	24:00
起床・シャワー	朝食	出勤	昼食	帰宅	夕食	雑誌やインターネットを見て就寝

運動機能障害：有（　）㊈
食事行動障害：有（　）㊈
排泄行動障害：有（　）㊈
移乗行動障害：有（　）㊈
清潔・衣服着脱行動障害：有（　）㊈
循環呼吸障害：有（　）㊈

〈その他関連情報〉
・残業することもあり，帰宅時間はまちまちであった。

領域 5《知覚／認知》
意識レベル：見当識障害：有　㊈
視覚障害：有　㊈
聴力障害：有　㊈
嗅覚障害：有　㊈
味覚障害：有　㊈
触覚障害：有　㊈（治療途中にみられた末梢神経障害は消失している）
言語障害：有　㊈
理解力障害：有　㊈
認知障害：有　㊈

〈その他関連情報〉

領域 6《自己知覚》
自分の性格(本人)：明朗・穏やか
家族からみた性格：しっかりしていて意志が強い。自分で進路・就職も決めてきた。

〈その他関連情報〉
・抗がん剤の副作用により脱毛がみられ，いろいろな帽子を着用しウィッグも使用していた。メイク道具も多く持っている。
・入院時のパジャマに関してもかわいいタイプを選択していた。ファッションには興味があり，外来化学療法室でも洋服の話は，よくしていた。

（表Ⅳ-29 続く）

(表Ⅳ-29 続き)

領域7《役割関係》
現在の職業：IT関連企業 SE（システムエンジニア）
　　　　　　複数の企業のシステム管理を任されている
家族構成：両親はA県在住（遠距離）　弟：B県在住（近距離）
　　　　　本人は東京で1人暮らし。

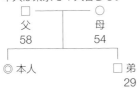

キーパーソン：両親

〈その他関連情報〉
・実家には毎年3回は帰省していた。病気になってからは相談のために帰省することもあった。父親とも，治療について落ち着いて話す様子がみられる。弟とは病気になる前からときどきメールでやりとりをしている。
・病気のことは上司にしか説明していない。「しょっちゅう休んだりしているから会社の人はおかしいと思われているかな」と明るく答えている。同僚や友人の面会はないが，メールのやりとりは頻繁にしている。

領域8《セクシュアリティ》
婚姻状況：未婚
子ども：有（　）　㊍
更年期障害：有（　）　㊍
泌尿器系疾患：有（　）　㊍

〈その他関連情報〉
・月経は2015年3月より止まっている。

領域9《コーピング／ストレス耐性》
ストレスだと感じていること：有　　㊍（看護師が聞いても特にストレスがないと話す）
不安や悩み：有（　）　㊍

日頃のストレス発散法：何もしない，好きなことをする，友達とおしゃべりをする

〈その他関連情報〉
・抗がん剤投与（CDDP）のため2泊3日入院の際は，ファッションについてなど病気と関係ない話はするが，病気について困ったときに相談する人がいるかと尋ねたとき，「どうしてそんなことを聞くの」と言っていた。感情をあまり看護師に対し表出してこない。

領域10《生活原理》
信仰：有（　）　㊍
人生において重要と考えている事柄：仕事もプライベートも充実して生活したい。
　　　　　　　　　　　　　　　　　今まで進学も就職も自分の意思で決めてきたので。

〈その他関連情報〉
・化学療法開始時は脱毛についての不安があると言っており，現在ウィッグを使用している。
・仕事が楽しい。今の仕事をできるだけ続けられるようにしたい。

（表Ⅳ-29 続く）

IV 看護計画に NANDA-I-NIC-NOC をどのように使うのか

(表IV-29 続き)

領域11《安全／防御》
感染：有（　）　㊾
感染リスクファクターの存在：有　　㊾

［検査値］検査データ参照

皮膚の状態：良好
転倒・転落の危険：有　㊾

〈その他関連情報〉
・腹部膨満あるが，下肢浮腫は認めず歩行は安定している。

領域12《安楽》
疼痛：㊲（腹部・腰背部　特に下腹部）　程度：3
鎮痛剤の使用：㊲（セレコックス，カロナール）　無
悪心：有（　）　㊾
嘔吐：有（　）　㊾
瘙痒感：有（　）　㊾

〈その他関連情報〉
・看護師が鎮痛剤の追加内服を勧めると「痛みが続くなら薬は飲むが，しばらく我慢していれば落ち着くときもあるから」「薬を飲んでもおなかの張っているのは取れないし……」と話す。

領域13《成長／発達》
身体的な成長の問題：有（　　　　　　　）　㊾

先天的・遺伝的な問題：有（　　　　　　　）　㊾
現在の発達課題：エリクソンでは成人前期（親密　対　孤立）

〈その他関連情報〉

2. 事例の看護計画に NANDA-I-NIC-NOC を活用する：終末期の事例 1

表Ⅳ-30　E氏のSOAPシート

月日	時間	SOAP
8/2 (外来)	11：00	S：今は大丈夫です。(腹部)痛くはありません。痛みは長くは続かないですから。腹膜に転移していることが確定したのは今日ですから(両親には)まだ伝えていません。今日帰ったら伝えます。 O：表情硬く，黙って抗がん剤の点滴を受けている。 　　症状について尋ねるとイライラした様子で返答後は閉眼してしまう。転移について聞くと，はっきりと落ち着いた口調で答えるが，それ以上の会話は続かない。治療のことや症状のことでの相談はいつでも受けることを伝える。 A：あまり気持ちを表出しないため，今後も治療中に声をかけていくことで不安の表出を促していく必要がある。 P：毎回，有害事象や気持ちの変化など声をかけて確認していく。
8/8 (電話)	12：00	O：8月9日の治療を8月16日に変更希望の電話が入り変更。
8/16	15：00	O：来院せず。病院から本人へ連絡。明日受診予定となる。
8/17 (外来受診時)	15：00	S：実家に行って家族と今後のことを相談してきました。抗がん剤をやめて，民間療法で免疫力を上げたいんです。このまま入院はできません。退院できなくなるかもしれないので今日は入院したくありません。 O：今日の採血でCRPが上昇していること，腹部エコーの結果よりがん性腹膜炎による腸閉塞になりかけていること，腹水の細菌感染の可能性があることを説明し入院を勧めたが，医師の言葉には同意せず，表情を変えることはない。次回，8/20外来受診時は両親同伴を勧めた。 A：両親を含めて治療の希望を決定しているようであるが，病状は進行しており症状緩和のためにも入院治療が望ましい。次回，両親と来院時に両親の希望も確認していく必要がある。
(帰宅後外来への電話)	17：00	O：免疫力を上げるために野菜ジュースやウコンのサプリメントとか漢方とかを使ってもよいかを聞きたい。腸閉塞になりかかっていると言われたので，どんなものを食べたらよいか聞きたいという問い合わせ。 　医師より，繊維質の多いものを避け，よく噛んで少量ずつ食べるように指示。 　サプリメントについては，本人の好みで飲んでよいと説明する。
8/20 (外来)	15：00	S：熱はありません。お通じも出ているし，ガスも出ています。ただ食後に腹痛があって食事はちょっと減っているけれど。私は抗がん剤はやりたくありません。免疫力を落とすだけで，より早く具合が悪くなるだけの気がします。大量野菜ジュース療法をやりたいと思っています。 O：父親とともに外来受診。医師より手術からの経緯を説明し，今後の治療についてIC(インフォームドコンセント)する(データベースシート参照)。 　IC中，本人の表情は変わらず，口調は淡々としており，自分の希望する治療について話している。父親も静かに本人の言うことを聞いているが，父親としては少しでも可能性があるのなら抗がん剤治療を受けてほしいと思っている。 　医師より，現在の腹痛，血液データの悪化については入院が必要ではないか，入院してから今後の治療について家族で話し合うように促され，明日の入院を了承する。 A：入院に同意はしたが，十分な納得はできていない可能性が高い。明日入院後，治療や民間療法の希望についても本人の希望を十分に確認していく必要がある。 P：病棟に申し送り
8/21 (入院)	11：00	S：先生に入院したほうがいいって言われたし，今後，急に状態が悪くなるかもと言われて不安になったし，だるいし，おなかが張って苦しいし入院しようと思って。でも私は抗がん剤はやりたくない。やったって治らないと思うし，免疫力を下げてかえって悪くなるだけだと思うから。立っていると背中が痛くて，座っているときは肋骨のあたりが痛い。おなかは痛いというより張っている感じ。もう慣れてきたけれど。 O：話し方は淡々としており，化学療法については一貫した考えを看護師にも伝えている。 　インターネットで調べた民間療法のウコンや漢方を内服していたこと，病院で処方された内服薬は定時には飲んでいなかった様子である。両親と治療についての意見が違うことについては，自分のことだから自分で決めていいでしょうと言う。 O：父親に治療に関しての考えを伺う(別室にて)。

(表Ⅳ-30 続く)

IV 看護計画に NANDA-I-NIC-NOC をどのように使うのか

(表IV-30 続き)

	15:00	（父親）少しでもよくなるためにも化学療法ができるように一緒に話していきましょう，と先生にも言われたんですけれどね。本人はどうしてもやりたくないと言って聞かないので。私も妻も，可能性があるならぜひ化学療法をしてほしいんです。先生とお話がもう一度したいです。私たち夫婦は少しでも可能性があるならタキソールをやってほしいと思っています。やらなかったら最悪どのくらいなのでしょうか。 　本人からどのくらいで抗がん剤の効果が出るのか聞いてほしいと言われました。妻が丸山ワクチンはどうかと言っていますが，抗がん剤の併用はできますか？　私たちは地元に帰ってきて治療してほしいと思っていますが，本人は仕事への復帰を望んでいるので東京を離れる気持ちはないようです。そこは本人の希望どおりにするしかないと思っています。ただ治療がもうできないとなったら，地元に連れて帰りたいという気持ちはあります。とにかく抗がん剤治療を受けてほしいと思っています。 A：両親は治療の継続を強く望んでおり，本人の思いと一致していない。本人の気持ちだけではなく，家族への介入もしていくことで，本人，家族が望む治療が決定できるよう支援していく。
	16:00	O：医師から父親へのIC実施。父親は終始落ち着いた様子で話をされていた。 　本人の希望どおり仕事が続けられるように配慮しつつも，両親は化学療法を望んでおり，少しでも効果のあることはやっていきたいという考えである。
	18:00	S：やらないとどうなりますか？　抗がん剤の治療を受けたら治りますか？　効果があったら何年も続けていくんですか？ O：医師同席のもとで父親が抗がん剤の治療を受けてほしいと本人に話す。本人はベッドの上で座りながら話を聞いている。ときどき顔を伏せることもあるが，表情は変化することなく落ち着いて話を聞いている。父親が，穏やかな口調ではあるが，強く抗がん剤の治療を望まれていることを口にされるとうなずき同意された。 　本人がうなずいたのを確認し，医師があらためて今後の治療のスケジュールを説明し始めると，「前に聞いているから説明はいらない」と強い口調で医師の言葉を遮る。 A：治りたい，生きたいという思いはあるが抗がん剤の効果については確信できず，またシビアなICもなされ，予後が告げられていることから衝撃を受け，受容できていないことが考えられる。 P：思いを傾聴していく。
	19:00	S：いろいろ考えちゃって。化学療法はやっぱりやりたくないんです。何もしないのも嫌なんだけれど，治りたいんです。すいません。大丈夫ですから。 O：IC後父親が帰宅し，看護師が訪室すると，ベッドに座って泣いている。看護師が傾聴していると，自分から話を終了した。看護師がいつでも話を聞くことを伝えるとうなずき，その後は携帯を見ながらメールをしている。
	23:30	S：おなか（心窩部）が張って痛くてたまらない。カロナールを飲んだんだけれど，全然効かない。家でも痛いときはあったんだけれど，こんなに痛くはなかった。どうしよう……。 （看護師が鎮痛剤の追加を勧めると） 　薬はいりません。このまま様子をみます。しばらくすると治まると思いますから。これ以上薬は使いたくないんです。それに水をこれ以上飲むのもつらいから。 O：内服でなく点滴での鎮痛剤の使用も可能であることを伝えるが，ベッド上で前かがみになりながら，このまま様子をみたいと言う。 　血圧正常・腸蠕動あり，顔色の変化もなく，イレウス症状の悪化は認められなかったため，本人の言うとおり様子観察とした。
8/22	1:00	O：入眠している。
	6:00	O：3:00頃より痛みは消失したとのことで，朝の検温時の表情は穏やかである。
	14:00	S：食事をするとお腹が張って痛いです。何点ぐらいだろうか？　そっか，痛み止めを飲めばいいんだ。でも今は飲まないや。おなかがいっぱいだから。 　ずっと痛いわけでもないし，いつも痛いんだったら痛み止め飲んでみようかな。 O：午前中は比較的腹痛は落ち着いていた様子。昼食摂取後より腹部全体の膨満感・痛みが出現。腹鳴やや亢進し，腹部膨満あり。安静臥床で疼痛緩和が得られる。鎮痛剤の増量・変更につい

(表IV-30 続く)

(表Ⅳ-30 続き)

		て再度相談するが希望せず。
8/23	14：00	S：おなかの張りはずいぶん落ち着いてきました。 　　治療は途中で休憩できる？　免疫療法のほうが効くような気がする。治療は続けたくない。だってタキソールは悪くなるまで続けなくちゃいけないんでしょ。先生には治らないって言われているし。ハイリスクの治療よりもリスクの少ないものを選びたい。タキソールと免疫療法を一緒にやったらどっちの効果があるかわからないでしょ。免疫療法だけを選んじゃダメ？　今回の治療の効果があったら，それで終わりにしちゃダメなの？　いつまでっていう目標がないから嫌。どうしたらいいんだろう？ 　　治療してよくなったら仕事に復帰したいし，友人はみんな東京にいるからここで治療をしたい。帰っても田舎には両親しかいないし。 O：検温時，自ら治療についての迷いを話してくる。傾聴し，一緒に考えていきましょうと伝える。 A：今まで自分で決定して治療に臨んできたが，予後告知と症状が進行していることで迷っている思いを初めて表出した。自分なりにリスクを考えた療養法を選びたいと思っているため，安心して治療が受けられるようサポートをしていく必要がある。
	15：15	O：母親と面談 　　(母親)まだそう言っているんですね。主人も私も治療を続けていくことは納得してくれていると思っていましたから。治療についての相談は受けていました。本人もインターネットを見たりして，遺伝子治療や免疫療法についていろいろ調べていました。可能性があるのなら，治療は続けていかせたいですが，本人は東京にいて仕事を続けていくことを希望していますから，そのようにしたいと思っています。こうなってくると最初から地元の病院でいつも付き添える状態で治療を受けさせておけばよかったのかしらと思ってしまいます。 　　涙ぐみながら話す。今後の治療の継続に関して引き続き本人を含め相談していくことを伝える。

看護計画に NANDA-I-NIC-NOC をどのように使うのか

表IV-31　E氏の検査データ

検査項目	7月26日	8月21日
Alb(g/dL)	4.3	3.2
TP(g/dL)	7	6.9
T-Bil(mg/dL)	0.7	0.4
AST(IU/L)	11	9
ALT(IU/L)		5
LDH(IU/L)	139	104
ALP(IU/L)	146	194
γ-GPT(IU/L)	14	15
CK(IU/L)	47	18
UN(mg/dL)	7.2	14.4
Cre(mg/dL)	0.61	0.56
UA(mg/dL)		5.3
Na(mEq/L)	141	136
Cl(mEq/L)	103	97
K(mEq/L)	4	4.2
Ca(mg/dL)		9
CRP(mg/dL)	<0.3	20.1
Glu(mg/dL)	151	96
WBC($\times 10^4/\mu L$)	6.8	8
RBC($\times 10^4/\mu L$)	391	366
Hb(g/dL)	12	10.9
HCT(%)	36.5	32
Plt($\times 10^4/\mu L$)	26	50.7
CEA(ng/mL)	2.9	2.2
CA 19-9	<2	<2

2. 事例の看護計画にNANDA-I-NIC-NOCを活用する：終末期の事例1

表Ⅳ-32 E氏の検温表

暦日		8月21日 入院1日目			8月22日 入院2日目			8月23日 入院3日目		
計測	体重(kg)	37.0			37.0			36.7		
	身長(cm)	151.1								
	腹囲(cm)	72.0			72.2			71.5		
食事	食種	低残渣食			低残渣食			低残渣食		
	摂取量	4		3	3	2	3	4		2
IN	点滴				400 mL					
	飲水量	500 mL			500 mL			500 mL		
OUT	尿量	800 mL			900 mL			1,200 mL		
排泄	尿回数	7			7			9		
	便回数	1			1			2		
疼痛	程度(NRS)	3		4	3	4	3	0		1
	部位	腹部		腹部	腹部	腹部	腹部			腹部
	性質	1		1	2	4	4			9
	1日のパターン	2		2	2	2	2			1
	動きとの関連	2		2	2	2	2			2
頓用薬	カロナール		23：30			14：00				
	抗がん剤投与				タキソール					
	ラシックス	40 mg			40 mg			40 mg		
	SpO₂	97			96			97		
	嘔気	—	—	—	—	—	—	—	—	—
	嘔吐	—	—	—	—	—	—	—	—	—
	腹部膨満	+	+	2+	—	2+	2+	+	2+	2+
	排ガス	—	—	—	—	+	+	+	+	+
	下痢	—	—	—	—	—	—	—	—	—
	脱毛	+	+	+	+	+	+	+	+	+
	しびれ	—	—	—	—	—	—	—	—	—
	倦怠感	+	+	+	+	+	+	+	+	+
	看護師サイン	K	A	N	N	K	A	K	B	S

R: 35, 30, 25, 20, 15, 10
P: 150, 130, 110, 90, 70, 50
T: 40, 39, 38, 37, 36, 35
BP: 160, 140, 120, 100, 80, 60

参考：疼痛スケール

痛みの程度	0	痛みがない
	5	鎮痛剤を使いたい痛み
	10	耐えがたい痛み
	NA	患者がNRSに回答できない
痛みの性質	1	鈍い
	2	差し込むような
	3	締めつけられるような
	4	ずきんずきんとした
	5	ピリピリしびれる
	6	突き刺さるような
	7	電気が走るような
	8	うずくような
	9	その他
	10	回答できない
1日のパターン	1	1日中ほとんど痛みがない
	2	普段はほとんど痛みがないが1日に何回か強い痛みがある
	3	普段強い痛みがあり，1日のうち強くなったり弱くなったりする
	4	強い痛みが1日中続く
	5	その他
動きとの関連	1	痛みで目が覚める
	2	安静時に痛みがある
	3	体動時に痛みがある
	4	その他

IV 看護計画に NANDA-I-NIC-NOC をどのように使うのか

　んを治すために手術を受け，以降も腹膜播種に対して化学療法を受け，症状に合わせて入院治療を選択し治療を受けてきた。

　1年間，化学療法を行うなかで自覚したのは化学療法の副作用のみであり，CT上も転移がないことから，同じ化学療法が必要なのか疑問を感じたことや会社をこれ以上休めないことを理由にTS-1単剤治療のみでの健康管理を選択した。

　出現した症状について，治療をしなければ安寧な状態が得られないと受け止めている。しかし，抗がん剤の効果も確実には期待できないと捉えているとともに，死の恐怖もあり無意識的な防衛機制をはたらかせて，自我を強固に守ることや民間療法を選択することで安寧な状態を得ようとしていた。

　入院後，治りたいという希望があるものの，民間療法と化学療法，鎮痛剤の使用法，どこで治療を受けるのかについても，何を選択したらよいのかわからず揺らぎ，現在，健康管理はできていないと考える。

　以上のことから，以下のことが考えられる。

●領域1の類のアセスメント

・類1《健康自覚》

　治療を受けながらも，仕事ができる身体状態であればよいと受け止めていた。1年以上の化学療法を受けていたなかで，今回，下腹部痛と両季肋部痛を自覚し，腹水増加もあるためにタキソールの治療が必要であるという説明にいったんは同意した。しかし，退院できなくなるかもしれないほど病状が深刻であると捉え，さらに倦怠感，腹部膨満による苦しさやたまらない痛み，立位時の背部痛，座位時の季肋部痛も自覚し，病状がどんどん悪化し，初めて，何をしても治らないがんという病気であると感じている。

・類2《健康管理》

　自覚している症状（下腹部の差し込むような疼痛，倦怠感，腹部膨満による苦しさやたまらない痛み，立位時の背部痛，座位時の季肋部痛）は，治療をしなければ安寧な状態が得られないと受け止めている。治りたいという希望があるものの，死の恐怖もあり，無意識的な防衛機制をはたらかせて，自我を強固に守ることや民間療法を選択することで安寧な状態を得ようとしている。

●領域1のアセスメントのまとめ

　治療を受けながらも，仕事ができる身体状態であればよいと受け止めていた。

　1年以上の化学療法を受けていたなかで，今回，下腹部痛と両季肋部痛を自覚し，腹水増加もあるためにタキソールの治療が必要であるという説明にいったんは同意した。しかし，退院できなくなるかもしれないほど病状が深刻であると捉え，さらに倦怠感，腹部膨満による苦しさやたまらない痛み，立位時の背部痛，座位時の季肋部痛も自覚し，病状がどんどん悪化し，初めて何をしても治らないがんという病気であると感じている。

　自覚している症状（下腹部の差し込むような疼痛，倦怠感，腹部膨満による苦

しさやたまらない痛み，立位時の背部痛，座位時の季肋部痛）は，治療をしなければ安寧な状態が得られないと受け止めている。治りたいという希望があるものの，死の恐怖もあり，無意識的な防衛機制をはたらかせて，自我を強固に守ることや民間療法を選択することで安寧な状態を得ようとしている。

　領域2, 3, 4, 5については，検査データ，病態，病状，自覚症状などからアセスメントする。

■領域2《栄養》

●領域2のアセスメントのまとめ

　低栄養状態に傾きつつあるのは，幽門側胃切除による消化機能の低下，および亜イレウス状態であるための吸収機能の低下，心窩部痛・腹部の張り感からの栄養摂取の限界，がんの進行による蛋白異化亢進と腹水貯留が原因といえる。また，電解質データはほぼ基準値範囲であるが，腹水に対し利尿剤投与を行っていることで，容易に電解質バランスが崩れやすい状態であるといえる。

■領域3《排泄と交換》

●領域3のアセスメントのまとめ

　腹膜播種の亜イレウス状態による通過障害が生じており，低残渣食でなければ排便は困難な状態である。泌尿器系への影響としては，腹水の増加に対する利尿剤の服用があるが，現在のところは腎機能・ガス交換は保たれている。ただし今後腹水が減少せず，増加状態に傾いていけば横隔膜挙上による換気障害を起こす可能性がある。

■領域4《活動／休息》

●領域4のアセスメントのまとめ

　運動機能に障害はなく，腹痛はあるものの，病院内の日常生活に支障をきたすほどではなく，入院生活は自立しており，身の回りのことはすべて自力で行えている。しかし，腹水貯留，亜イレウスに伴う腹部膨満感が強く不眠を自覚しており，十分な休息が得られておらず，活動するには倦怠感が伴い，活動と休息のバランスは不均衡になっている。

■領域5《知覚／認知》

●領域5のアセスメントのまとめ

　見当識は正常であり，物事の認知・判断・解釈は論理的であり，正常に機能している。また，自らの思いを伝えられ，他者の意見も聞き，コミュニケーションは成立している。

　化学療法によって一時的に末梢神経障害を生じていたが，現在は回復しており，危険を察知する注意能力も正常にはたらいている。

IV 看護計画にNANDA-I-NIC-NOCをどのように使うのか

■領域6《自己知覚》

●領域6の類のアセスメント

・類1《自己概念》

　明朗で穏やかな性格で，自らの意思決定を貫き，現在，システムエンジニアとして自立し，会社や友人との間でキャリアウーマンとして社会性を維持できる自分を本来の自己像と捉えている。病状の急激な進行によって，どのような治療をするのか（民間療法や抗がん剤），入院自体（退院できないかもしれない）でさえも迷い，冷静に選択・判断ができていない自分は，本来の自己とかけ離れた状態であると感じている。また，生への希望をもちながらも，死への恐怖もあり，治らない病気であると受け止め，今後も本来的自己には戻れそうもないと感じている。

・類2《自尊感情》

　現在の現実自己像と理想自己像の乖離は，自尊感情の低下を招いていると推測される。

・類3《ボディイメージ》

　女性らしい外観を保つために，かわいいタイプのパジャマや脱毛に対してウィッグを使用するなどで対処し，ボディイメージを保持してきた。現在は，脱毛に加え，続々と出現している症状が，弱くなっている身体の自覚につながり，ボディイメージは低下している。

●領域6のアセスメントのまとめ

　明朗で穏やかな性格で，自らの意思決定を貫き，現在，システムエンジニアとして自立し，会社や友人との間でキャリアウーマンとして社会性を維持できる自分を本来の自己像と捉えている。また，女性らしい外観を保つために，かわいいタイプのパジャマや脱毛に対してウィッグを使用するなどで対処し，ボディイメージを保持してきた。

　しかし，病状の急激な進行によって，どのような治療をするのか（民間療法や抗がん剤），入院自体（退院できないかもしれない）でさえも迷い，冷静に選択・判断ができていない自分は，本来の自己像とはかけ離れた状態であると感じている。また，生への希望をもちながらも，死への恐怖もあり，治らない病気であると受けとめ，続々と出現している症状が，弱くなっている身体の自覚につながり，ボディイメージも低下し，自尊感情の低下も招き，さらに今後も本来的自己には戻れそうもないと感じている。

■領域7《役割関係》

　両親は藁をもつかむ思いで，少しでも生きる可能性がある抗がん剤治療を切望している。しかし本人は「免疫力を下げるだけで身体にはよくない」「免疫療法に効果があり，抗がん剤治療は続けたくない」と考えている。両親は本人との意見の相違があるなかで，E氏の思いをサポートしようと努力しているが，意思の強

さに半ば折れそうになっており，介護役割を果たせる状況ではないと考えられる。
　両親に病気治療の相談をしており，家族関係は良好であると考えられるが，E氏自身が両親に対して，今現在は情緒的・手段的なサポートを期待していない状況であると推測される。
　以上のことから，以下のことが考えられる。

●領域7の類のアセスメント
・類1《介護役割》
　両親は藁をもつかむ思いで医師の指示する治療を切望し，本人との意見の相違があるなかで，本人の思いをサポートしようと努力しているが，本人の意思の強さに半ば折れそうになっており，介護役割を果たせる状況ではない。

・類2《家族関係》
　毎年3回程度帰省していたが，両親に病気治療の相談のためにも帰省することがあったこと，病気になる以前から弟とメールのやりとりをしていることから，家族関係は良好であると考えられる一方，家族からの情緒的・手段的サポートは期待していない。

・類3《役割遂行》
　会社では，複数企業に対するシステム管理を任され責任ある仕事をしてきた。本人も仕事復帰への意欲があるが，病状は厳しく今までと同じような役割遂行を果たすことは難しいと捉えている。

●領域7のアセスメントのまとめ
　毎年3回程度帰省していたが，両親に病気治療の相談のためにも帰省することがあったこと，病気になる以前から弟とメールのやりとりをしていることから，家族関係は良好であると考えられる一方，家族からの情緒的・手段的サポートは期待していない。両親は藁をもつかむ思いで医師の指示する治療を切望しているが，本人との意見の相違がある。そのようななかで本人の思いをサポートしようと努力しているが，本人の意思の強さに半ば折れそうになっており，介護役割を果たせる状況ではないと推測される。
　会社では，複数企業に対するシステム管理を任され，責任ある仕事をしてきた。本人も仕事復帰への意欲があるが，病状は厳しく今までと同じような役割遂行を果たすことは難しいといえる。

■領域8《セクシュアリティ》

●領域8のアセスメントのまとめ
　髪の毛が抜けたことでウィッグを使用したり，ファッションの話やメイク道具をそろえたりしていることから，女性としてのアイデンティティは維持していると推測される。手術を受けたころから月経が止まり，現在もないのは抗がん剤によるものと考えられるが，今後も抗がん剤を継続していくとなると，生殖機能の

IV 看護計画にNANDA-I-NIC-NOCをどのように使うのか

改善は難しいと推測される。

■領域9《コーピング／ストレス耐性》

E氏は，今回の再発まで仕事を優先することで病気と直面することを避けて均衡状態を保ってきたと考える。しかし，急激な病状の進行で初めて病気と直面しなければならない状況が生じている。

今までのように仕事を続けながら治療をしたい，治りたいと思っているが，病状は深刻で余命が日々短縮するような状況となり，死を意識せざるをえない状況になっている。

アギュララの問題解決モデルを活用すると，出来事を正しく知覚できず，社会的支持を得ることができず，対処機制がはたらかない状況で危機的状況にあると考えられる（図IV-5）。

●領域9の類のアセスメント
・類1《トラウマ後反応》

がんの告知に対して冷静に対処し，治療を続けてきたことからトラウマにはなっていないと推測される。

・類2《コーピング反応》

今まで仕事を優先し，病気と直面することから逃避してきた。急激な病気の進行により，病気と向き合わなければならない状況にさらされているはずだが，死が近づいていることをうすうす感じつつも，有効な治療方法を選択できれば生き

図IV-5　アギュララの問題解決モデルを活用したE氏の状況

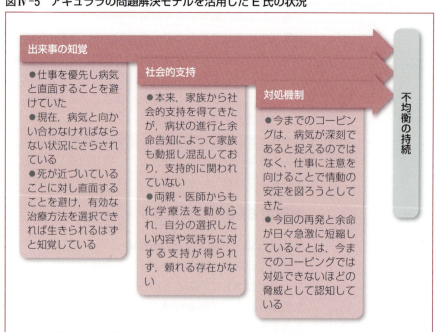

られるはずと知覚している。

今までの病気に対するコーピングは、病気が深刻であると捉えるのではなく、仕事に注意を向けることで情動の安定を図ろうとしてきたといえる。今回の再発・余命1年の宣告から1か月の間に余命数週間まで短縮していることは、今までのコーピングでは対処できないほどの脅威として認知されている。

E氏にとって、家族から社会的支持を得られやすいと考えられるが、病状の進行と余命告知により家族も動揺し混乱しており、支持的には関われておらず、社会的支持が得られていない。両親・医師からも化学療法を勧められて、自分の選択したい内容や気持ちに対する支持が得られず、頼れる存在がない。

以上のことから、危機的状況に陥っており、積極的なコーピングを図れる状態ではなく、自我を守る防衛機制がはたらいている状態である。

- 類3《神経行動ストレス》

神経および脳機能からの行動反応はみられない。

●領域9のアセスメントのまとめ

今まで仕事を優先し、病気と直面することから逃避してきた。急激な病気の進行により、病気と向き合わなければならない状況にさらされているはずだが、死が近づいていることをうすうす感じつつも、有効な治療方法を選択できれば生きられるはずと知覚している。今までの病気に対するコーピングは、病気が深刻であると捉えるのではなく、仕事に注意を向けることで情動の安定を図ろうとしてきたといえる。今回の再発・余命1年の宣告から1か月の間に余命数週間まで短縮していることは、今までのコーピングでは対処できないほどの脅威として認知されている。

E氏にとって、家族から社会的支持を得られやすいと考えられるが、病状の進行と余命告知により家族も動揺し混乱しており、支持的には関われておらず、社会的支持が得られていない。両親・医師からも化学療法を勧められて、自分の選択したい内容や気持ちに対する支持が得られず、頼れる存在がない。このことから、E氏は危機的状況に陥っており、積極的なコーピングを図れる状態ではなく、自我を守る防衛機制がはたらいている状態である。

■領域10《生活原理》

●領域10の類のアセスメント

- 類1《価値観》、類2《信念》

今まで進学も就職も自分の意思で決定し、仕事もプライベートも充実した生活が送れることを価値・信念としてきた。仕事においては、生きがいを感じており、できるだけ続けたいという目標ももっている。

- 類3《価値観／信念／行動の一致》

生きがいである仕事が続けられるよう、治療を調整してきたことは、生きる希望を見出すことにつながっていた。病気の急激な進行と自覚せざるをえない症状

IV 看護計画にNANDA-I-NIC-NOCをどのように使うのか

により，病気と向き合わないといけない状況にさらされている。そのなかでも生きたいという希望を叶えるために自ら治療を選択しようとしているが，揺らぎが大きく価値観・信念と一致した行動がとれていない。

●領域10のアセスメントのまとめ

今まで進学も就職も自分の意思で決定し，仕事もプライベートも充実した生活が送れることを価値・信念としてきた。仕事においては，生きがいを感じており，できるだけ続けたいという目標ももっている。生きがいである仕事が続けられるよう，治療を調整してきたことは，生きる希望を見出すことにつながっていた。

病気の急激な進行と自覚せざるをえない症状により，病気と向き合わないといけない状況にさらされている。そのなかでも生きたいという希望を叶えるために自ら治療を選択しようとしているが，揺らぎが大きく価値観・信念と一致した行動がとれていない。

■領域11《安全／防御》

●領域11のアセスメントのまとめ

CRPの上昇はがんの進行によるものであり，感染を示すものではない。しかし，急激なAlb低下があり，今後，病状が進行することや抗がん剤の副作用で容易に感染を起こしやすいと考える。

Hbの低下や腹水はあるが，下肢の浮腫はなく安定して歩行できており，転倒の危険は少ない。また，防御機能，体温調節機能は正常に機能している。

■領域12《安楽》

健康に見えること，仕事を続けることが環境的・社会的な安楽であったが，病状の進行に伴い，入院し安楽を得られる状況にはない。痛みや苦しさに対して，積極的に鎮痛剤を使用しないことから身体的苦痛の軽減が図れない状況にある。

●領域12の類のアセスメント

・類1《身体的安楽》

下腹部の差し込むような疼痛，倦怠感，腹部膨隆による苦しさやたまらない痛み，立位時の背部痛，座位時の季肋部痛に対して，積極的に鎮痛剤を使おうとしない状況から，苦痛の緩和ができていない。今後も病状が進行すれば，これらの苦痛は増していくと考えられる。

・類2《環境的安楽》

入院を強く拒否してきた理由は，会社に迷惑をかけること，周囲に病気を知られること，このまま退院できなくなるかもしれないという不安が現実のことになってしまうかもしれないということであり，入院環境に安息は得られていない。

・類3《社会的安楽》

何よりも健康に見え，社会で仕事をし，普通の生活を送り続けたい希望があり，

復帰に対しての意欲もある。しかし，会社の上司以外の同僚には病気を隠し，距離をとることで社会的安寧を図ろうとしている。

●領域12のアセスメントのまとめ

下腹部の差し込むような疼痛，倦怠感，腹部膨満による苦しさやたまらない痛み，立位時の背部痛，座位時の季肋部痛に対して，積極的に鎮痛剤を使おうとしない状況から，苦痛の緩和ができていない。今後も病状が進行すれば，これらの苦痛は増していくと考えられる。入院を強く拒否してきた理由は，会社に迷惑をかけること，周囲に病気を知られること，このまま退院できなくなるかもしれないという不安が現実のことになってしまうかもしれないということであり，入院環境に安息は得られていない。何よりも健康に見え，社会で仕事をし，普通の生活を送り続けたい希望があり，復帰に対しての意欲もある。しかし，会社の上司以外の同僚には病気を隠し，距離をとることで社会的安寧を図ろうとしている。

■領域13《成長／発達》

●領域13の類のアセスメント

- 類1《成長》

身体的発達は正常である。

- 類2《発達》

生涯のパートナーや友人と親密な関係を形成する成人前期の時期に，がんに罹患したが，同僚とメールをやりとりするなど関係は構築できており，発達課題は達成できている。

●領域13のアセスメントのまとめ

生涯のパートナーや友人と親密な関係を形成する成人前期の時期に，がんに罹患したが，同僚とメールをやりとりするなど関係は構築できており，発達課題は達成できている。

第3段階：関連図の作成および全体像の描写

E氏は今まで仕事を優先することで病気と直面することを避け，情動安定を図り均衡状態を保ってきた。しかし急激な病状の進行で初めて病気と直面しなければならない状態になり，余命数週間と宣告され，死を意識せざるをえない状況である。今までとってきたコーピングでは対処できないほど死を脅威として認知していると考え，領域9《コーピング／ストレス耐性》を中心となる領域とした。

E氏は自分の意思で物事を決定することに価値をおいてきたが，現在は心の揺らぎが大きく意思決定ができないほどの状況であること，介護役割を担う両親がE氏をサポートしようとしているが，本人の意志の強さにその役割を果たせない状況であること，E氏自身が両親に対して現在，情緒的・手段的サポートを期待

IV 看護計画にNANDA-I-NIC-NOCをどのように使うのか

していない状況であると考えると，領域7《役割関係》，領域10《生活原理》が深く関連している。

病状が悪化し，初めて自分に死が近づいていることをうすうす感じている反面，有効な治療が選択できれば生きられるはずと健康状態を認識していることは，領域9《コーピング／ストレス耐性》，領域10《生活原理》が関連している。領域10《生活原理》の価値信念にはE氏のシステムエンジニアとして自立，キャリアウーマンとして社会性を発揮し，自分の意思で物事を決定するという自己知覚・女性性を強く意識していることから，領域6《自己知覚》と領域13《成長／発達》が関連し，入院したら退院できないかもしれないと思っており，入院することでは安寧が得られないことは，領域9《コーピング／ストレス耐性》とも関連している。

身体的側面では，胃がんで病状が進行しており亜イレウス状態であることは，領域2《栄養》，領域3《排泄と交換》に関連し，急激なAlb低下・抗がん剤の副作用で易感染状態と考え，領域11《安全／防御》と関連している。腹部膨満また背部痛・季肋部痛に対して積極的に鎮痛剤を使用しないことによって十分な休息ができていないことから，領域12《安楽》，領域4《活動／休息》に関連している。

以上のことを関連図として表すと次のようになる（図IV-6）。

関連図を見ながら全体像の13領域のまとめを作成する（表IV-33）。

第4段階：看護計画の立案

■NANDA-I看護診断の選択

再発する前のE氏は自立して社会性を維持できる自分を本来の自己として捉え，仕事を生きがいとしていた。仕事を優先することで，がんと向かい合うことを避けるコーピング方法をとっていると考えられる。治療の調整をすることで仕事を続け，自己を保持することで生きる希望となっていたと考えられる。しかし急激な病気の進行により，退院できなくなるかもしれないほど病状が深刻であることや病状がどんどん悪化していると感じている。さらに，何をしても治らないがんという病気を初めて自覚し，「死」が近づいていることもうすうす感じていると推測される。

E氏にはまだ生きる希望があり，死を避けることはできないということをうすうす感じてはいるが，それを処理しきれていないため，葛藤のなかで絶望感を感じているのではないかと考え，領域6《自己知覚》の看護診断〈絶望感〉が考えられる。

さらに，自分のことを自分で決定できず苦しんでいることから領域10《生活原理》の看護診断〈意思決定葛藤〉〈スピリチュアルペイン〉が考えられる。

今回の入院で死を感じ，危機的な状態にあるが生きたいとも思っていることから領域9《コーピング／ストレス耐性》の看護診断〈非効果的コーピング〉〈死の不安〉〈防衛的コーピング〉〈無力感〉が考えられる。

E氏が現在置かれている状態は，自ら進む道を選択できる状態なのかどうかが重要であり，冷静に問題解決ができず，そのために自分のことを評価できない，自分の価値・信念も行動化できない危機的状態であり，領域9《コーピング／ストレス耐性》類2《コーピング反応》から診断名を選択することが妥当である。

次に領域9《コーピング／ストレス耐性》類2《コーピング反応》のなかで，どの診断名が適切か，定義をもとに考えていきたい。

〈死の不安〉の定義は，「自分の存在に対する現実的な脅威または想像した脅威の認識によって生じる，漠然とした不安定な不快感や恐怖感」であり，E氏は「死」は避けられないとうすうす感じながらも，生きたい，適切な治療が選択できれば生きられるはずと認識しており，病状に対する脅威はあるものの，死そのものに反応しているのではないと判断し，該当しないと考えられる。

〈無力感〉の定義は，「自分の行動が結果を大きく左右することはないなどの考え方を含め，状況に対するコントロールの欠如を直接的に経験している状態」であり，E氏は適切な治療を行えば生きられるはずと考えており，自分の行動で病気をコントロールできると考えていることから，該当しないと考えられる。

〈非効果的コーピング〉の定義は，「認知面や行動面の努力を伴う，ストレッサー評価が無効なパターンで，安寧に関する要求を管理できない状態」であり，死を脅威と認知しているE氏にとって，ストレッサーの正当な評価ができないという定義は当てはまる。しかし，適切なコーピングができる状態の場合に使用できるものであり，現在，情動的コーピングがとれないほどの脅威を感じているE氏に適用するには，難しい診断であると考えられる。

E氏は，死は避けられないとうすうす感じてはいるが，「自分は生きがいである仕事を続けるために治療を調整してきた」「仕事に戻るために今も最適な治療を選択したい」という思いに逃げ，今までと同じような情動的コーピングで，脅威から自分を守ろうとしているものの，社会的支持もなく自己防衛をはたらかせている状況であり，「自己防衛パターンに基づき，偽りの肯定的自己評価を繰り返し投影することで，認識している潜在的脅威から肯定的な自己愛を守っている状態」を定義とする〈防衛的コーピング〉が最も適切な診断名であるとして確定した。

診断名の診断指標・関連因子はE氏の状態が確認できるものを選択する（表Ⅳ-34）。

■看護診断名より NOC/NIC を選択する

E氏にとって，どのような目標に向かって介入していけばよいのかを考えながらNOC/NICを選択する。現在のE氏は，現実が直視できず，自分自身を肯定的に捉えることで情緒を安定させ，現実から逃げ，防衛している状態であり，自分で意思決定をして生きていくことができる目標を決定することは難しいと考える。

終末期であり，E氏自身のこれまで行ってきたことを支持し，情緒の安定を図り，本人が自分の生き方を肯定的に捉えられるような目標を設定することが適切

IV 看護計画にNANDA-I-NIC-NOCをどのように使うのか

図IV-6　E氏の関連図

領域11《安全／防御》
CRPの上昇はがんの進行によるものであり、感染を示すものではない。しかし、急激なAlb低下があり、今後、病状が進行することや抗がん剤の副作用で容易に感染を起こしやすいと考える。
Hbの低下や腹水はあるが、下肢の浮腫はなく安定して歩行できており、転倒の危険は少ない。また、防御機能、体温調節機能は正常に機能している。

領域2《栄養》
低栄養状態に傾きつつあるのは、幽門側胃切除による消化機能の低下、および亜イレウス状態であるための吸収機能の低下、心窩部痛・腹部の張り感からの栄養摂取の限界、がんの進行による蛋白異化亢進と腹水貯留が原因といえる。また、電解質データはほぼ基準値範囲であるが、腹水に対し利尿剤投与を行っていることで、容易に電解質バランスが崩れやすい状態であるといえる。

領域3《排泄と交換》
腹膜播種の亜イレウス状態による通過障害が生じており、低残渣食でなければ排便は困難な状態である。
泌尿器系への影響としては、腹水の増加に対する利尿剤の服用があるが、現在のところは腎機能・ガス交換は保たれている。ただし今後腹水が減少せず、増加状態に傾いていけば横隔膜挙上による換気障害を起こす可能性がある。

領域4《活動／休息》
運動機能に障害はなく、腹痛はあるものの、病院内の日常生活に支障をきたすほどではなく、入院生活は自立しており、身の回りのことはすべて自力で行えている。しかし、腹水貯留、亜イレウスに伴う腹部膨満感が強く不眠を自覚しており、十分な休息が得られておらず、活動するには倦怠感が伴い、活動と休息のバランスは不均衡になっている。

領域1《ヘルスプロモーション》
治療を受けながらも、仕事ができる身体状態であればよいと受け止めていた。1年以上の化学療法を受けていたなかで、今回、下腹部痛と両季肋部痛を自覚し、腹水増加もあるためにタキソールの治療が必要であるという説明にいったんは同意した。しかし、退院できなくなるかもしれないほど病状が深刻であると捉え、さらに倦怠感、腹部膨満による苦しさやたまらない痛み、立位時の背部痛、座位時の季肋部痛も自覚し、病状がどんどん悪化し、初めて何をしても治らないがんという病気であると感じている。
自覚している症状（下腹部の差し込むような疼痛、倦怠感、腹部膨満による苦しさやたまらない痛み、立位時の背部痛、座位時の季肋部痛）は、治療をしなければ安寧な状態が得られないと受け止めている。治りたいという希望があるものの、死の恐怖もあり、無意識的な防衛機制をはたらかせて、自我を強固に守ることや民間療法を選択することで安寧な状態を得ようとしている。

領域9《コーピング／ストレス耐性》
今まで仕事を優先し、病気と直面することから逃避してきた。急激な病気の進行により、病気と向き合わなければならない状況にさらされているはずだが、死が近づいていることをうすうす感じつつも、有効な治療方法を選択できれば生きられるはずと知覚している。今までの病気に対するコーピングは、病気が深刻であると捉えるのではなく、仕事に注意を向けることで情動の安定を図ろうとしてきたといえる。今回の再発・余命1年の宣告から1か月の間に余命数週間まで短縮していることは、今までのコーピングでは対処できないほどの脅威として認知されている。
E氏にとって、家族から社会的支持を得られやすいと考えられるが、病状の進行と余命告知により家族も動揺し混乱しており、支持的には関われておらず、社会的支持が得られていない。両親・医師からも化学療法を勧められて、自分の選択したい内容や気持ちに対する支持が得られず、頼れる存在がない。このことから、E氏は危機的状況に陥っており、積極的なコーピングを図れる状態ではなく、自我を守る防衛機制がはたらいている状態である。

領域12《安楽》
下腹部の差し込むような疼痛、倦怠感、腹部膨満による苦しさやたまらない痛み、立位時の背部痛、座位時の季肋部痛に対して、積極的に鎮痛剤を使おうとしない状況から、苦痛の緩和ができていない。今後も病状が進行すれば、これらの苦痛は増していくと考えられる。
入院を強く拒否してきた理由は、会社に迷惑をかけること、周囲に病気を知られること、このまま退院できなくなるかもしれないという不安が現実のことになってしまうかもしれないということであり、入院環境に安息は得られていない。何よりも健康に見え、社会で仕事をし、普通の生活を送り続けたい希望があり、復帰に対しての意欲もある。しかし、会社の上司以外の同僚には病気を隠し、距離をとることで社会的安寧を図ろうとしている。

2. 事例の看護計画に NANDA-I-NIC-NOC を活用する：終末期の事例1

領域 8《セクシュアリティ》
髪の毛が抜けたことでウィッグを使用したり，ファッションの話やメイク道具をそろえたりしていることから，女性としてのアイデンティティは維持していると推測される。手術を受けたころから月経が止まり，現在もないのは抗がん剤によるものと考えられるが，今後も抗がん剤を継続していくとなると，生殖機能の改善は難しいと推測される。

領域 6《自己知覚》
明朗で穏やかな性格で，自らの意思決定を貫き，現在，システムエンジニアとして自立し，会社や友人との間でキャリアウーマンとして社会性を維持できる自分を本来の自己像と捉えている。また，女性らしい外観を保つために，かわいいタイプのパジャマや脱毛に対してウィッグを使用するなどで処し，ボディイメージを保持してきた。しかし，病状の急激な進行によって，どのような治療をするのか（民間療法や抗がん剤），入院自体（退院できないかもしれない）でさえも迷い，冷静に選択・判断ができていない自分は，本来の自己像とはかけ離れた状態であると感じている。また，生への希望をもちながらも，死への恐怖もあり，治らない病気であると受けとめ，続々と出現している症状が，弱くなっている身体の自覚につながり，ボディイメージも低下し，自尊感情の低下も招き，さらに今後も本来的自己には戻れそうもないと感じている。

領域 10《生活原理》
今まで進学も就職も自分の意思で決定し，仕事もプライベートも充実した生活を送れることを価値・信念としてきた。仕事においては，生きがいを感じており，できるだけ続けたいという目標ももっている。生きがいである仕事が続けられるよう，治療を調整してきたことは，生きる希望を見出すことにつながっていた。病気の急激な進行と自覚せざるをえない症状により，病気と向き合わなければいけない状況にさらされている。そのなかでも生きたいという希望を叶えるために自ら治療を選択しようとしているが，揺らぎが大きく価値観・信念と一致した行動がとれていない。

領域 7《役割関係》
毎年3回程度帰省していたが，両親に病気治療の相談のためにも帰省することがあったこと，病気になる以前から弟とメールのやりとりをしていることから，家族関係は良好であると考えられる一方，家族からの情緒的・手段的サポートは期待していない。両親は藁をもつかむ思いで医師の指示する治療を切望しているが，本人との意見の相違がある。そのようななかで本人の思いをサポートしようと努力しているが，本人の意思の強さに半ば折れそうになっており，介護役割を果たせる状況ではないと推測される。会社では，複数企業に対するシステム管理を任され，責任ある仕事をしてきた。本人も仕事復帰への意欲があるが，病状は厳しく今までと同じような役割遂行を果たすことは難しいといえる。

領域 13《成長／発達》
生涯のパートナーや友人と親密な関係を形成する成人前期の時期に，がんに罹患したが，同僚とメールをやりとりするなど関係構築はできており，発達課題は達成できている。

領域 5《知覚／認知》
見当識は正常であり，物事の認知・判断・解釈は論理的であり，正常に機能している。また，自らの思いを伝えられ，他者の意見も聞き，コミュニケーションは成立している。
化学療法によって一時的に末梢神経障害を生じていたが，現在は回復しており，危険を察知する注意能力も正常にはたらいている。

IV 看護計画に NANDA-I-NIC-NOC をどのように使うのか

表IV-33　E氏の全体像（8月23日　15：15時点）

1. 患者プロフィール
   E氏：33歳, 女性, 独身。IT関連企業のシステムエンジニア。1人暮らし。両親は他県（遠距離）に在住, 弟が他県（近距離）に住んでいる。

2. 現病歴および経過
   2013年ごろより心窩部痛を自覚, 処方された胃薬を内服していた。2015年2月初旬, 心窩部痛の増強を認め胃内視鏡検査にて「腺腫」と診断され, 同年3月, 幽門側胃切除術を実施した。術前診断ではStage Ibであったが術中腹膜播種を認めStage IVとなり, 術後化学療法（TS-1＋CDDP）10クール実施し, CT上明らかな転移を認めなかった。
   2016年4月に本人の強い希望でTS-1単剤内服治療に変更し, 通院しながら仕事を続けていた。その後, 下腹部の差し込み痛を自覚する程度であったが, 7月のCT検査, CF検査の結果, 腹膜播種再発が濃厚となりウィークリータキソール（タキソール毎週投与）が開始となった。
   8月9日の治療延期を希望する電話の後, 治療日も来院しなかったため, 病院から連絡し20日に父親とともに外来受診となった。医師から病状（がん性腹膜炎, 亜イレウスの急激な悪化）および治療の選択についての説明が行われた。本人は民間療法を強く望んでいたが父親は化学療法を希望し, 話し合いの結果, 21日に入院となった。現在は入院3日目である。

3. 統合したアセスメント
   腹膜播種の亜イレウス状態による消化機能の低下, 腹水による低栄養状態に傾きつつあり, 低残渣食でなければ排便が困難な状況である。腹水・腹部膨満感により十分な休息がとれず, 活動をするには倦怠感が伴うため活動と休息バランスがとれていない。
   下腹部の差し込むような痛み, 倦怠感, 腹部膨満による苦しさやたまらない痛みに対して, 積極的に鎮痛剤を使おうとしない状況から苦痛の緩和ができていない。もともと明朗で穏やかな性格で, 自らの意思決定を貫き, システムエンジニアとして自立し, 会社や友人との間でキャリアウーマンとして社会性を維持できる自分を本来の自己像と捉えていると推測される。また, 女性らしい外観を保つために, かわいいタイプのパジャマや脱毛に対してウィッグで対処し, ボディイメージを保持してきたといえる。進学・就職を自分の意思で決定し, 仕事もプライベートも充実した生活を送ることに価値を置き, 治療を調整し仕事を続けることが生きる希望を見出すことにつながっていたが, 病状の急激な進行によって, どのような治療をするのか, 入院自体でさえも迷い, 冷静に選択・判断ができていない状況である。
   生への希望をもちながらも, 死への恐怖もあり, 治らない病気であると受けとめ, 続々と出現している症状が, 弱くなっている身体の自覚につながり, ボディイメージは低下し, 自尊感情の低下も招き, 今後も本来的自己には戻れそうもないと感じている。
   仕事を優先することで病気と直面することから逃避してきたが, 病状の悪化の自覚をしたことで, 初めて何をしても治らない病気であり, 死が近づいていることもうすうす感じている反面, 依然, 有効な治療方法を選択できれば「生きられるはず」と現在も健康状態を知覚している。
   今までの病気に対するコーピングは, 仕事に注意を向けることで情動の安定を図ろうとしてきたといえる。しかし, 今回の再発と急激に短縮している余命の宣告は, 今までのコーピングでは対処できないほどの脅威として認知されている。
   家族も動揺・混乱しており, 支持的には関わることができない。自分の行いたい治療や気持ちに対する支持を誰からも得られず, 頼れる存在がないだけではなく, E氏自身が家族からの情緒的・手段的サポートは期待していない。これらのことから, E氏は危機的状況に陥っており, 積極的なコーピングを図れる状態ではなく自我を守る防衛機制がはたらいている状態である。治りたいという希望があるものの, 死の恐怖もあり, 無意識的な防衛機制をはたらかせて自我を強固に守ることや民間療法を選択することで安寧な状態を得ようとしている。

である。

●NOCの選択

看護成果（NOC）は, 領域III《心理社会的健康》から選択する。さらに無意識に

防衛機制をはたらかせてE氏が積極的コーピングは図れない終末期の状態であるため，安寧な状態になることを目指したいと考え，類M《心理的安寧状態》とした。類M《心理的安寧状態》のなかでE氏が自分自身をより肯定的に認める状態を評価できるNOCは，〈自己認識〉と〈自尊感情〉のどちらが適切であるかを考えてみる。

それぞれの成果指標を比較すると〈自己認識〉の定義は，「周囲の環境や他者との関係性において，自己の強み，限界，価値観，感情，態度，思考，そして行動を認識すること」である。〈自尊感情〉の定義は，「自己の価値に関する主観的な評価」で，ともに防衛的コーピングに使用できそうな成果である。

次にそれぞれの成果指標を見ると，〈自己認識〉の成果指標は，【■自分の身体能力を認識する】【■自分の情緒的な能力を認識する】【■自分の価値観を認識する】など，認識することが主な指標となっている。

〈自尊感情〉の成果指標は，【■自己受容について言葉にする】【■自己の限界の受容】【■建設的な批判の受容】など，受容することが主な指標になっている。

ここでもう一度〈防衛的コーピング〉で選択した診断指標を確認したい。E氏の現在の状態では，新たなものを受容する余裕はなく，自己認識を促す指標が適切であると考え，〈自己認識〉が妥当である。

〈自己認識〉のなかで〈防衛的コーピング〉の診断指標が評価できる指標を選択していくと図Ⅳ-7のようになる。表Ⅳ-34ではVSで示している。

さらにE氏自身が安寧な状態であることが感じられる成果も必要ではないかと考え，同じ類M《心理的安寧状態》のなかから〈不安のレベル〉と〈情緒の安定〉のどちらかを選択しようと考えたが，どちらもE氏の安寧の評価には難しいと考え，類N《心理社会的適応》のなかから〈コーピング〉を選択し，指標1つを選択した（表Ⅳ-34）。

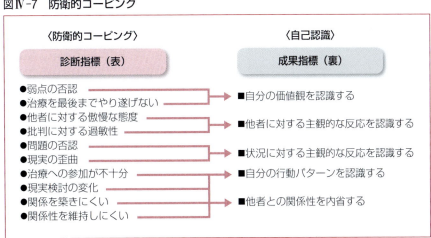

図Ⅳ-7　防衛的コーピング

看護計画に NANDA-I-NIC-NOC をどのように使うのか

表Ⅳ-34　E氏の看護計画　NANDA-I 看護診断〈防衛的コーピング〉に対して NOC と NIC を適用した結果

NANDA-I 看護診断	看護成果を NOC から選定
領域9《コーピング／ストレス耐性》，類2《コーピング反応》 **防衛的コーピング** 定義：自己防衛パターンに基づき，偽りの肯定的自己評価を繰り返し投影することで，知覚している潜在的脅威から肯定的な自己愛を守っている状態	領域Ⅲ《心理社会的健康》，類M《心理的 **自己認識** 定義：周囲の環境や他者との関係性にお
診断指標 ■現実検討の変化 薬物使用に対する抵抗感がある ■問題の否認 病状が進行し，余命が短い状態であっても「治療してよくなったら仕事に復帰したい」「治療は続けたくない」と死と直面することを遠ざけている ■弱点の否認 意思決定し，社会的に自立している自己像から乖離している状態を弱点と感じて，それを否定するために自分の選択した治療法で生きられると信じようとしている ■関係を築きにくい 医療者と真に向き合わず距離を置いている。会社の仲間・友人，また家族とも距離を置こうとしている ■関係性を維持しにくい 家族関係は良好であるが治療の選択で両親から支持を得ることができず，両親に対して，E氏自身が情緒的・手段的サポートを期待していない ■批判に対する過敏性 自分がよいと思った免疫療法を医師・家族に伝えても，化学療法を勧められ，批判されたと感じやすくなっている ■治療を最後までやり遂げない 再発後の抗がん剤治療を自己中断したことや入院中に中断しようとしていること ■治療への参加が不十分 疼痛に対し鎮痛剤の使用を勧めても使用しない ■現実の歪曲 今でも有効な治療の選択ができれば「生きられる」と認識していること ■他者に対する傲慢な態度 化学療法を実施する際に説明内容を知っているからと拒否する	測定尺度 **成果指標** ■自分の価値観を認識する（VS 弱点の否認）（VS 治療を最後までやり遂げない） ■他者に対する主観的な反応を認識する（VS 他者に対する傲慢な態度）（VS 批判に対する過敏性） ■状況に対する主観的な反応を認識する（VS 問題の否認）（VS 現実の歪曲） ■自分の行動パターンを認識する（VS 現実検討の変化）（VS 治療への参加が不十分） ■他者との関係性を内省する（VS 関係を築きにくい）（VS 関係性を維持しにくい）
関連因子 ■自己知覚と価値体系との葛藤 治療を調整しながら仕事を続けることが生きる希望であったが，急激な病状の進行と自覚症状のために病気と直面化し，治療を選択しようと思っても揺らぎが大きく選択できない状況 ■失敗することへの恐怖 生きるための治療選択に対して迷っており，抗がん剤では免疫力を下げて，より体調が悪化するのではないかと感じている ■他者に対する信頼がない 自分が受けたい治療に対して，両親・医療者からも同意を得られていないと感じている ■自信がない 自らの意思決定を貫き，治療を調整しながら仕事を続けていたが，再発し，さらに急激な病状の進行と自覚症状のために揺らぎが大きく，自分に自信がもてなくなっている ■不確かさ 化学療法の効果は確実でなく，効果があっても3か月であること，民間療法（免疫療法）に関しても効果ははっきりしないこと，鎮痛剤なども身体に悪影響を及ぼすのではないかと捉えている ■非現実的な自己期待 死が近づいていることをうすうす感じつつも，有効な治療方法を選択できれば生きられると思っている。本来的自己を貫き通せると考えている	領域Ⅲ《心理社会的健康》，類N《心理社 **コーピング** 定義：個人の能力に負荷を与えるストレ 　　　　　　　　　　　　　　　測定尺度 **成果指標** ■心理的に楽になったことを報告する（VS 弱点の否認）

2. 事例の看護計画にNANDA-I-NIC-NOCを活用する：終末期の事例1

					看護介入をNICから選定
安寧状態》					領域3《行動的》，類T《心理的安楽促進》
					不安軽減
いて，自己の強み，限界，価値観，感情，態度，思考，そして行動を認識すること ▲：現在（8月23日） ○：5日後（8月28日）					定義：予期される危険について，その特定されない原因に対する憂慮・恐れ・不吉な予感・不安を最小に抑えること
まったく表明しない 1	まれに表明 2	ときどき表明 3	しばしば表明 4	一貫して表明 5	行動
過去に貫いてきた意思決定に自信がもてず，自分に決定権がないと表現する	▲		○	過去の自らの意思決定による自信から，自分に決定権があると表現する	■落ち着いた，安心させるようなアプローチを用いる （VS 失敗することへの恐怖）（VS 他者に対する信頼がない）（VS 自信がない） 　E氏の考えていることを尊重し，常に見守っている，支持していることを伝える
医療者の気遣いや配慮に気づくことができず，医療者と打ち解けることができない		▲	○	医療者の気遣いや配慮に気づくことができ，医療者と打ち解けることができる	■ストレスのかかる状況に対する患者の認識を理解するように努める （VS自己知覚と価値体系との葛藤）（VS不確かさ） 　過去から現在に至るE氏の意思決定を賞賛し，E氏の感情の表出・言動からE氏が感じていることを理解する
死が近いことをうすうす感じ取っているが，その気持ちを医療者に打ち明けることができない	▲		○	死が近いことをうすうす感じ取っている。その微妙な気持ちを医療者に打ち明けることができる	■注意深く傾聴する （VS 自己知覚と価値体系との葛藤）（VS 他者に対する信頼がない）（VS 非現実的な自己期待） 　E氏が話しているときには，言葉を遮らずにうなずきや同調する言葉を入れ，受容的態度で接する
鎮痛剤の使用を全く希望しない	▲		○	鎮痛剤の使用を自分のタイミングで伝えられる	■信頼を高める雰囲気を作る（VS 他者に対する信頼がない） 　話がしやすい環境を作る（面談室などの使用），感じているどんなことを話してもいいことを伝える
家族／医療者に情緒的サポートを求められない	▲		○	家族／医療者に情緒的サポートを求められる	■患者に付き添うことを家族に奨励する［適切な場合］（VS 他者に対する信頼がない） 　家族がE氏と穏やかに過ごせるように家族の気持ちも受け止めつつ，E氏に対する態度を一緒に考える（家族の希望・願いは看護師が受け止め，E氏の思いを傾聴する態度を家族がもてるように指導する）
会的適応》					
ス要因に対処する個人の行動 ▲：現在（8月23日） ○：5日後（8月28日）					
全く表明しない 1	まれに表明 2	ときどき表明 3	しばしば表明 4	一貫して表明 5	
つらい気持ちを表出することができず殻に閉じこもっている ▲		○		つらい気持ちを表出することによって気持ちが楽になったと言うことができる	

IV 看護計画にNANDA-I-NIC-NOCをどのように使うのか

●NICの選択

次に看護介入（NIC）を選択する。〈防衛的コーピング〉の関連因子のどこに向かう行動であるかを明確にする必要がある。危機的状況にあり，コーピングを図れないE氏が自分自身をより肯定的に認められるために行う介入，つまり過去のE氏の強みを認め，長所を引き出し，価値信念を認めるNICを選択することを考えると領域3《行動的》から選択する。

次に「類」を選択する。E氏は積極的コーピングを図るのは難しい状態であるため，安寧状態が確保できるための介入が必要であると考え，類T《心理的安楽促進》（定義：心理的技法を用いて安楽を促進する介入）を選択する。類Tの介入10項目の中から〈不安軽減〉を選択し，さらに25の「行動」の中から5つの行動を選択する（図Ⅳ-8）。

行動の抽象的表現をE氏に対する具体的な行動として表現する（表Ⅳ-34）。

図Ⅳ-8　看護診断〈防衛的コーピング〉と看護介入〈不安軽減〉

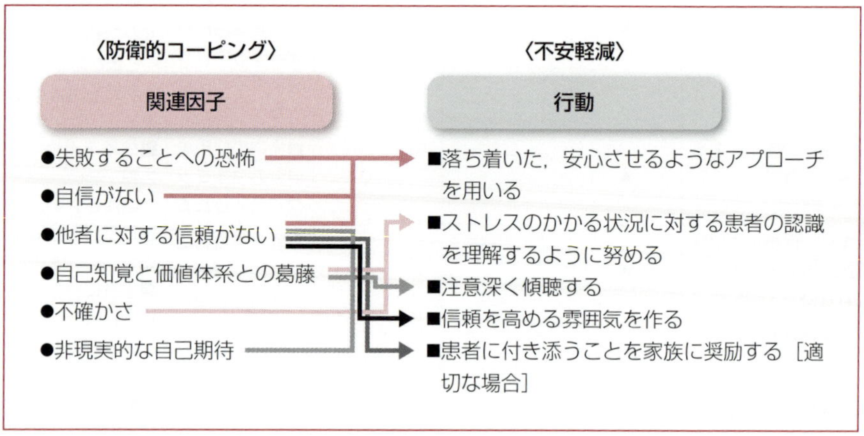

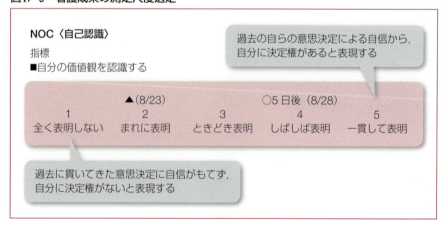

図Ⅳ-9　看護成果の測定尺度選定

● NOC の測定尺度の選定

それぞれの成果指標で現時点のE氏の状態と5日後に目指す尺度を表記する。それぞれの測定尺度にはE氏に合うように「具体的な測定尺度」を記載する(図Ⅳ-9)。ほかの測定尺度選定も同様に行う(表Ⅳ-34)。

● 参考文献

Butcher, H. K., Bulechek, G. M., Dochterman, J. M., & Wagner, C. M.(2018/2018)/黒田裕子,聖隷浜松病院看護部(監訳),看護介入分類(NIC) 原著第7版.エルゼビア・ジャパン.

Moorhead, S., Swanson, E., Johnson, M., & Mass, M. L.(2018/2018)/黒田裕子,聖隷浜松病院看護部(監訳),看護成果分類(NOC) 原著第6版.エルゼビア・ジャパン.

T. H. Herdman, & S. Kamitsuru(2017/2018)/上鶴重美(訳),NANDA-I 看護診断─定義と分類 2018-2020 原書第11版.医学書院.

黒田裕子(監).(2016).看護診断のためのよくわかる中範囲理論 第2版.学研メディカル秀潤社.

中木高夫.(2011).NANDA-I 2009-2011 準拠 看護診断を読み解く.学研メディカル秀潤社.

IV 看護計画にNANDA-I-NIC-NOCをどのように使うのか

2. 事例の看護計画にNANDA-I-NIC-NOCを活用する
終末期の事例2

　本項では，終末期の事例として，小細胞肺がん，がん性胸膜炎，脳転移と診断を受けた39歳の女性のF氏の事例を取り上げ，NANDA-I-NIC-NOCを適用したケアプランを展開していく。

　F氏は，母親の乳がんの闘病生活を支えた経験から，生きることへの希望をもち，積極的に治療に取り組んでいたが，がんの進行による病態の悪化のため治療を断念せざるを得ない状況である。F氏の夫は，短期間での病状の悪化を受け止めることができずに，不安定な情動反応を示している。そのような情動反応の背景には，大切な人を失いたくない思いや悲しみなどのさまざまな思いがあり，家族ケアが必要であると考えた事例である。

第1段階の情報収集および第2段階のアセスメント

　F氏のデータベース（表IV-35）からの情報をもとに行った13領域のアセスメントについて述べる。アセスメントに関しては，それぞれの情報を抜粋し，類ごとのアセスメントから領域のアセスメントに統合したものを紹介する。また，入院後の経過を示したSOAPシートを表IV-36，検査データを表IV-37に，検温表を表IV-38に示した。

■領域1《ヘルスプロモーション》

　F氏は咳以外の自覚症状がなかったことから，がんと診断されても，自身の病状を十分に受け止める時間がないなかで，治療方法に関する意思決定をせざるを得ない状況であったことがわかる。また，F氏の意思決定には，母親をがんで亡くした経験から，できる限りの治療を受けたいと治療に臨んでいたことが読み取れる。しかし，11月2日搬送中に生じた病状悪化により，F氏は病状の理解や治療方法に関する意思決定ができる状態ではない。また，健康管理についても自身で行えない状況であり，医療者によって管理されている。

●領域1の類のアセスメント
・類1《健康自覚》
　がん告知の場面では，肺がん，すでに胸膜への浸潤と脳転移が認められる状態であることは理解していたが，自らの身体ががんに侵されているという実感が得られなかった。

表Ⅳ-35　F氏のデータベースシート

氏名：F氏　　年齢：39歳，女性　　診断名：小細胞肺がん，左上葉，多発脳転移，右半身麻痺，けいれん重積発作後，誤嚥性肺炎

領域1《ヘルスプロモーション》
【緩和ケア病棟へ入院までの経過】
　2017年6月，咳が止まらない状態が1か月以上続き，喘息症状かと思い近所のクリニックを受診，肺の陰影を認め，紹介で大学病院を受診する。翌日に同大学病院呼吸器内科に入院。精査の結果，小細胞肺がん，がん性胸膜炎，脳転移疑いの診断。化学療法施行（CDDP＋ETP　4サイクル），8月退院。10月，右半身麻痺出現にて再入院，CT上脳転移4か所確認，意識障害はみられなかった。脳外科へコンサルテーション，患者家族の希望でサイバーナイフを受ける予定となる。サイバー治療目的で11月2日転院となったが，搬送中の寝台車内で意識消失を伴う全身けいれん出現，1分でけいれんは消失したが胃液様のものを少量嘔吐，SpO$_2$ 82%まで低下したため，搬送を中止し，前病棟へ引き返すかたちで再び呼吸器内科病棟観察室に入院となる。入院時は意識Ⅱ-10，けいれんは消失したが発語困難。CT上，脳転移巣が増大，脳浮腫認める。抗けいれん薬，ステロイド療法開始，誤嚥性肺炎に対して抗生剤投与，酸素療法カニューレ3L。2日後の11月4日にけいれん重積発作および喀血，JCSⅢ-200に低下。諸検査の結果，両肺ともに腫瘍の増大とがん性胸膜炎，脳内転移は1週間で2倍サイズになっていることを家族へIC（インフォームド・コンセント），BSC（ベストサポーティブケア）の方針になる。11月9日，家族の希望で病院内の緩和ケア病棟の個室へ転床。

既往歴：小児喘息で4～10歳まで通院，その後は症状なし
他覚的症状：JCSⅢ-200，苦痛表情なし。四肢の運動はみられず，右半身は筋緊張がみられるが左半身は刺激への反射はなし。T 37.8℃，P 108/不整，R 22回/分不規則，肺雑音・喘鳴あり。自己排痰はできず3時間おきに吸引。Bp 136/66，SpO$_2$ 97%（酸素3Lカニューレ）。右口角がときどきピクつくような部分的なけいれんはみられるが，全身性のものはなし。尿管留置，右鎖骨下CVポートあり。
使用薬剤：デカドロン注射薬 6.6 mg/日，ホストイン 750 mg/日，イーケプラ 1500 mg/日，オメプラゾール 20 mg/日，屯用・けいれん発作時セルシン 10 mg/回
遺伝的疾患：有（　　　　　　　　　）(無)　※母親45歳時に乳がんで死亡
生活パターン：　規則的　(不規則)（勤務の都合）
健康維持・増進行動：(有)（スポーツジムに週2回。乳がん健診だけは毎年受けていた）
嗜好品：(有)　　　無　（お酒が好きで，毎日夫と晩酌を楽しんでいた）
喫煙：有（　　　　　　　　　）(無)
飲酒：(有)（毎晩，ビール 500 mL・ワインをグラス3杯程）　無
アレルギー：有　　(無)（　　　　　　　　　　　　　）

【医師からの説明とそれに対する反応】
（7月診断時：医師より患者，夫へIC）
患者「母親が乳がんで死んでいるので，自分もいずれはがんになるのかなと思っていた。進行がんとか，脳に転移しているとか言われても，体重も減ってないし，見た目では何も変わらないから実感がない，ショックというような感情もないです。とにかく治療はお任せするしかない。化学療法がんばりたい」
夫「今の状態はよくわかりましたが，これからどうなるのかが不安」
（10月10日，脳転移に対する治療：主治医より患者，夫へIC）
医師「化学療法でいったん数値は良い方向に傾きかけたのだが，本日のCTの結果，脳転移が進行している。右半身の力が入りにくい感覚は転移によるもの。サイバーナイフの治療の適用は今の時点では十分あり，治療が予定通りであれば麻痺が改善します。その後は，様子を見て，可能なら種類を変更してまた抗がん剤投与を相談していきましょう」
※本人へは以前に見つかっていた脳転移の像がやや大きくなってきていると説明。夫へは4か所の脳転移でサイバーナイフは可能だが，その後の進行によっては，がんに対する治療には限界が来ているが，万一状況が許せば，もう一度だけ抗がん剤治療を検討することも否定しませんと説明。
患者「がんは進行しているんですね。化学療法がんばったけど，母のときも良いことが1つあると悪いことが2つ現れることの繰り返しだったので仕方ない。先生，私はまだ若いし体力もあるから，できる限りの治療をして治したい」
夫「そんなに悪くなっているのですね。効果がありそうな治療なら何でもしてやりたい。妻は自分の病状を全て知りたいと言ってますが，選択肢がいくつもあるうちは真実を伝えようと思ってます。でも，もうこれ以上なすすべがないという状態になったときには，希望を全て取り上げてしまうような厳しい話はやめてほしい。自分だけで説明を受けていきたいです」
（11月2日，転院中止時：夫へIC）
医師「けいれんは脳転移によるもの。がんの進行が早く転移が広がっている。脳圧の上昇を抑える薬，抗けいれん薬などの点滴治療や肺炎に対する薬剤介入を継続するが急変の可能性も高い。がん治療はこれ以上は難しい，延命治療を希望するか，緩和治療にシフトしていくかを考える必要がある」

（表Ⅳ-35 続く）

Ⅳ 看護計画にNANDA-I-NIC-NOCをどのように使うのか

(表Ⅳ-35 続き)

夫「心肺蘇生はして欲しい。少しでも生きさせてあげたい。もし,奇跡的に回復したらがん治療を再開する望みは捨てたくない」
(11月4日,病状説明)
医師「がんが急速に進行しており,免疫力が低下,胸膜炎と肺炎の進行,脳転移による全身けいれんが生じている。予後の推測は非常に困難ですが,あと数日もつかどうかも保証できない」
夫「もう何もできないなら,せめて苦しまないように逝かせてやりたい」とBSCの方針で納得。
【その他関連情報】
(7月病状告知後,看護師と患者との面談記録情報)
患者「私もがんでいつかは死んじゃうのかなって思ってたんですけどね。母は手術しても再発,また手術しても転移って感じで,がんって結局,目に見えない細胞レベルの話だから切り取っても必ずうまくいくわけではなくて。それなら,全身に投与できる抗がん剤の方が役に立つのかなって。母のときも抗がん剤して放射線治療して,何とか4年もの間,命をつなぎました。抗がん剤ができるっていうのは一番いい方法だと思ってます。母の場合は,最後の半年は緩和ケア病棟で痛みも何にもなく薬で寝てる間にすっと息を引きとりました。最後,苦しまなかったのが,家族にとっては何よりで」
(10月病状説明後,看護師と患者との面談記録情報)
患者「脳の転移が大きくなっていると聞くと焦ります。サイバー治療をしてもらったら良くなるみたいだし,やってみたいです。そのあとは,また抗がん剤の治療が受けられるといいんだけど。種類を変えて点滴してもらえれば,効くかもしれない」
(10月病状説明後,看護師と夫との面談記録情報)
夫「起きて欲しくないことばかり起きて,どうしていいのか頭の中が混乱してます。妻が一番つらいはずなのに彼女はいつも明るく前向きなことしか言わないんですよ。治療は上手くいくから大丈夫,とか,抗がん剤やれば命が延びるから大丈夫,とか,くよくよ考えたって仕方ないじゃん,とか。僕が頼りないので心配かけないようにしてるのかもしれない。こういうときこそ支えてあげたい,支えてあげなきゃいけないのに,どう接していいのかわかりません。妻が一生懸命がんばろうとしているので,僕も同じ気持ちをもって応援していこう,前を向こう,って思えるときと,ふと,妻を失ってしまったらどうすりゃいいんだって苦しくなるときがある。こんな状態で悪いことを考え始めたらきりがないのはわかってますが……。去年の今頃は,箱根に行って富士山を見ながら酒を飲んでたんですよ。これから,もし,上手くいくことがあったら,もう一度富士山を見せに行ってやりたいなって思うんです」
(11月4日病状説明後,看護師と夫との面談記録情報)
夫「治療ができないって,そういうことあるんでしょうか。ずっと以前,医師から,若いから進行が早いとか,高齢者は進行がゆっくりとか,そういうのは俗説でなんの根拠もないって言われたことがある。でも,実際は,こんなことになっちゃってますよね。今の病棟は急性期の病棟だから,周りは回復していく患者も多いし,観察室だとモニターの音しかなくて殺風景で。いくら意識がないからって可哀そうだなと思うんです。僕が付き添って泊まることも自由が効かないし。妻の母親も緩和ケア病棟でした。地方の病院だったから窓からは海が見えてのんびりしていたと聞いてます。妻は,緩和ケア病棟は良いところだと言ってたから,治療してもらえないのに一般病棟で窮屈に過ごすより,緩和に行こうかなと思いました。僕は悪い想像はいっぱいしてきたので,看取りのことを考えなかったわけではないです。でも,こういう形で迎えるとは思わなくて。少しずつ変化して,受け入れて,妻といろんな話をして,気持ちを聞いてやって,それからこういう時間が来るのかなと思ってたから。妻との最後の会話が,これから治療がんばろうね……だったんですよ。それで,急にこうなっちゃったでしょ,もう頭がぐちゃぐちゃ。ダメですね」

領域2《栄養》
身長:162 cm
体重:50 kg
体重の変化:有　⦿無
発症前の食習慣:1日　2~3回,　規則的　⦿不規則　その他(勤務の都合),偏食:⦿無
【その他関連情報】
補液1日量:①ソルデム3A 500 mL+VC 500 mg+ダイビタミックス1A,②アミノフリード500 mL,③ソルデム3A 500 mL

領域3《排泄と交換》
排便:最終排便11月4日水様便少量
　　　薬剤使用の有無:有　　　⦿無(　　　　　　　　　　　)
排尿:回数　尿道カテーテル留置　800 mL/日
残尿感の有無:有　　⦿無(　　　　　　　　　)
失禁(便):⦿有　　　無(　　　　　　　　　)
外皮系:持続する発赤などの皮膚異常はなし

(表Ⅳ-35 続く)

(表Ⅳ-35 続き)

領域4《活動／休息》 睡眠時間：不明 不眠：有　㊇（　　　　　　　　） 眠剤：有　㊇（　　　　　　　　） 運動機能障害：㊒　　無（右半身麻痺。左半身は刺激に対する筋緊張はみられるが，自動的な運動はなし） 食事行動障害：㊒　　無（自力での体動不能） 排泄行動障害：㊒　　無（11月3日より尿閉にて尿道カテーテル留置。便意は不明，便失禁あり） 移乗行動障害：㊒　　無（自力での体動不能） 清潔行動障害：㊒　　無（自力での体動不能） 衣服着脱行動障害：㊒　　無（自力での体動不能） 他の行動障害：有　㊇（　　　　　　　　　　　） 気分転換活動：以前は旅行が好きで休日は必ず外出していた。
領域5《知覚／認知》 意識障害　：㊒　　無（　JCSⅢ-200　） 見当識障害：㊒　　無（　　　　　　　） 言語障害　：㊒　　無（　　　　　　　） 認知障害　：㊒　　無（　　　　　　　） 感覚障害　：㊒　　無（　　　　　　　）
領域6《自己知覚》　※10月入院時のデータより 自分の性格について 　本人「楽天的かもしれない。どうにかなるさ的な感覚をいつももっている」 　夫「いつも前向き。おおざっぱなところがあるけれど，仕事でも家事でも何でも楽しむタイプ。まわりにイライラをぶつけたり悪口を言ったりしない」 喪失体験：夫より「母親を25歳のときに看取った。母親（享年45歳）は乳がん，診断時にはステージⅣで闘病4年，最期は緩和ケア病棟で亡くなったと聞いている」
領域7《役割関係》　※10月の入院時のデータより 家族構成：患者の母親は，患者が25歳のときに他界。生まれたときから母と2人暮らし，父親は母親が妊娠中に離婚したため一度も会っておらず，その後，連絡は取っていない。母親の姉妹がいるが，親族とは不仲で祖父母の葬式のときに1，2度挨拶をした程度。連絡先も知らない。夫の両親は健在で北海道に在住。結婚の報告のときに挨拶をしたが，その後は会っていない。 母49歳時乳がんで死亡●────□不明　　54歳○────□59歳 　　　　　　　　　　　　　│ 　　　　　　患者39歳◎──────────────□夫29歳 現在の職業：進学塾の英語講師。大学の英文科を卒業し私立高校の英語教師を6年間勤めた。その後，塾講師に転向。主に大学受験部の授業を担当。22時までの勤務が週3回。夏期講習等の期間は早朝からの勤務。塾の合宿の担当や個別指導も兼ねており，勤務時間は不規則。現在は休職中。 キーパーソン：夫29歳。私立高校の社会科教師，非常勤 【その他関連情報】 ・患者の勤務する進学塾で，大学生アルバイトだった夫と知り合い結婚。夫は私学の社会科教師になったが，仕事のストレスで2年前から不眠症となり非常勤で働いている。患者は1年前から経済的な理由で正社員となり家計を支えている。 ・患者「やっぱり生徒を育てるってやりがいあるなって，教師やってて良かったと思いました。今は，早く病気を治して，塾でがんばってる生徒たちのところに戻ってあげないと。それに，私がしっかり稼がないと夫も大変なので。夫が完全に回復するまでは私が大黒柱で頑張ろうと思ってたのに，今は逆に夫に助けられてますね」 ・患者「夫とは年が離れているので，田舎暮らしの夫の両親からはあまり理解が得られず疎遠になっている。私自身も，母親の姉妹とは仲良くないので，夫以外に，身内で病気のことを知らせる相手はいません」「2人のほうが楽なんです。夫とは気が合うので一緒にいると楽しい」 ・夫「面会は月曜と土日は1日，そのほかは仕事が終わったら面会できます。仕事のほうは，申し出をすればいつでも休めるので急なときにはすぐに来ます」

(表Ⅳ-35 続く)

Ⅳ 看護計画に NANDA-I-NIC-NOC をどのように使うのか

(表Ⅳ-35 続き)

領域 8《セクシュアリティ》 ※10月の入院時のデータより 月経周期：不規則 婚姻状況：既婚 更年期障害：有　　㊇（　　　　　　　　　） 泌尿器系疾患：有　　㊇（　　　　　　　　　） 【その他関連情報】 ・妊娠，出産歴はなし
領域 9《コーピング／ストレス耐性》 ※10月入院時のデータより ストレスだと感じていること：「治療をしてもらって，私はそれをがんばるしかない。悪いことばかり考えないほうが身体のためだと思っています。なるようにしかならないし」 日頃のストレス発散法：患者「夫がいつでも話を聞いてくれるので，夫と話していると病気のことを忘れられる時間もある」 （入院生活で気がかりなこと） ・患者「私が病気になったせいで，また夫のメンタルが不安定になるんじゃないかと思って。せっかく，少しずつ眠れるようになって，もうそろそろフルタイムで働き始めても大丈夫かなって思っていたのに」 ・夫「夢だった教師になれて嬉しかったのですが，だんだん仕事量が増えプレッシャーもあって，2年前くらいから眠れず体調を崩すことがたびたびあってメンタルクリニックに通院しています。医師からは，一時的な不眠症なので睡眠剤だけで様子を見ましょうと言われました。妻が心配するので少しゆっくりと仕事量を増やしながら，来年度から常勤に戻る予定で調整していたのですが，妻がこんなことになってしまったので，白紙にしています」
領域 10《生活原理》 ※10月入院時のデータより 信仰：有　　㊇（　　　　　　　　　） 日頃大切にしている習慣や行動：㊒　　無（夫との会話。忙しくても朝食は一緒に作って一緒に食べて1日をスタートする） 【その他関連情報】 患者「大好きな英語で仕事ができることに感謝している。子どもはいないけれど生徒たちが成長していく姿を見たり，卒塾して挨拶に来てくれたときに私が教えたことを大事にしてくれたりしたことが感動だった。ハードな仕事だけど手を抜かず一生懸命生徒と向き合っている」
領域 11《安全／防御》 感染：㊒　　無（　誤嚥性の肺炎像あり　） 感染リスクファクターの存在：㊒　　無（尿道カテーテル留置。CVポート。免疫力の低下） 　＊検査値および体温表参照 転倒・転落の危険：有　　㊇（自力での体動不能） 身体損傷リスクファクターの存在：㊒　　無（自力での体動不能） 体温調節の異常を引き起こすリスクファクターの存在：㊒　　無（脳転移，脳浮腫，悪性腫瘍）
領域 12《安楽》 身体的苦痛：有　　㊇（　苦顔はなし。JCSⅢ-200　） 精神的苦痛：有　　㊇（　　　JCSⅢ-200　　） 入院環境：個室 面会：夫の面会は常時得られる（ほぼ毎日。状況によっては終日の付き添い希望あり） 【その他関連情報】 身体的な成長の問題：有　　㊇（　　　　　　　　　） 先天的・遺伝的な問題：有　　㊇（　　　　　　　　　）
領域 13《成長／発達》 身体的な成長の問題：有　　㊇（　　　　　　　　　） 先天的・遺伝的な問題：有　　㊇（　　　　　　　　　）

2. 事例の看護計画にNANDA-I-NIC-NOCを活用する：終末期の事例2

表Ⅳ-36　F氏のSOAPシート

月日	時間	SOAP	
11/9	11:00	S	（発語なし）
		O	呼吸器内科病棟観察室からベッドごと搬送。夫の付き添いにて，2112号個室に入棟。喘鳴は軽度あるが吸引にて消失。T 37.6℃，P 102回/分，R 22回/分，SpO_2 96%（酸素投与3L），Bp 126/68。体位変換時，わずかに右半身の筋緊張が見られる程度で，自動運動は見られず。右口角に時々ピクつく程度のけいれんが見られる。睫毛反射陽性，対光反射左右差なし。夫「タカコさん，緩和ケア病棟に来たよ。静かで陽のあたる部屋で良かったね。ここなら，俺が泊まれるらしいから安心していいよ。こういうところは普通なら1か月待たされるらしいけど，俺が無理言ってね，すぐに入棟させてもらえたんだよ。良かったね。つらくないようにしてくれるんだって，安心していいよ」と夫はゆっくりとした口調で患者の頬をなでているが，表情は硬く涙をこらえているような様子あり。夫と一緒に病室内の環境を整える。夫との写真やお気に入りのクッション，ラベンダーのアロマスプレーを置く。
		A	一般病棟から緩和ケア病棟入棟までの待機期間が数日であったことは夫の療養場所の決定を急がせることになっていないだろうか。夫の思いを傾聴していく必要がある。
		P	夫との面談の日程を調整。「タカコさんのことをよく知ってもらって，少しでも良いケアをしてもらいたいので，すぐにでも面談したい」と希望あり，16時面談の予定とする。
	16:00	※	【夫と面談】担当看護師にてカウンセリング室での面談 緩和ケア病棟の方針やケアの内容を説明すると「先日聞いたし，わかってます。穏やかに過ごして欲しいので，この病棟を選びました」と静かな口調で話すが，うつむいており目を合わせようとはしない。看護師が「緩和ケア病棟を選ぶことはとてもつらい決断だったのではないですか？誰にも相談できず，ご主人1人で悩みながら，奥様の気持ちを代弁しなければならず，つらかったですね……」と声をかけると，「本当は妻は治療を諦めたくなかったと思うんです」と声を震わせている。少し間をおいて，今度はイライラしたような口調となり「なんでもっと早く病気を発見できなかったのかな。咳はずっと続いていたし，普通は風邪だと思うじゃないですか。なんでよりによってがんだったんだろう。妻は強いっていうのか，いつでも前向きに考えようとしてくれる僕とは正反対の性格。がんって言われて落ち込んだろうけど，私がんばるよって，最後までがんばりたいと言っていたのに，僕が諦めさせてしまったのか……。医師の説明を聞いたら，もう諦めるしかないなって洗脳されたんだ。今，考えると腹が立つ，あと数日かもしれないって……，何でそんなことわかるんだろう。医師は神様じゃないだろ，決め付けて欲しくない。がんばりたいっていう患者を目の前にして，もう無理ですみたいなことを言っちゃダメなんだよ。病気を治すのが医師の仕事なのに。理解できないことだらけで頭の中がぐちゃぐちゃになっちゃいますよ。タカコさんが気になるから，もう病室に戻ります」と，夫は急に立ち上がって患者の元に足早に向かう。
	20:00	S	（JCS Ⅲ-200）
		O	状態は変わらず。吸引は3時間空けると喘鳴が強まるので定期的に行う。全身性のけいれんはみられない。夫はベッドサイドに椅子を寄せて座っている。本日から付き添いで泊まりたいと希望あり，ベッドサイドに家族用ベッドを準備する。
		A/P	患者にとっても夫にとっても居心地の良い環境が提供できるように配慮していきたい。
11/10	6:00	S	（JCS Ⅲ-200）
		O	状態は変わらず。 夜間帯，夫はベッドを使わずにずっと椅子に腰掛けて過ごしていた。夫「一睡もできなかった。いつももらっている薬を飲めば30分でぐっすり眠れるのに，この数日はほとんど眠っていない。妻に心配されちゃうな」と，ずっと患者を見つめている。
		A/P	午後のカンファレンスで，夫へカウンセラーの介入を提案してはどうか検討する。
	11:00	S	（JCS Ⅲ-200）
		O	状態変わらず。夫へ，洗面や清拭などケアへの参加の希望をうかがうと，夫「化粧って，やってもいいですか？」と。清拭は看護師で行い，洗面と化粧を夫に手伝ってもらう。夫『いつもナチュラルメイクっていうか，あまり化粧しなかったから，化粧が嫌いなのかと思ってたら，あるとき，「嫌いじゃないけど私は大ざっぱだからしないほうがまし。貴方のほうが上手だと思うから，いつか貴方にやってもらおうかなぁ」って冗談で言ってたことがあって。冗談だったのか，何か悟ってたのかぁ。麻痺のせいだって言われたけど，顔が右の方向に歪んじゃって。

（表Ⅳ-36 続く）

Ⅳ 看護計画に NANDA-I-NIC-NOC をどのように使うのか

(表Ⅳ-36 続き)

		A/P	こんな自分の顔みるの嫌だろうな。ちょっと前の写真なのに。もう，この写真のときの姿には戻れないよね，本人が一番つらいのに僕が情けないこと言っちゃダメですよね』と話しながら，丁寧に髪をとかして口紅をひいている。 ケアへの参加を通して，夫は思いを表出することができている。
	14：00	S O	（JCSⅢ-200） ナースコールにて訪室すると，右顔面，右上肢に軽度のけいれんが見られる。夫「早くー，どうにかしてください。あーだめだ，呼吸止まっちゃいますよ。先生ー，お願いします，早く診察してください」と大きな声をあげている。けいれんは看護師が訪室後 15 秒ほどで消失，バイタルサインは大きな変化なく SpO₂ 94％。医師が診察し定時の薬剤で様子をみることを説明。夫「緊急手術ってできないんですか？こんなに大きい病院なのに何も手立てがないなんて嘘つかないでくださいよ。死んじゃったらどうするんですか，見捨てないでくださいよ」と過呼吸になっている。カウンセラーとともに側に付き添う。しばらく一緒に過ごした後，カウンセラーの介入を夫へ相談するが，「妻が一番苦しんでいる。生きたいのにどんどん病気が悪くなってしまって，言葉は出せないけど恐くてたまらないはずですよ。そんな妻の横で僕がカウンセリングを受けて楽になろうなんて，誰が思いますか？一緒に苦しんであげないと」とため息をつきながら淡々と話している。
		A	夫は患者の病状を受け入れられずに苦しんでいるようだ。担当看護師にて積極的に傾聴していく。
	21：00	S O	（JCSⅢ-200） けいれん発作は見られず。バイタルサインや呼吸状態は大きな変化なし。 夫は椅子に腰掛け，テレビを観たり携帯をいじったりしている。
11/11	7：00	S O	（JCSⅢ-200） T 38.2℃，P 102 回/分，R 22 回/分，SpO₂ 95％，Bp 106/60。けいれんは見られないが，睫毛反射が消失，瞳孔反射はわずかにあり。吸引時の咳嗽反射もほとんどなくなっている。夫へ状態を伝え，お別れの時間が近づいていることを告げる。夫は静かに下を向いて泣いている。しばらく付き添い，夫の様子を見守る。
	10：00	S O	（JCSⅢ-300） T 37.4℃，P 96 回/分，R 20 回/分不規則，舌根沈下ぎみになってきており，いびき様の呼吸，SpO₂ 96％，Bp 142/76，体位変換，口腔ケア，吸引を行う。刺激に対する反応は全く見られず。ケアは洗面と両手のシャボンラッピングを夫と一緒に行う。患者は顔面のけいれんも筋緊張もなく，いつもよりすっきりとした表情でいた。夫も患者の顔を拭きながら「痛みがなくて良かったね……」と声をかけている。タイミングをみて，夫をサポートしてくれる親族または友人がいるのかどうかうかがう。 夫「（しばらく沈黙の後），ずっと 2 人でやってきたので……。僕は北海道の田舎町で生まれ育って。両親は教師だったから幼い頃から厳しく育てられ，否定されるばっかりで，とても窮屈だった。人付き合いが苦手で，東京に出てきてからのほうが面倒な付き合いがなくて，もう実家には戻らないと決めたんです。僕のことを唯一理解してくれたのが妻で，一緒にいると気楽で楽しかった。初めて誰かと一緒に居ても窮屈に感じなかった。東京に来てから，いろいろ大変なことがあったけど，1 回も両親や兄弟には連絡したことも頼ったこともないですよ。今回の妻のこともちろん，知られたくない。さっき，医師も同じようなことを僕に相談してきたっけ。知らせる身内の方がいたら早めに連絡をって。でも，いませんよ。誰にも連絡はしません。どうにかならないかな，奇跡が起こらないかな。妻の母親が緩和ケア病棟で亡くなったとき，緩和ケア病棟を選んだのは一人娘の妻だった。もうなすすべがないなら，せめて自然な形で生を全うさせようと思ったと妻は言っていた。だから，僕もそう決めてあげるのが妻の意に沿うと思って。相談しなくても僕は妻のことを良く知ってますから」ときっぱりと話す。患者の状態が悪いことを連絡するという意味ではなく，看取りや看取ったあとのご主人の支えになってくださる方がいることが大切だと思うと伝えると，「妻以外はいませんので，それなら 1 人のほうがましです」と再び泣きはじめる。しばらく時間をおいて，夫から「やっぱり，心臓マッサージとか人工呼吸器とか全部やって 1 分 1 秒でも長く生きさせてもらえませんか。セカンドオピニオンはダメですか。治験の難しい薬でもいいですから，何か奇跡につながることをしてもらえませんか。わかってるけど，じっと，何もしないで，妻がそうなっていくのを見ているのは恐いんです。でも，心肺蘇生はできませんよね，胸骨が折れたら大変ですから，じゃあどう

(表Ⅳ-36 続く)

（表Ⅳ-36 続き）

	A/P	すれば生きさせてもらえますか？」号泣している。主治医と担当看護師でしばらく傍に付き添う。状態が徐々に悪化しており，時間単位の変化が予測される。最後の時間を迎えるが夫は状況を受け入れられていない。緩和ケア病棟の方針に関してはいったん同意を得た形になっているが，心肺蘇生の選択も残しているようである。転床前の呼吸器内科病棟へ連絡。情報共有とカンファレンスを行い，夫の希望に沿って万一の場面で心肺蘇生を希望した場合は，蘇生することとし，その際は，蘇生後にそのまま前病棟への転床とすることで決める。夫へは，現時点で一般病棟に戻るか，緩和ケア病棟で看取るかを意思決定することが困難な状況のため，しばらく時間を設けながら見守ることとする。

表Ⅳ-37 F氏の検査データ

検査項目	10月31日	11月8日
WBC（10^4/μL）	3200	4400
RBC（10^4/μL）	393	352
Hb（g/dL）	11.9	8.9
Ht（％）	38.1	35.2
PLT（10^4/μL）	15	10.2
CRP（mg/dL）	1.2	3.1
T-P（g/dL）	6.5	5.9
ALB（g/dL）	4.0	3.9
GOT（IU/L）	23	49
GPT（IU/L）	36	37
LDH（IU/L）	120	201
CPK（IU/L）	90	88
γ-GTP（IU/L）	92	188
TG（mg/dL）	69	70
血糖（mg/dL）	88	94
HbA1c（％）	4.9	4.9
BUN（mg/dL）	12	8
Cr（mg/dL）	0.8	0.52
尿酸（mg/dL）	6.5	6.1
Na（mEq/L）	144	138
K（mEq/L）	4.1	5.5
Cl（mEq/L）	101	100

Ⅳ 看護計画に NANDA-I-NIC-NOC をどのように使うのか

表Ⅳ-38　F氏の検温表

氏名：F氏　年齢：39歳　女性　診断名：小細胞がん（左上葉），多発脳転移，右半身麻痺，けいれん重積発作後，誤嚥性肺炎

暦日				11月9日			11月10日			11月11日	
入院日数				1			2			3	
R	P	T	BP								
35	175	40	175								
30	150	39	150								
25	125	38	125								
20	100	37	100								
15	75	36	75								
10	50	35	50								
★	▲	●	■								

身長/体重		身長 162 cm/50 kg（11月1日測定）								
【酸素投与3L・経路カメラ】SpO₂(%)		(97)	(96)	(96)	(97)	(94)	(95)	(96)	(96)	(96)	(95)
排泄	尿量/経時	(450)		(650)	(200)	(350)		(400)	(100)		(200)
	トータル尿量/日	700 mL			450 mL						
	便回数	0			4回/水様便付着程度				1回/水様便付着程度		
補液/薬剤	1）ソルデム 3A　500 mL＋VC 500 mg＋ダイビタミックス 1A/8H 2）アミノフリード 500 mL/8H 3）ソルデム 3A　500 mL/8H 4）デカドロン注射薬 6.6 mg/日 5）ホストイン 750 mg/日 6）イーケプラ 1500 mg/日 7）オメプラゾール 20 mg＋NS 20 mL/日 8）グリマッケン 400 mL/日	1)〜8)do			1)〜8)do				1)〜8)do		
痙攣		＋	－	－	－	－	－	－	－	－	
瞳孔異常		－	－	－	－	－	－	－	－	－	
対光反射　右/左		＋	＋	＋	＋	＋	＋	＋	＋	＋	
嘔吐		－	－	－	－	－	－	－	－	－	
硬直		－	－	－	－	－	－	－	－	－	
JCS		Ⅲ-200	Ⅲ-200	Ⅲ-200	Ⅲ-200	Ⅲ-200	Ⅲ-200	Ⅲ-200	Ⅲ-200	Ⅲ-300	
体位変換（3Hごと実施確認サイン）		H	K	O	O	K	L	S	S	A	
肺雑音　右/左		－	－	－	－	－	－	－	－	－	
呼吸音聴取		＋	＋	＋	＋	＋	＋	＋	＋	＋	
喘鳴		＋	＋	＋	＋	＋	＋	＋	＋	＋	
苦痛表情		－	－	－	－	－	－	－	－	－	
排痰性状/量		＋	＋	＋	＋	＋	＋	＋	＋	＋	
咳嗽反射		＋	＋	＋	＋	＋	＋	＋	＋	＋	
スキントラブル		－	－	－	－	－	－	－	－	－	
関節拘縮		－	－	－	－	－	－	－	－	－	
看護師サイン		M	O	O	O	K	F	F	F	M	

（9日11時入院）

がんという病いに対しては，母親を乳がんで亡くした体験から，がんが生命を脅かす病であるという思いの一方で，抗がん剤や放射線治療が効けば良い状態が保てると捉え，化学療法を積極的に受けることは少しでも長く生きることへの最良の選択と考えていた。

脳内転移巣の増大に対して，病状説明によりがんの進行を自覚しながらも，諦めずに治療を積極的に受ける思いを強くもとうとしていた。

喘息をイメージして受診した結果が肺がんであり，さらに診断された時点で既に胸膜への浸潤と脳転移が認められる状態であることは理解していたが，実感が得られないなかでの治療選択であった。

- 類2《健康管理》

がんが進行していることを認識しながらも，できる限りのがん治療を受けたいと思い化学療法を受け，今回はさらにサイバーナイフ治療を選択するなど，積極的に治療選択にかかわる意思決定をすることで健康管理行動をとっていた。

現在は意識レベルJCSⅢ-300であり，自らでは意思決定ができないため，キーパーソンである夫が代理決定をせざるを得ない状況にある。

● 領域1のアセスメントのまとめ

喘息をイメージして受診した結果が肺がんであり，さらに診断された時点ですでに胸膜への浸潤と脳転移が認められる状況に対して，そのような病状であることの実感が得られないなかでの治療選択であった。しかし，がんという病いに対しては，母親を乳がんで亡くした体験から，がんが生命を脅かす病であるという思いの一方で，抗がん剤や放射線治療が効けば良い状態が保てると捉え，化学療法を積極的に受けることは少しでも長く生きることへの最良の選択と考えていた。進行がんであり，治療選択にかかわる意思決定をすることで健康管理行動をとっていたが，現在は意識障害があり，治療選択にかかわる意思決定は夫が代理決定をせざるを得ない状況にある。

■領域2《栄養》

●食事摂取状況と消化，吸収，代謝に関連した情報

- 入院時データベースより

身長：162 cm　体重：50 kg

JCSⅢ-300，経口摂取は不可

補液1日量：①ソルデム3A 500 mL＋VC 500 mg＋ダイビタミックス1A，②アミノフリード 500 mL，③ソルデム3A 500 mL

- 検査データより（検査値）

p.239の表Ⅳ-37の検査データ参照。

IV 看護計画にNANDA-I-NIC-NOCをどのように使うのか

●領域2の類のアセスメント
- 類1《摂取》
  経口摂取は不可能であり,輸液によってエネルギーを摂取している。
- 類2《消化》,類3《吸収》,類4《代謝》
  JCSⅢ-300,がん悪液質の状況から消化吸収能の正常な機能はない。
- 類3《吸収》,類4《代謝》
  データ上,肝機能低下に関しては抗けいれん薬使用に伴う薬剤性の影響も否定できないが,がん悪液質の状況でもあり代謝機能の回復は期待できない。
- 類5《水化》
  がん性胸膜炎,胸水貯留,脳浮腫,代謝機能の低下により電解質のバランスが崩れている。

●領域2のアセスメントのまとめ
JCSⅢ-300,経口摂取ができないため,輸液管理によりエネルギーと水分の補給を継続しなければならない状況である。脳実質の病変の進行や脳浮腫,がん性胸膜炎による胸水貯留,さらにデータ上からがん悪液質の状態に陥っており,消化吸収能や代謝機能の低下に加え,電解質バランスを保ちにくい状態にある。

■領域3《排泄と交換》

●泌尿器系機能,消化器系機能,外皮系機能に関する情報
- 入院時データベースより

排便:最終排便11月4日水様便少量
排尿:回数　尿管留置　800 mL/日　　失禁(便):有
外皮系:持続する発赤などの皮膚異常はなし

- 呼吸機能に関するデータ

小細胞肺がん,がん性胸膜炎,胸水貯留,SpO₂ 94〜97%(酸素3L投与),JCSⅢ-300

●領域3の類のアセスメント
- 類1《泌尿器系機能》
  JCSⅢ-300,尿閉により尿道カテーテルを留置しているが尿量は徐々に減少しており,データ上も腎機能の低下がみられる。
- 類2《消化器系機能》
  JCSⅢ-300,肛門括約筋の弛緩に伴い水様便の失禁がみられるが,消化排泄機能は低下している。
- 類3《外皮系機能》
  スキンレベルの排泄機能は正常に保たれている。
- 類4《呼吸機能》
  がん性胸膜炎,胸水の貯留により,酸素化が低下しているが,酸素投与により辛うじて血中酸素飽和度は維持できている。

●領域3のアセスメントのまとめ

JCSⅢ-300，尿閉により尿道カテーテルを留置しているが尿量は徐々に減少しており，データ上も腎機能の低下がみられる。また，肛門括約筋の弛緩に伴い水様便の失禁がみられるが，消化排泄機能は低下している。スキンレベルの外皮系での排泄機能は正常に保たれている。がん性胸膜炎，胸水の貯留により，酸素化が低下しているが，酸素投与により辛うじて血中酸素飽和度を維持しながら呼吸状態を保っている。

■領域4《活動／休息》

●睡眠，活動，日常生活を支える呼吸・循環状態に関する情報
- 入院時データベースおよびSOAPシート

JCSⅢ-300，小細胞肺がん，がん性胸膜炎，胸水貯留，SpO_2 94～97％(酸素3L投与)。緩和ケア病棟入棟後は全身けいれんはみられず。

●領域4の類のアセスメント
- 類1《睡眠／休息》

JCSⅢ-300という身体状況に伴い，生理的な休息を得ている。
- 類2《活動／運動》

JCSⅢ-300，自動的な運動は行えない状態である。
- 類3《エネルギー平衡》

JCSⅢ-300，発熱やけいれん後の体力の消耗があり，がん悪液質の状態によりエネルギーを有効に摂取できない状況のなかで，消費エネルギーが増している。
- 類4《心血管／肺反応》

けいれん重積発作により組織循環が低下，がん性胸膜炎，胸水貯留による肺機能の低下，さらに脳実質の病変による呼吸運動への影響など，心肺機能は不安定であり，生命を維持するための循環・呼吸機能が低下している。
- 類5《セルフケア》

JCSⅢ-300，セルフケアにおいては全面的に他者の介助を要する。

●領域4のアセスメントのまとめ

JCSⅢ-300であり，自動的な活動はみられず，生理的な運動や休息を維持している状況であり，セルフケアにおいては全面的に他者の介助を要する。また，発熱やけいれん後の体力の消耗があり，がん悪液質の状態によりエネルギーを有効に摂取できない状況のなかで，消費エネルギーが増している。けいれん重積発作により組織循環が低下，がん性胸膜炎，胸水貯留による肺機能の低下，さらに脳実質の病変による呼吸中枢への影響など，心肺機能は不安定であり，生命を維持するための循環・呼吸機能が低下している。

IV 看護計画にNANDA-I-NIC-NOCをどのように使うのか

■領域5《知覚／認知》

●注意，見当識，感覚／知覚，認知，コミュニケーションに関する情報
小細胞肺がん，脳転移，脳浮腫，けいれん重積発作後，現在はJCSⅢ-300．

●領域5の類のアセスメント
- 類1《注意》，類2《見当識》，類3《感覚／知覚》，類4《認知》，類5《コミュニケーション》

小細胞肺がんによる脳転移が進行しているため，脳浮腫に伴う頭蓋内圧の亢進と脳実質の病変により脳神経系が機能せず感覚や知覚の障害，意識障害が生じている．

●領域5のアセスメントのまとめ
JCSⅢ-300，脳転移による脳実質の病変や脳浮腫により，感覚知覚障害，意識障害が顕著に生じている．

■領域6《自己知覚》

病状の悪化によって，コミュニケーションがとれないため，本人から十分な情報を得ることは困難である．しかし，入院時のデータベースやSOAPシートから，楽天的で前向きな性格であり，仕事においては教育者としての役割を果たし，家庭では夫を支える妻であることが本来のF氏らしさであったことがわかる．

●領域6の類のアセスメント
- 類1《自己概念》

母親との2人暮らしではあったが，奨学金を使いながら大学を卒業し，熱心に教育者として社会的役割を遂行していた．家庭内では療養しながら，仕事復帰を目指す夫に協力し，夫婦2人での時間を楽しみながら生活することが本来の自己であったと考える．しかし，自らが，生命を脅かされるような病気になり，今度は夫に支えられながら自分のことだけに集中しなければならない状況となり，本来の自己とはかけ離れた状況である．

- 類2《自尊感情》

母親との2人の生活を経て社会人として自立し，教育者として認められる存在であったことや，夫を支える妻役割をとおして自尊心を高めていたと思われる．

- 類3《ボディイメージ》

進行がんの告知を受けたが，自己が抱いていたがん患者の身体イメージと，自らの身体感覚とが一致せず，がんである実感がもてずにいた．しかし，右不全麻痺や呂律障害の出現により，がんが徐々に進行していることや治療をしなければがんの進行を食い止めることができない段階に身体状況が傾いているとイメージしていたと推測する．

●領域6のアセスメントのまとめ

　自らが，生命を脅かされるような病気になり，今度は夫に支えられながら自分のことだけに集中しなければならない状況となり，本来の自己とはかけ離れた状況である。進行がんの告知を受けたが，自己が抱いていたがん患者の身体イメージと，自らの身体感覚とが一致せず，がんである実感がもてずにいた。しかし，右不全麻痺や呂律障害の出現により，がんが徐々に進行していることや治療をしなければがんの進行を食い止めることができない段階に身体状況が傾いているとイメージしていたと推測する。現在はJCSⅢ-300であり，本来的自己を保つことは困難といえる。

■領域7《役割関係》

　F氏は体調を崩した夫を支えるために，正社員として勤務するなど夫婦のつながりは強いことがわかる。また，塾講師という教育者として役割を遂行してきた。現在は病状の悪化によって，これらの役割が変化していることをアセスメントする。

●領域7の類のアセスメント

- 類1《介護役割》

　JCSⅢ-300であり，家族が介護役割を担うことはできない。

- 類2《家族関係》

　夫婦のつながりは強く，亡き母親の兄弟とはほとんど付き合いがなく，夫の両親とも疎遠となっていることや，夫自身も親族とは希薄な関係であり，夫婦2人きりの関係性をより強めていた。

- 類3《役割遂行》

　夫が不眠症で治療中のため，本来はF氏が妻として夫を支える存在であった。また，仕事では塾講師としての社会的役割を遂行してきたが，現状では，これまでどおりの妻役割や教育者としての役割を遂行することは困難である。

●領域7のアセスメントのまとめ

　夫が不眠症で治療中のため，本来はF氏が妻として夫を支える存在であった。また，仕事では塾講師としての社会的役割を遂行してきたが，現状では，これまでどおりの妻役割や教育者としての役割を遂行することは困難である。亡き母親の兄弟とはほとんど付き合いがなく，夫の両親とも疎遠となっていることや，夫自身も親族とは希薄な関係であるうえ，交友関係も少なく，そのような背景が，夫婦2人きりの関係性をより強めていた。

■領域8《セクシュアリティ》

●セクシュアリティに関する情報

婚姻状況：既婚　　　子ども：なし　　　泌尿器系疾患：なし

IV 看護計画にNANDA-I-NIC-NOCをどのように使うのか

●領域8の類のアセスメント
- 類1《性同一性》
  妻として女性性を保っていた。
- 類2《性的機能》，類3《生殖》
  子どもをもうけていないが，性的機能や生殖機能は正常である。

●領域8のアセスメントのまとめ
　子どもをもうけていないが，性的機能や生殖機能は正常であり，妻として女性性を保っていた。

■領域9《コーピング／ストレス耐性》

　F氏はがんと診断を受けたが，がんに罹患したという実感がないなかで，症状の進行を自覚していたことがわかる。現在は，悪化のためにコーピングができる状態ではない。夫はF氏の病状の悪化を受け入れられず，不安定な情動反応を示していることがわかる。

●領域9の類のアセスメント
- 類1《トラウマ後反応》
  明らかな外傷体験は認めず，身体的／心的外傷後の反応はない。
- 類2《コーピング反応》

〈F氏〉
　肺がんを告知された時点では，自分の身体がんに侵されている実感がもてずにいたが，抗がん剤治療をしなければがんの進行を食い止めることができないと焦り，病状の進行に脅威を感じずにはいられなかった。病気の進行を仕方がないことと受け止める一方で，がん治療をがんばる思いを表出し，諦めない気持ちをもつことで脅威に対処していた。現在はJCSⅢ-300であり，ストレスを認知し対処できる状態ではない。

〈夫〉
　わずかな望みをもって放射線治療に向かうなかでの突然の病状の変化に戸惑い，会話すらできなくなった妻の変化を受け入れることができない状況である。もともと不眠症であり，ストレス耐性が脆弱であった夫にとって，最愛の妻の変わり果てた様子や，さらには現実的に差し迫っている死を受け入れることは困難であり，限界のある医療や運命に対する怒りを表出したり，現実的ではない選択肢をもったりしながら不安定な情動状態に陥っている。

- 類3《神経行動ストレス》
  脳転移巣の増大と脳浮腫により，けいれん重積発作をきたしており，薬物療法中ではあるが，頭蓋内圧の上昇は生じていると推測される。

●領域9のアセスメントのまとめ

　肺がんを告知された時点では，自分の身体がふがんに侵されている実感がもてずにいたが，抗がん剤治療をしなければがんの進行を食い止めることができないと焦り，病状の進行に脅威を感じずにはいられなかった。病気の進行を仕方がないことと受け止める一方で，がん治療をがんばる思いを表出し，諦めない気持ちをもつことで脅威に対処していた。現在はJCSⅢ-300であり，ストレスを認知し対処できる状態ではない。

　わずかな望みをもって放射線治療に向かうなかでの突然の病状の変化に夫は戸惑い，意識障害で会話すらできなくなった妻の変化を受け入れることができない状況である。もともと不眠症であり，ストレス耐性が脆弱であった夫にとって，最愛の妻の変わり果てた様子や，さらには現実的に差し迫っている死を受け入れることは困難であり，限界のある医療や運命に対する怒りを表出したり，現実的ではない選択肢をもったりしながら不安定な情動状態に陥っている。

■領域10《生活原理》

　経済的な事情のために，正社員の塾講師として働いているものの，一生懸命生徒と向き合うことや忙しくても夫との時間をもつことが，F氏の価値の1つとなっていたことがわかる。また，がんと診断されてもできる限りの治療を受けていることなどから，F氏の価値／信念と行動が読み取れる。

●領域10の類のアセスメント
・類1《価値観》，類2《信念》

　仕事では生徒たちの成長をサポートし，家庭では夫を支える妻としての役割をとおして生活を楽しむことを大切にしていた。がんと告知されてからも，前向きに諦めない自分であることが信念であったと推測される。

・類3《価値観／信念／行動の一致》

　JCSⅢ-300。価値観や信念を自らが貫き通す行動をとることは不可能だが，一番の理解者である夫がF氏の代弁者として代理決定できることが，F氏の価値信念を維持することにつながっている。

●領域10のアセスメントのまとめ

　仕事では生徒たちの成長をサポートし，家庭では夫を支える妻としての役割をとおして生活を楽しむことを大切にしていた。がんと告知されてからも，前向きに諦めない自分であることが信念であったと推測される。現在は，価値観や信念を自らが貫き通す行動をとることは不可能だが，一番の理解者である夫がF氏の代弁者として代理決定できることが，F氏の価値信念を維持することにつながっている。

IV 看護計画にNANDA-I-NIC-NOCをどのように使うのか

■領域11《安全／防御》

●安全，防御に関する情報
- 感染リスクファクター：誤嚥性肺炎，尿道カテーテル・CVポート留置，検査値および体温表参照（p.239 表IV-37，p.240 表IV-38）
- 転倒・転落の危険：無（自力での体動不能）
- 身体損傷リスクファクターの存在：有（自力での体動不能，循環不全）
- 体温調節の異常を引き起こすリスクファクターの存在：脳転移，脳浮腫，悪性腫瘍

●領域11の類のアセスメント
- 類1《感染》，類5《防御機能》
  誤嚥性肺炎，がん性胸膜炎や胸水貯留，がん悪液質の状態にあり，免疫機能は低下する一方であり，感染のリスクが高い。
- 類2《身体損傷》
  自発的な活動はできない状態であることや，循環不全により褥瘡，皮膚トラブルのリスクはある。
- 類3《暴力》
  暴力に関する危険を示すデータは認められない。
- 類4《環境危険》
  生活している周辺に危険環境はない。
- 類6《体温調節》
  がん細胞の増殖に伴う発熱があり，脳実質の病変に伴い体温調節機能が崩壊している。

●領域11のアセスメントのまとめ
　誤嚥性肺炎，がん性胸膜炎や胸水貯留，がん悪液質の状態から，免疫機能は低下する一方であり，感染のリスクが高い。また，体動不能状態，循環不全をきたしており，褥瘡のリスクがある。がん細胞の増殖に伴う発熱があり，脳実質の病変に伴い体温調節機能が崩壊している。

■領域12《安楽》

●安楽に関する情報
- JCS III-300，苦痛表情なし。
- 入院環境：緩和ケア病棟　個室
- 面会：夫の面会は常時得られる（状況によっては終日の付き添いができる）。

●領域12の類のアセスメント
• 類1《身体的安楽》

JCSⅢ-300であり，神経刺激による知覚はないため，身体的苦痛は生じていない。

• 類2《環境的安楽》

母親を看取った体験のなかでF氏にとって，緩和ケア病棟は最期を過ごす療養場所として否定的な感情はもっていなかったため，環境的な安楽が阻害されているとはいえない。

• 類3《社会的安楽》

病状から，社会とのつながりは絶たれているが，夫が傍に付き添ってくれることはF氏の孤独感を和らげていると推測する。

●領域12のアセスメントのまとめ

JCSⅢ-300であり，神経刺激による知覚はないため，身体的苦痛は生じていない。

F氏の意思で母親を緩和ケア病棟で看取った経験があることから，自らの療養場所が緩和ケア病棟であることにおいては環境的な安楽は保たれていると推測する。また，病状から，社会とのつながりは絶たれているが，夫が傍に付き添ってくれることはF氏の孤独感を和らげていると推測する。

■領域13《成長／発達》

●成長，発達に関する情報
・身長：162 cm　体重：50 kg，先天的・遺伝的問題はない。
・発達課題：壮年期［世代性 VS 停滞性］
・生育歴：母との2人暮らしで成人し，父親はいなかった。
・進学塾の英語教師。既婚，夫と2人暮らし，子どもなし，出産経験なし。

●領域13の類のアセスメント
• 類1《成長》

身体的な成長は正常である。

• 類2《発達》

30代後半の女性，発達課題は「世代性 VS 停滞性」であり，子どもはいないが塾講師として生徒たちを教育する役割をとおして世代性を獲得してきた。

●領域13のアセスメントのまとめ

これまでの身体的な成長は正常といえる。30代後半の女性，発達課題は「世代性 VS 停滞性」であり，子どもはいないが塾講師として生徒たちを教育する役割をとおして世代性を獲得してきた。しかし，人生の最後を迎える時期にあり，年齢相応の発達課題を成し遂げられる状況にはないと考える。

IV 看護計画にNANDA-I-NIC-NOCをどのように使うのか

　以上がNANDA-Iの13領域を枠組みとして用いた，領域ごとのアセスメントである。次に各領域がどのように関連し合っているのかを図式化した関連図および，関連図を文章化して1人の人間の反応としてまとめた全体像の描写を示していく。

第3段階：関連図の作成および全体像の描写

■関連図の作成

　13領域のどの領域に注目すべきか考えながら図式化する（図IV-10）。
　がんの終末期にあり，人生の終焉となる段階を迎えたF氏の身体的側面の問題として，脳転移巣の増大や脳浮腫による頭蓋内圧亢進や脳神経系の障害は，領域5《知覚／認知》で捉える問題であると同時に，そのような脳神経系の障害が身体の運動性や活動にかかわってくるため，領域4《活動／休息》や領域9《コーピング／ストレス耐性》の類3〈神経行動ストレス〉との関連が強い。また，がん性胸膜炎や胸水貯留があり誤嚥性肺炎が生じたことで，血液データ上は免疫力の低下，電解質異常，肝腎機能の低下に加え炎症反応の増悪を認め，呼吸循環機能の低下をきたしているなど，領域2《栄養》，領域3《排泄と交換》，領域4《活動／休息》，領域11《安全／防御》が，領域5《知覚／認知》と大きくかかわっている。
　心理社会的そしてスピリチュアルな問題として，F氏が諦めずにがん治療を受けることを選択したにもかかわらず，急な病状の変化により状態が一変し，人生の終焉を迎えつつある今，潜在的にはスピリチュアルな痛みや社会的苦痛を生じていると推測できる。したがって，領域10《価値／信念》のF氏にとっての人生の意味や領域6《自己知覚》のF氏の自分らしさは，領域12《安楽》や領域7《役割関係》，そして生育歴や発達課題の影響も受けているため領域13《成長／発達》との関連もあると考える。
　人生の終焉を迎えるF氏をとりまく問題として重要である家族の反応について，ここでは，F氏にとって最も大切な存在といえる夫の反応を捉えていく。
　F氏は夫と2人暮らしであり，親族とは連絡すら取り合っていないF氏にとって夫婦の絆は非常に強いものであった。意思表示する能力を奪われているF氏が自分らしく人生を全うするためには，自己の意思を代弁してくれる唯一の存在である夫がそれまでの関係性を維持し，共にいることが必要である。夫はこれまで自分を支えてくれたF氏の差し迫った死に脅威を感じ情動が不安定になっている。領域9《コーピング／ストレス耐性》では，夫が不安定な情動状態にあることを再出発するための正常なプロセスと捉え，それはF氏の価値信念，安楽につながるとして領域10《生活原理》，領域12《安楽》との関連性を示す。
　以上，13領域の関連図の説明をした。これを全体像として文章化すると，「患者プロフィール」「発症から入院までの現病歴」「入院時から全体像描写までの疾患経過および治療経過と予後」「13領域のアセスメントの統合」で構成される。ここ

表Ⅳ-39　F氏の統合したアセスメント

　F氏は母親を乳がんで亡くした体験から，がんが生命を脅かす病であるという思いの一方で，抗がん剤や放射線治療が効けば良い状態が保てると捉え，化学療法を積極的に受けることは少しでも長く生きることへの最良の選択と考え，前向きにがん治療を受けていた。家庭内では夫を支える妻として，職場では塾講師として生徒たちの成長を支える役割を通して自尊心を保ち，諦めずに前向きに生きることに価値を置いていたと考えられる。脳実質の病変に伴う意識障害により身体的な苦痛は生じていないが，突然の病状の変化によって本来の自己のあるべき姿を失い，人生の終焉を迎えなければならないことは，潜在的にはスピリチュアルペインを生じていると推測する。

　F氏の状態から，治療選択にかかわる意思決定は夫が代理決定をせざるを得ない状況であり，すべての健康管理は医療者に委ねられている。夫にとって患者は唯一自分を理解し支えてくれる存在であり，がんの告知や転移の進行を知りながらも明るく前向きに生きる姿に夫は自らが妻を支える存在であろうとしていた。わずかな望みをもって放射線治療に向かうなかでの突然の病状の変化に夫は戸惑い，そして7日間という短い時間では，意識障害で会話すらできなくなった妻の変化を受け入れることができない状況である。もともと不眠症であり，ストレス耐性が脆弱であった夫にとって，最愛の妻の変わり果てた様子や，さらには現実的に差し迫っている死を受け入れることは困難であり，限界のある医療や運命に対する怒りを表出したり，現実的ではない選択肢をもつなど，不安定な情動状態に陥っている。最期のひとときとなる今，夫が最愛のF氏を失うことへの深い悲しみや怒りの激しい心理的反応をしていることは，夫がF氏を亡くした後，少しずつ自分の生活を取り戻していくための正常な悲嘆のプロセスといえるが，夫の心の平穏を支える存在が妻以外にはいないことから，激しい心理的反応を生じやすい状況にある。

では，13領域のアセスメントの統合の文章を**表Ⅳ-39**に示す。

第4段階：看護計画の立案

■NANDA-I看護診断の選択

　ここからNANDA-I看護診断を選定していく。全体像と関連図を確認すると，領域9を中心として，領域1《ヘルスプロモーション》，領域10《生活原理》，領域7《役割関係》，領域6《自己知覚》が密接に関連していることがわかる。

　看護の方向性を考えると，最愛の妻(F氏)を失うことへの深い悲しみや怒りの激しい心理的反応を示している夫の状態は，正常なプロセスであるものの，心の平穏を支える存在が妻以外にはいないことなどが，激しい心理的反応を生じやすい状況を引き起こしていると考える。よって，夫が喪失による悲しみのプロセスを辿ることができ，そのプロセスで生じた苦悩を緩和できるように支援することが必要であるといえる。よって，関連図において中心となる領域9より看護診断を選定していくこととする。

　領域9に含まれる看護診断には《不安》《悲嘆》《悲嘆複雑化リスク状態》《悲嘆複雑化》などがある。候補となる看護診断の定義，診断指標，関連因子，関連する状態，ハイリスク群を確認し看護診断を選定する。F氏の夫の場合，最愛の妻(F氏)を失うことへの深い悲しみや怒りの激しい心理的反応を示しており，これは喪失体験に伴う正常なプロセスであると考え，《悲嘆》を選定した。F氏の看護計画を**表Ⅳ-40**に示した。F氏に該当した《悲嘆》の診断指標，関連因子，ハイリス

Ⅳ 看護計画にNANDA-I-NIC-NOCをどのように使うのか

図Ⅳ-10　F氏の関連図

領域2《栄養》
　JCSⅢ-300，経口摂取ができないため，輸液管理によりエネルギーと水分の補給を継続しなければならない状況である。脳実質の病変の進行や脳浮腫，がん性胸膜炎による胸水貯留，さらにデータ上からがん悪液質の状態に陥っており，消化吸収能や代謝機能の低下に加え，電解質バランスを保ちにくい状態にある。

領域3《排泄と交換》
　JCSⅢ-300，尿閉により尿道カテーテルを留置しているが尿量は徐々に減少しており，データ上も腎機能の低下がみられる。また，肛門括約筋の弛緩に伴い水様便の失禁がみられるが，消化排泄機能は低下している。スキンレベルの外皮系での排泄機能は正常に保たれている。がん性胸膜炎，胸水の貯留により，酸素化が低下しているが，酸素投与により辛うじて血中酸素飽和度を維持しながら呼吸状態を保っている。

領域4《活動／休息》
　JCSⅢ-300であり，自動的な活動はみられず，生理的な運動や休息を維持している状況であり，セルフケアにおいては全面的に他者の介助を要する。また，発熱やけいれん後の体力の消耗があり，がん悪液質の状態によりエネルギーを有効に摂取できない状況のなかで，消費エネルギーが増している。けいれん重積発作により組織循環が低下，がん性胸膜炎，胸水貯留による肺機能の低下，さらに脳実質の病変による呼吸中枢への影響など，心肺機能は不安定であり，生命を維持するための循環・呼吸機能が低下している。

領域5《知覚／認知》
　JCSⅢ-300，脳転移による脳実質の病変や脳浮腫により，感覚知覚障害，意識障害が顕著に生じている。

領域11《安全／防御》
　誤嚥性肺炎，がん性胸膜炎や胸水貯留，がん悪液質の状態から，免疫機能は低下する一方であり，感染のリスクが高い。また，体動不能状態，循環不全をきたしており，褥瘡のリスクがある。がん細胞の増殖に伴う発熱があり，脳実質の病変に伴い体温調節機能が崩壊している。

領域1《ヘルスプロモーション》
　喘息をイメージして受診した結果が肺がんで，すでに胸膜への浸潤と脳転移が認められる状況に対しての実感が得られないなかでの治療選択であった。しかし，母親を乳がんで亡くした体験から，がんが生命の一方で，抗がん剤や放射線治療が効けば良い状態だ，的に受けることは少しでも長く生きることへの最良であり，治療選択にかかわる意思決定をすることで，現在は意識障害があり，治療選択にかかわる意思決ない状況にある。

領域9《コーピング／ストレス耐性》
　肺がんを告知された時点では，自分の身体ががんいたが，抗がん剤治療をしなければがんの進行が，病状の進行に脅威を感じずにはいられなかった受け止める一方で，がん治療をがんばる思いを表で脅威に対処していた。現在はJCSⅢ-300でる状態ではない。
　わずかな望みをもって放射線治療に向かうなかい，意識障害で会話すらできなくなった妻の変化である。もともと不眠症であり，ストレス耐性が妻の変わり果てた様子や，さらには現実的に差は困難であり，限界のある医療や運命に対する怒選択肢をもったりしながら不安定な情動状態に陥

領域12《安楽》
　JCSⅢ-300であり，神経刺激による知覚はないため，身体的苦痛は生じていない。
　F氏の意思で母親を緩和ケア病棟で看取った経験があることから自らの療養場所が緩和ケア病棟であることにおいては環境的な安楽は保たれていると推測する。また，病状から，社会とのつながりは絶たれているが，夫が傍に付き添ってくれることはF氏の孤独感を和らげていると推測する。

領域10《生活原理》
　仕事では生徒たちの成長をサポートし、家庭では夫を支える妻としての役割をとおして生活を楽しむことを大切にしていた。がんと告知されてからも、前向きに諦めない自分であることが信念であったと推測される。現在は、価値観や信念を自らが貫き通す行動をとることは不可能だが、一番の理解者である夫がF氏の代弁者として代理決定できることが、F氏の価値信念を維持することにつながっている。

領域6《自己知覚》
　自らが、生命を脅かされるような病気になり、今度は夫に支えられながら自分のことだけに集中しなければならない状況となり、本来の自己とはかけ離れた状況である。
　進行がんの告知を受けたが、自己が抱いていたがん患者の身体イメージと、自らの身体感覚とが一致せず、がんである実感がもてずにいた。しかし、右不全麻痺や呂律障害の出現により、がんが徐々に進行していることや治療をしなければがんの進行を食い止めることができない段階に身体状況が傾いているとイメージしていたと推測する。現在はJCSⅢ-300であり、本来的自己を保つことは困難といえる。

領域7《役割関係》
　夫が不眠症で治療中のため、本来はF氏が妻として夫を支える存在であった。また、仕事では塾講師としての社会的役割を遂行してきたが、現状では、これまでどおりの妻役割や教育者としての役割を遂行することは困難である。亡き母親の兄弟とはほとんど付き合いがなく、夫の両親とも疎遠となっていることや、夫自身も親族とは希薄な関係であるうえ、交友関係も少なく、そのような背景が、夫婦2人きりの関係性をより強めていた。

領域13《成長/発達》
　これまでの身体的な成長は正常といえる。30代後半の女性、発達課題は「世代性VS停滞性」であり、子どもはいないが塾講師として生徒たちを教育する役割をとおして世代性を獲得してきた。しかし、人生の最後を迎える時期にあり、年齢相応の発達課題を成し遂げられる状況にはないと考える。

領域8《セクシュアリティ》
　子どもをもうけていないが、性的機能や生殖機能は正常であり、妻として女性性を保っていた。

Ⅳ 看護計画にNANDA-I-NIC-NOCをどのように使うのか

文献1
NANDA-I, 2018/2020, pp.423-424

ク群を示す（文献1）。なお，《悲嘆》の関連因子は未開発であるため，全体像から，関連因子と考えられる状況を新たに設定した。また，それぞれの診断指標，関連因子，ハイリスク群を示すF氏の夫の徴候や行動を示した。

●診断指標

【■活動レベルの変化】
　付き添いで病室に泊まっており，睡眠をとらずに過ごしていること。

【■睡眠パターンの変化】
　「一睡もできなかった。いつももらっている薬を飲めば30分でぐっすり眠れるのに，この数日はほとんど眠っていない。妻に心配されちゃうな」と話し，ずっと患者を見つめている。

【■怒り】
　「医師の説明を聞いたら，もう諦めるしかないなって洗脳されたんだ。今，考えると腹が立つ，あと数日かもしれないって……，何でそんなことわかるんだろう。医師は神様じゃないだろ，決め付けて欲しくない」という思いがあること。

【■落胆（失望）】
　現状ではがん治療が適応ではなく，F氏の病状が悪化していることになすすべがないと思っている。

【■混乱】
　「理解できないことだらけで頭の中がぐちゃぐちゃになっちゃいますよ」という訴え。

【■苦悩】
　「私がんばるよって，最後までがんばりたいと言っていたのに，僕が諦めさせてしまったのか……」という訴え。

【■パニック行動】
　「死んじゃったらどうするんですか，見捨てないでくださいよ」と過呼吸になっている。

【■心理的苦痛】
　放射線治療を受ける予定で出発した移動中に急変し，身体状況が一変したことによる戸惑いや不安，怒りの感情がある。

●関連因子

【■夫の唯一の理解者がF氏（妻）であり，夫婦2人きりの生活で，繋がりが強い夫婦であったこと】
【■夫は不眠症で通院中，ストレス耐性が低いこと】
【■夫が孤独であること】

●ハイリスク群

【■予測される重要他者の喪失】

最愛の妻は死が差し迫った病状であること。

以上, NANDA-I 看護診断の選定が終了した。

■看護診断名より NOC/NIC を選択する

●NOC の選択

看護診断の選定ができたら，次に NOC より成果を選定する。領域9《コーピング／ストレス耐性》の看護診断は行動的側面の看護診断である。前述したように，看護の方向性として，深い悲しみや怒りの激しい心理的な反応を示している F 氏の夫が，喪失による悲しみのプロセスを辿れるよう支援し，そのプロセスで生じた苦悩を緩和できるよう介入することとした。この看護の成果を評価できる NOC の領域は，領域Ⅲ《心理社会的健康》(文献2)である。領域の定義は「心理的，社会的機能を説明する成果」である。この領域には4つの類があり，夫の悲嘆のプロセスの適応状況や生じた苦悩を評価できる類は，類 N《心理社会的適応》である。さらに，類に配置されている成果をみていくと，〈悲嘆の解決〉(文献3)がある。定義は，「実際に起こった喪失，または差し迫った喪失に対し，思考，感情，行動を適合させる個人の行動」であり，看護診断と一貫すると考え選定した。次に，NOC〈悲嘆の解決〉から成果指標を選定する。F 氏の夫に選定した成果および成果指標を表Ⅳ-40 の看護計画に示す。成果指標を選定する際には，該当した診断指標と表裏一体であることの確認を行う。

診断指標【■活動レベルの変化】【■睡眠パターンの変化】を評価する成果指標として【■十分な睡眠がとれていることを報告する】を選定した。

診断指標【■怒り】【■落胆(失望)】【■心理的苦痛】を評価する成果指標として【■喪失の現実を言葉で表す】【■未解決の葛藤について話し合う】を選定した。

診断指標【■混乱】【■パニック行動】を評価できる成果指標として【■社会的支援を求める】を選定した。

診断指標【■苦悩】を評価できる成果指標として【■喪失の現実を言葉で表す】を選定した。

以上，NINDA-I 看護診断，NOC より成果および成果指標の選定が終了した。

●NIC の選択

続いて NIC から看護介入および行動を選定する。看護の方向性として，深い悲しみや怒りの激しい心理的な反応を示している F 氏の夫が，喪失による悲しみのプロセスを辿れるよう支援し，そのプロセスで生じた苦悩を緩和できるよう介入することであると考えた。よって，領域3《行動的》，類 R《コーピング援助》，介入〈グリーフワーク促進(悲嘆緩和作業促進)〉(文献4)および，〈ダイイングケア〉(文献5)を選定した。介入および行動の詳細は表Ⅳ-40「F 氏の看護計画」を参照されたい。

さて，ここまでで NANDA-I 看護診断，NOC より看護成果および成果指標，NIC の看護介入および行動の選定が終了した。

文献 2
Moorhead, S. et al. 2018/2018, p.86

文献 3
Moorhead, S. et al. 2018/2018, pp.629-630

文献 4
Butcher, H. K. et al. 2018/2018, p.229

文献 5
Butcher, H. K. et al. 2018/2018, p.442

IV 看護計画に NANDA-I-NIC-NOC をどのように使うのか

表IV-40　F氏の看護計画　NANDA-I 看護診断〈悲嘆〉に対して NOC と NIC を適用した結果

NANDA-I 看護診断	看護成果を NOC から選定
領域9《コーピング/ストレス耐性》，類2《コーピング反応》	領域Ⅲ《心理社会的健康》，類N《心理社会的適応》
悲嘆	**悲嘆の解決**
定義：情動面・身体面・スピリチュアル面・社会面・知的側面の反応と行動を含む正常で複雑なプロセスであり，実際の喪失，予期される喪失，または知覚した喪失を，個人や家族や地域社会が毎日の生活に組み込む手段となるプロセス	実際に起こった喪失，または差し迫った喪失に対し，思考，感情，行動

NANDA-I 看護診断（続き）	成果指標 / 測定尺度	まったく表明しない 1	まれに表明 2
診断指標 ■活動レベルの変化 （付き添いで病室に泊まっており，睡眠をとらずに過ごしていること） ■睡眠パターンの変化 （「一睡もできなかった。いつももらっている薬を飲めば30分でぐっすり眠れるのに，この数日はほとんど眠っていない。妻に心配されちゃうな」と話し，ずっと患者を見つめている） ■怒り （「医師の説明を聞いたら，もう諦めるしかないって洗脳されたんだ。今，考えると腹が立つ，あと数日かもしれないって……，何でそんなことわかるんだろう。医師は神様じゃないだろ，決め付けて欲しくない」という思いがあること） ■落胆（失望） （現状ではがん治療が適応ではなく，F氏の病状が悪化していることになすすべがないと思っている） ■混乱 （「理解できないことだらけで頭の中がぐちゃぐちゃになっちゃいますよ」という夫の思い） ■苦悩 （「私がんばるよって，最後までがんばりたいと言っていたのに，僕が諦めさせてしまったのか……」という夫の思い） ■パニック行動 （「死んじゃったらどうするんですか，見捨てないでくださいよ」と過呼吸になっている） ■心理的苦痛 （放射線治療を受ける予定で出発した移動中に急変し，身体状況が一変したことによる戸惑いや不安，怒りの感情がある） **関連因子** ■夫の唯一の理解者がF氏（妻）であり，夫婦2人きりの生活で，つながりが強い夫婦であったこと ■夫は不眠症で通院中，ストレス耐性が低いこと ■夫が孤独であること **ハイリスク群** ■予期される重要他者の喪失 （最愛の妻は死が差し迫った病状であること）	■喪失の現実を言葉で表す（診断指標「怒り」「落胆（失望）」「苦悩」「心理的苦痛」に対応）	夫は妻の病状の悪化を否認する 11月11日	現実を受け入れられない思いを感情表出する。 11月14日
	■未解決の葛藤について話し合う（診断指標「怒り」「落胆（失望）」「心理的苦痛」に対応）	夫は延命措置の葛藤について感情的になっている。 11月11日	葛藤していることを医療者が理解してくれていると感じる。 11月14日
	■十分な睡眠がとれていることを報告する（診断指標「活動レベルの変化」「睡眠パターンの変化」に対応）	睡眠薬を内服しても眠れない。 11月11日	睡眠薬を内服して入眠できる時間がある。 11月14日
	■社会的支援を求める（診断指標「混乱」「パニック行動」に対応）	夫は自らが社会的な支援を受けることに意識を向けない。 11月11日	夫は自分自身の支援も必要であると表明できる。 11月14日

2. 事例の看護計画にNANDA-I-NIC-NOCを活用する：終末期の事例2

				看護介入をNICから選定	
				領域3《行動的》，類R《コーピング援助》	
				グリーフワーク促進（悲嘆緩和作業促進）	
を適合させる個人の行動				定義：重大な喪失を解決できるよう支援すること	
ときどき表明	しばしば表明	一貫して表明		カテゴリー	行動
				援助行為	■喪失に対する感情の表出をするよう，奨励する【感情的であったとしても，その時々の気持ちを表出できるようにかかわる】 （関連因子「夫は不眠症で通院中，ストレス耐性が低いこと」に対応）
3	4	5			
		夫は妻の病状の悪化や差し迫った死を現実のこととして感情を述べる。			
		夫は妻の意思を代理決定する役割に自信をもつ。		援助行為	■悲嘆の表出を傾聴する【一番大切な人を失う体験のなかで沸き起こる感情や反応は夫が再出発するための大切なプロセスであることを前提に置き，悲嘆の表出を促し傾聴する】 （関連因子「夫の唯一の理解者がＦ氏（妻）であり，夫婦2人きりの生活で，つながりが強い夫婦であったこと，夫が孤独であること」）に対応）
		睡眠薬を内服して熟眠できる。		援助行為	■喪失に関する最も大きな恐怖を明確にすることを奨励する【妻が本来の姿を失ってしまったこと，さらに今後起こりうる妻の病状の変化や死について，喪失に関する恐怖の感情を吐露できるようにかかわる】（関連因子「夫は不眠症で通院中，ストレス耐性が低いこと，夫が孤独であること」に対応）
		夫は，自らの再出発のための第三者（または団体）の支援も必要であることを認識する。		援助行為	■悲嘆に対して共感的な意見を述べる【夫が体験している感情への理解を示す】 （関連因子「夫の唯一の理解者がＦ氏（妻）であり，夫婦2人きりの生活で，つながりが強い夫婦であったこと，夫が孤独であること」に対応）
				アセスメント	■その人個人の悲嘆の段階の進展を支援する【夫が悲嘆のプロセスのどの段階にいるかをアセスメントする】（関連因子「夫の唯一の理解者がＦ氏（妻）であり，夫婦2人きりの生活で，つながりが強い夫婦であったこと，夫が孤独であること」に対応）
				領域3《行動的》，類R《コーピング援助》	
				ダイイングケア	
				定義：人生の最終段階において，身体の安楽と精神の安寧を促進すること	
				カテゴリー	行動
				援助行為	■患者や家族が望む特有のケアを尊重する【夫が望む患者へのケアを実施する】 （関連因子「夫の唯一の理解者がＦ氏（妻）であり，夫婦2人きりの生活で，つながりが強い夫婦であったこと」に対応）
				援助行為	■患者と家族がスピリチュアルサポートを得られるように努める【夫が体験している，苦悩や心理的苦痛が悲嘆のプロセスの促進につながるよう関わる】 （関連因子「夫の唯一の理解者がＦ氏（妻）であり，夫婦2人きりの生活で，つながりが強い夫婦であったこと，夫が孤独であること」に対応）

Ⅳ 看護計画に NANDA-I-NIC-NOC をどのように使うのか

●NOC の測定尺度の選定

　最後に，成果指標の5段階の測定尺度の選定を行う。選定した成果指標の一つひとつについて，測定尺度「1」から「5」がどのような状態を示すかについて具体的に記載していく。例えば，成果指標【■喪失の現実を言葉で表す】の測定尺度「1」は，「夫は妻の病状の悪化を否認する」とし，「5」は，「夫は妻の病状の悪化や差し迫った死を現実のこととして感情を述べる」とした。

　次に評価日を設定する。F氏の夫の場合，F氏の病状が急激に悪化していることやそれに伴い，夫も不安定な情動反応を示していることから，短期間で介入の評価をすることが必要と考え，評価日は3日後の11月14日とした。その次に，現在の状況および評価日に期待する測定尺度の設定をする。F氏の夫の場合，成果指標【■喪失の現実を言葉で表す】については，現在を「1」とし評価日までに「2」の状態であることを期待することとした。同様にその他の成果指標についても行う。すべての成果指標および測定尺度については，**表Ⅳ-40**「F氏の看護計画」を参照されたい。

　以上，F氏の看護計画が完成した。

付録

NIC-NOC の最新分類構造の表

付録　NIC の分類構造

Butcher, H. K., Bulechek, G. M., Dochterman, J. M., & Wagner, C. M.(2018/2018)／黒田裕子，聖隷浜松病院看護部（監訳），看護介入分類（NIC）原著第7版．エルゼビア・ジャパン．を参考にして作成

領域1：生理学的：基礎							
身体機能を支援するケア							
類A：活動と運動の管理	類B：排泄管理	類C：不動性管理	類D：栄養支援	類E：身体的安楽促進	類F：セルフケア促進	類G：電解質と酸塩基管理
身体活動とエネルギーの保存と消費を整える，あるいは援助する介入	定期的な排便と排尿パターンを確立し維持する介入および，これらの変化による合併症を管理する介入	制限された運動とその後遺症を管理する介入	栄養状態を変化させる，もしくは維持する介入	身体的な技法を使って安楽を促進する介入	定期的な日常生活活動を提供する，もしくは援助する介入	電解質／酸塩基平衡を調節し，合併症を予防する介入
運動促進 運動促進：筋力トレーニング 運動促進：ストレッチ 運動療法：関節可動性 運動療法：筋肉コントロール 運動療法：身体バランス 運動療法：歩行 エネルギー管理 教育：処方された運動 S ボディメカニクスの促進	オストミーケア L 浣腸投与 下痢の管理 鼓腸緩和 骨盤底筋訓練 セルフケア援助：排泄 F チューブケア：尿路 直腸脱管理 導尿 導尿：間欠的 尿失禁ケア 尿失禁ケア：遺尿症 Z 尿閉ケア 排尿管理 排尿習慣訓練 排尿誘導 排便管理 排便訓練 ペッサリー管理 便失禁のケア 便失禁のケア：遺糞症 Z 便秘／宿便の管理 膀胱訓練 膀胱洗浄	移乗 ギプスケア：維持 ギプスケア：湿潤 牽引／固定のケア 床上安静ケア 身体抑制 V セルフケア援助：移乗 F 副子法 ポジショニング ポジショニング：車椅子	胃管挿入 栄養カウンセリング 栄養管理 栄養モニタリング 栄養療法 嚥下療法 F 完全静脈栄養（TPN）管理 G 教育：処方された食事 S 経腸栄養 食事療法の段階 食事療法の段階：体重減少手術 摂食 F 摂食障害の管理 セルフケア援助：摂食 F 体重管理 体重減少への支援 体重増加への支援 チューブケア：消化管	アロマセラピー 罨法（温罨法／冷罨法） 嚥下療法 D 嘔吐管理 悪心管理 環境管理：安楽 経皮的電気神経刺激（TENS） 月経前症候群（PMS）管理 指圧療法 漸進的筋肉リラクセーション法 瘙痒管理 L 治療的タッチング 疼痛管理：急性 疼痛管理：慢性 ドライアイの予防 ヒーリングタッチ 皮膚刺激 マッサージ法 レイキ（霊気）	会陰ケア 嚥下療法 D 機能的能力強化 教育：フットケア S 更衣 口腔衛生維持 口腔衛生修復 口腔衛生促進 コンタクトレンズのケア 死後ケア 睡眠強化 摂食 D セルフケア援助 セルフケア援助：移乗 C セルフケア援助：更衣／整容 セルフケア援助：手段的日常生活活動（IADL） セルフケア援助：摂食 D セルフケア援助：入浴／清潔 セルフケア援助：排泄 B チューブケア 爪のケア（ネイルケア） 認知症の管理：入浴 V フットケア 保清 耳のケア 眼のケア 毛髪頭皮ケア	完全静脈栄養（TPN）管理 D 血液透析療法 血液濾過療法 高血糖管理 採血：動脈血 N 酸塩基平衡管理 酸塩基平衡管理：呼吸性アシドーシス K 酸塩基平衡管理：呼吸性アルカローシス K 酸塩基平衡管理：代謝性アシドーシス 酸塩基平衡管理：代謝性アルカローシス 酸塩基モニタリング 脂質異常症管理 体液／電解質管理 N 低血糖管理 電解質管理 電解質管理：高カリウム血症 電解質管理：高カルシウム血症 電解質管理：高ナトリウム血症 電解質管理：高マグネシウム血症 電解質管理：高リン血症 電解質管理：低カリウム血症 電解質管理：低カルシウム血症 電解質管理：低ナトリウム血症 電解質管理：低マグネシウム血症 電解質管理：低リン血症 電解質モニタリング 腹膜透析療法

領域2：生理学的：複雑							
恒常性の調節を支援するケア							
類H：薬物管理	類I：神経管理	類J：周手術ケア	類K：呼吸管理	類L：皮膚／創傷管理	類M：体温調節	類N：組織循環管理	
薬物作用の期待される効果を促進する介入	神経機能を最高の状態にする介入	手術前，手術中，そして手術直後にケアを提供する介入	気道の開通とガス交換を促進する介入	組織統合性を維持し，もしくは回復させる介入	体温を正常範囲に維持する介入	組織への血液循環と体液循環を最高の状態にする介入	
化学的身体抑制 V 化学療法管理 S 教育：処方された薬剤 S 血栓溶解療法の管理 N 自己調節鎮痛法(PCA)の援助 セデーション管理 中心静脈アクセス器具管理 N 鎮痛剤投与 鎮痛剤投与：髄腔内 フィトセラピー（植物療法） ホルモン補充療法 麻酔剤投与 J 薬剤管理 薬剤処方 薬剤突合 V 与薬 与薬：胸膜間 与薬：筋肉内 与薬：経口 与薬：経腟 与薬：経腸 与薬：経直腸 与薬：経皮 与薬：吸入 与薬：骨髄内 与薬：静脈内 与薬：脊髄内 与薬：点眼 与薬：点耳 与薬：点鼻 与薬：脳室リザーバー 与薬：皮下 与薬：皮内	くも膜下出血対策 けいれん発作管理 V けいれん発作対策 自律神経反射異常亢進管理 神経学的モニタリング 頭蓋内圧(ICP)モニタリング チューブケア：脳室瘻／脊髄液ドレナージ 電気けいれん療法管理 脳循環促進 脳浮腫管理 片側無視管理 ポジショニング：神経学的 末梢感覚管理	割礼ケア（包皮切除術ケア） 感染コントロール：術中 気圧式ターニケット管理 教育：術前 S 自己血輸血 N 手術器材管理 手術準備 手術対策 V 手術補助 術前調整 Y 体温調節：周術期 M 皮膚ケア：移植部位 L 皮膚ケア：ドナー部位 L ポジショニング：術中 麻酔後ケア 麻酔剤投与 H レーザー対策 V	アナフィラキシー管理 V ウィーニング（人工呼吸器離脱） 咳嗽強化 換気援助 気管内挿管チューブ抜管 気管内挿管と固定 気道確保 気道吸引 誤嚥の予防 V 呼吸モニタリング 酸塩基平衡管理：呼吸性アシドーシス G 酸塩基平衡管理：呼吸性アルカローシス G 酸素療法 人工呼吸器管理：侵襲的 人工呼吸器管理：肺炎予防 V 人工呼吸器管理：非侵襲的 人工的気道管理 喘息の管理 塞栓ケア：肺動脈 N チューブケア：胸腔 鼻腔洗浄	圧迫潰瘍ケア（褥瘡ケア） 圧迫潰瘍予防（褥瘡予防）V オストミーケア B 下肢モニタリング 切断部ケア 切断ケア 創傷ケア 創傷ケア：熱傷 創傷ケア：非治癒性 創傷ケア：閉鎖式ドレナージ 創傷洗浄 瘙痒管理 E 皮膚ケア：移植部位 J 皮膚ケア：局所処置 皮膚ケア：ドナー部位 J 皮膚サーベイランス ヒル療法 縫合	悪性高熱症対策 U 高体温処置 体温調節 体温調節：周術期 J 低体温処置 低体温療法 発熱処置	観血的血行動態モニタリング 幹細胞移植 経静脈(IV)療法 血液製剤投与 血管切開術：採血：静脈血 血行動態調節 血栓溶解療法の管理 H 高血圧管理 採血：カニューレ挿入血管 採血：献血 採血：動脈血 G 自己血輸血 J 出血軽減 出血軽減：消化管 出血軽減：創傷 出血軽減：妊娠中の子宮 W 出血軽減：鼻 出血軽減：分娩後の子宮 W 出血予防 循環ケア：機械的援助器具 循環ケア：静脈機能不全 循環ケア：動脈機能不全 循環対策 静脈(IV)穿刺 除細動器管理：体外 U 除細動器管理：体内 ショック管理 ショック管理：血管性 ショック管理：循環血液量減少性 ショック管理：心臓性 ショック予防 心臓ケア 心臓ケア：急性期 心臓ケア：リハビリテーション期 心臓のリスク管理 心臓ペースメーカー管理：一時的 心臓ペースメーカー管理：永久 塞栓ケア：肺動脈 K 塞栓ケア：末梢血管 塞栓予防 体液／電解質管理 G 体液量管理 体液量減少管理 体液量増多管理 体液量補正 体液量モニタリング 中心静脈アクセス器具管理 H 低血圧管理 透析アクセスの維持 不整脈の管理 末梢刺入中心静脈カテーテル(PICC)ケア 毛細管採血	

付録　NICの分類構造

領域3：行動的 心理社会的機能を支援し，ライフスタイルの変容を促進するケア							領域4：安全性 有害なものに対する保護を支援するケア	
類O：行動療法	類P：認知療法	類Q：コミュニケーション強化	類R：コーピング援助	類S：患者教育	類T：心理的安楽促進	類U：危機管理	類V：リスク管理
望ましい行動を強化，もしくは促進し，望ましくない行動を変容させる介入	望ましい認知機能を強化，もしくは促進し，望ましくない認知機能を変容させる介入	言語的，非言語的メッセージを伝えること，および受けとることを促進する介入	他者が自身の長所を形成し，機能の変化に適応し，もしくは機能のより高い水準に到達するのを援助する介入	学習を促進する介入	心理的技法を用いて安楽を促進する介入	心理的危機および身体的危機の両方に対して即座に短期間の援助を提供する介入	リスク軽減活動を開始し，時間をかけてリスクを監視し続ける介入
アートセラピー（芸術療法）Q	怒りのコントロール援助	アートセラピー（芸術療法）O	意思決定支援Y	親教育：育児家族Z	気晴らし	悪性高熱症対策M	圧迫潰瘍予防（褥瘡予防）L
アニマルセラピー（動物介在療法）Q	回想療法	アニマルセラピー（動物介在療法）O	遺伝カウンセリングW	親教育：青年期Z	催眠	応急処置（ファーストエイド）	アナフィラキシー管理K
音楽療法Q	学習促進S	音楽療法O	移転ストレス軽減	親教育：乳児Z	自己催眠促進	家族共在促進X	アレルギー管理
活動療法	学習レディネス強化S	傾聴訪問R	カウンセリング	化学療法管理H	自律訓練法	危機介入R	化学的身体抑制H
環境療法	記憶訓練	コミュニケーション強化：言語障害	価値明確化	学習促進P	鎮静法	救急ケア	隔離
患者との契約	読書療法	コミュニケーション強化：視覚障害	危機介入U	学習レディネス強化P	バイオフィードバック	コードブルー（救命救急コード）管理	環境管理
共同目標設定	日記記述法	コミュニケーション強化：聴覚障害	気分管理	家族計画：避妊W	不安軽減	自殺予防V	環境管理：安全
禁煙支援	認知再構築	社会化強化	希望鼓舞	教育：安全な性行為	瞑想促進	除細動器管理：体外N	環境管理：暴力予防
光線療法：気分調節／睡眠調節	認知刺激	視力検査V	共在	教育：個人	誘導イメージ法	臓器獲得	患者識別
行動療法	リアリティオリエンテーション（現実性オリエンテーション，現実性見当識づけ）	積極的傾聴	ギルトワーク（罪悪感緩和作業）の促進	教育：疾患経過	リラクセーション法	蘇生	感染コントロール
行動管理：自傷行為		対立の仲介	グリーフワーク促進（悲嘆緩和作業促進）	教育：集団		トリアージ：救急センター	感染防御
行動管理：性的		治療的遊戯O	視力検査V	教育：術前		トリアージ：災害	虐待からの保護支援
行動管理：多動／不注意		複雑な関係構築	グリーフワーク促進（悲嘆緩和作業促進）：周産期死亡	教育：処方された運動A		トリアージ：電話	虐待からの保護支援：家庭内パートナー
行動変容			グループセラピー	教育：処方された食事D		レイプ-心的外傷処置	虐待からの保護支援：高齢者
行動変容：社交的な能力			傾聴訪問Q	教育：処方された薬剤H			虐待からの保護支援：子どもZ
自己主張訓練（アサーション・トレーニング）			健康コーチング	教育：精神運動技能			虐待からの保護支援：信仰
自己責任促進			コーピング強化	教育：セクシュアリティ			区域の制限
自己変容補助			サポートグループ	教育：手順／処置			けいれん発作管理I
称賛			サポートシステム強化	教育：トイレ訓練Z			幻覚管理
衝動コントロールの訓練			自己効力感強化	教育：乳児安全0～3か月Z			健康スクリーニングd
制限設定			自己尊重強化	教育：乳児安全4～6か月Z			誤嚥の予防K
ダンス療法			宗教アディクション予防	教育：乳児安全7～9か月Z			サーベイランス
治療的遊戯Q			宗教儀式強化	教育：乳児安全10～12か月Z			自殺予防U
物質使用に対する処置			情動支援	教育：乳児栄養0～3か月Z			手術対策J
物質使用に対する処置：過剰服薬			真実告知	教育：乳児栄養4～6か月Z			視力検査Q
物質使用に対する処置：禁酒			スピリチュアルサポート	教育：乳児栄養7～9か月Z			人工呼吸器管理：肺炎予防K
物質使用に対する処置：薬物からの離脱			スピリチュアル的な成長促進	教育：乳児栄養10～12か月Z			身体抑制C
物質使用予防			性カウンセリング	教育：乳児刺激0～4か月Z			スポーツ外傷予防：若者Z
			セルフ・アウェアネス強化	教育：乳児刺激5～8か月Z			せん妄の管理
			ダイイングケア	教育：乳児刺激9～12か月Z			転倒・転落予防
			タッチング	教育の安全性フットケアF			逃亡予防
			トラウマセラピー（身体的心的外傷療法）：子ども	教育：幼児安全13～18か月Z			乳房検査
			ボディイメージ強化	教育：幼児安全19～24か月Z			認知症の管理
			役割強化X	教育：幼児安全25～36か月Z			認知症の管理：入浴F
			ユーモア	教育：幼児栄養13～18か月Z			認知症の管理：徘徊
			許し促進	教育：幼児栄養19～24か月Z			乗物の安全性向上d
			予期ガイダンスZ	教育：幼児栄養25～36か月Z			バイタルサイン・モニタリング
			ライフスキル強化	教育：幼児刺激13～18か月Z			バリデーション療法
			レクリエーション療法	健康教育C			放火対策
				健康リテラシー強化			放射線療法管理
				準備的感覚情報提供			妄想の管理
							薬剤突合H
							予防接種／ワクチン接種の管理c
							ラテックスの安全対策
							リスク確認d
							レーザー対策J

領域5：家族			領域6：ヘルスシステム			領域7：地域社会	
家族を支援するケア			ヘルスケア供給システムの効果的な使用を支援するケア			地域社会の健康を支援するケア	
類W：出産ケア	類Z：子育てケア	類X：生涯ケア	類Y：ヘルスシステム仲介	類a：ヘルスシステム管理	類b：情報管理	類c：地域社会の健康促進	類d：地域社会のリスク管理
出産準備を援助し，出産前，出産中，そして出産直後の心理的，身体的変化の管理を援助する介入	子どもを養育することを援助する介入	生涯ケア	患者／家族とヘルスシステムの間の橋渡しを促進する介入	ケア提供に向けて支援サービスを提供し促進する介入	ヘルスケアについてコミュニケーションを促進する介入	地域社会全体の健康を促進する介入	地域社会全体に対する健康リスクを明らかにし，もしくは予防することを援助する介入
遺伝カウンセリングR 家族計画：非計画的妊娠 家族計画：避妊S 家族計画：不妊 家族統合性促進：子育て家族 割礼ケア（包皮切除術ケア）J カンガルーケア グリーフワーク促進（悲嘆緩和作業促進）：周産期死亡R 光線療法：新生児 サーベイランス：妊娠後期 産褥期ケア 出血軽減：妊娠中の子宮N 出血軽減：分娩後の子宮N 出産 出産準備 出産前ケア 処置支援：乳幼児 陣痛誘発 陣痛抑制 生殖技術の管理 生殖能力維持 蘇生：新生児 蘇生：胎児 チューブケア：臍静脈ライン 超音波検査：婦人科と産科 帝王切開出産ケア 電気的胎児モニタリング：妊娠期 電気的胎児モニタリング：分娩期 乳児ケア：新生児 乳児ケア：早産児 妊娠中絶時ケア 妊娠前カウンセリング ハイリスク妊娠ケア 非栄養的吸啜 分娩期ケア 分娩期ケア：ハイリスク出産 母乳分泌抑制 羊水補充灌流 リスク確認：乳児の家族	愛着促進 親教育：育児家族S 親教育：青年期S 乳児S 回復力促進（レジリエンス促進） カップ授乳：新生児 虐待からの保護支援：子どもV 教育：トイレ訓練S 教育：乳児安全0～3か月S 教育：乳児安全4～6か月S 教育：乳児安全7～9か月S 教育：乳児安全10～12か月S 教育：乳児栄養0～3か月S 教育：乳児栄養4～6か月S 教育：乳児栄養7～9か月S 教育：乳児栄養10～12か月S 教育：乳児刺激0～4か月S 教育：乳児刺激5～8か月S 教育：乳児刺激9～12か月S 教育：幼児安全13～18か月S 教育：幼児安全19～24か月S 教育：幼児安全25～36か月S 教育：幼児栄養13～18か月S 教育：幼児栄養19～24か月S 教育：幼児栄養25～36か月S きょうだい支援 スポーツ外傷予防：若者V 乳児ケア 尿失禁ケア：遺尿症B ノーマライゼーション促進 発達促進：子ども 発達促進：青年期 発達促進：乳児 瓶哺乳 ペアレンティング促進 便失禁のケア：遺糞症B 母乳栄養カウンセリング 予期ガイダンスR	介護者支援 家事家政援助 家族関与促進 家族共在促進U 家族結集 家族支援 家族機能維持 家族統合性促進 家族療法 役割強化R リスク確認：遺伝 レスパイト・ケア（息抜きケア）	意思決定支援R 外出／外泊援助 環境管理：家庭準備 患者権利擁護 ケースマネジメントc 財源補助 術前調整J 生活維持支援 退院調整計画 入院時ケア 文化の仲介 ヘルスシステム案内 保険の認定支援 面会・見舞いの促進	医師支援 移送：施設間 移送：施設内 委託 医療用製品評価 技術管理 規制医薬品の確認 救急カートチェック クリティカルパスの開発 検査データ解釈 検査補助 検体管理 財源管理c サプライチェーンマネジメント（物流プロセス管理） 質モニタリング スタッフ開発 スタッフの監督 ピア・レビュー（同僚評価） 費用の抑制 プリセプター：学生 プリセプター：職員 ベッドサイド検査（POCT：Point of Care Testing） 連携強化	インシデント報告 オーダー転記 記録の作成・管理 記録：ミーティング 研究データの収集 健康政策モニタリングc コンサルテーション サーベイランス：遠隔電子操作 紹介 処方：検査 処方：非薬物治療 宣誓供述／宣誓証言 多専門職ケアカンファレンス 電話相談 電話フォローアップ 犯罪捜査データ収集 ハンドオフ（申し送り） ヘルスケア情報のやりとり	ケースマネジメントY 健康教育S 健康政策モニタリングb 財源管理a ソーシャルマーケティング 地域社会の健康開発 地域社会の健康擁護プログラム開発 予防接種／ワクチン接種の管理V	環境管理：地域社会 環境の管理：労働者の安全性 環境リスク保護 健康スクリーニングV サーベイランス：地域社会 地域社会の災害準備 伝染性疾患管理 乗物の安全性向上V バイオテロリズムへの対応準備 リスク確認V

263

付録　NOCの分類構造

Moorhead, S., Swanson, E., Johnson, M., & Maas, M. L.(2018/2018)／黒田裕子，聖隷浜松病院看護部(監訳)，看護成果分類(NOC) 原著第6版——成果測定のための指標・測定尺度．エルゼビア・ジャパン．を参考にして作成

領域Ⅰ：機能的健康				領域Ⅱ：生理学的健康		
基本的な生活課題の能力や達成を説明する成果				器官の機能を説明する成果		
類A：エネルギー維持	類B：成長発達	類C：可動性	類D：セルフケア	類E：心肺機能	類F：排泄	類G：体液量と電解質
個人のエネルギー回復，エネルギー保存，エネルギー消費を説明する成果	個人の身体的，情緒的，社会的成熟を説明する成果	個人の身体的可動性や運動制限の結果を説明する成果	基本的，手段的な日常生活活動を達成する個人の能力を説明する成果	個人の心臓の状態，肺の状態，循環状態，あるいは組織循環状態を説明する成果	個人の老廃物の排出，排泄パターン，そして排泄状態を説明する成果	個人の体液と電解質の状態を説明する成果
エネルギーの管理 活動耐性 休息 消耗性疲労：効果の障害 消耗性疲労のレベル 睡眠 精神運動エネルギー耐久力	遊びへの参加 子どもの発達：1か月 子どもの発達：2か月 子どもの発達：4か月 子どもの発達：6か月 子どもの発達：12か月 子どもの発達：2歳 子どもの発達：3歳 子どもの発達：4歳 子どもの発達：5歳 子どもの発達：小児期中期 子どもの発達：青年期 新生児の適応 身体的老化 身体的成熟：女性 身体的成熟：男性 成長 性的機能 早産児の組織 胎児の状態：妊娠中 胎児の状態：分娩中 発達：成人期後期 発達：成人期中期 発達：成人期初期	移乗 移乗：車椅子 可動性 関節運動 関節運動：肩関節 関節運動：頸椎 関節運動：股関節 関節運動：膝関節 関節運動：手関節 関節運動：手指関節 関節運動：受動的 関節運動：脊椎 関節運動：足関節 関節運動：肘関節 協調運動 骨格機能 身体バランス 体位変換：自力 不動に伴う影響：心理認知学的 不動に伴う影響：生理学的 歩行 歩行（姿勢）	セルフケア：経口・外用薬 セルフケア：更衣 セルフケア：口腔衛生 セルフケア：手段的日常生活活動（IADL） セルフケア：食事 セルフケア：清潔 セルフケア：日常生活活動（ADL） セルフケア：入浴 セルフケアの状態 セルフケア：排泄 セルフケア：非経口剤 退院準備：自立生活 退院準備：生活支援	血液凝固 血液喪失の重症度 呼吸状態 呼吸状態：ガス交換 呼吸状態：換気 呼吸状態：気道開通性 循環動態 ショックの重症度：アナフィラキシー ショックの重症度：血液量減少 ショックの重症度：神経性 ショックの重症度：心原性 ショックの重症度：敗血症 人工換気反応：成人 人工換気離脱反応：成人 心臓ポンプ機能の有効性 心肺の状態 組織循環 組織循環：細胞 組織循環：心臓 組織循環：脳 組織循環：肺 組織循環：腹部臓器 組織循環：末梢	腎臓機能 排尿 排尿の自制 排便 排便の自制	急性呼吸性アシドーシスの重症度 急性呼吸性アルカローシスの重症度 高塩素血症の重症度 高カリウム血症の重症度 高カルシウム血症の重症度 高ナトリウム血症の重症度 高マグネシウム血症の重症度 高リン血症の重症度 体液の状態 体液バランス 体液量過剰の重症度 代謝性アシドーシスの重症度 代謝性アルカローシスの重症度 低塩素血症の重症度 低カリウム血症の重症度 低カルシウム血症の重症度 低ナトリウム血症の重症度 低マグネシウム血症の重症度 低リン血症の重症度 電解質および酸塩基平衡 電解質のバランス

領域Ⅱ：生理学的健康						
器官の機能を説明する成果						
類H：免疫反応	類I：代謝制御	類J：神経認知	類K：消化・栄養	類L：組織の統合性	類AA：治療反応	類Y：感覚機能
異物である物質に対する個人の生理的反応，もしくは，異物として身体によって解釈される個人の生理的反応を説明する成果	身体の新陳代謝を調節する個人の能力を説明する成果	個人の神経学的，認知的状態を説明する成果	個人の消化，栄養パターンを説明する成果	個人の身体組織の状態と機能を説明する成果	治療可能な健康治療，動因(agent)，あるいは，方法に対する個人の全身反応を説明する成果	個人の感覚情報の認知と使用を説明する成果
アレルギー反応：局所性 アレルギー反応：全身性 感染の重症度 感染の重症度：新生児 免疫過敏反応 免疫能の状態 輸血に対する反応	肝機能 体温調節 体温調節：新生児 代謝機能 体重：体質量 バイタルサイン	意思決定 患部への注意深さ 記憶 見当識 コミュニケーション コミュニケーション：解釈 コミュニケーション：表現 集中力 情報処理 神経学的状態 神経学的状態：意識 神経学的状態：自律神経系 神経学的状態：脊髄神経系感覚／運動機能 神経学的状態：中枢性運動神経系調節 神経学的状態：脳神経系感覚／運動機能 神経学的状態：末梢神経 せん妄のレベル 多動のレベル 抽象的思考 認知 認知症のレベル	栄養状態 栄養状態：栄養素の摂取 栄養状態：エネルギー 栄養状態：食物と水分の摂取 栄養状態：生化学的検査値 嚥下状態 嚥下状態：咽頭期 嚥下状態：口腔期 嚥下状態：食道期 カップ授乳の確立：乳児 カップ授乳の達成 消化管の機能 食欲 乳幼児の栄養状態 瓶哺乳の確立：乳児 瓶哺乳の達成 母乳栄養の維持 母乳栄養の確立：乳児 母乳栄養の確立：母親 母乳栄養：離乳	口腔衛生 骨折治癒 身体的損傷の重症度 創傷治癒：一次癒合 創傷治癒：二次癒合 組織の統合性：皮膚と粘膜 熱傷からの回復 熱傷の治癒 バスキュラーアクセス	血糖値 術後回復：回復期 術後回復：術直後 処置後の回復 体内毒素クリアランス：透析 薬剤反応	感覚機能 感覚機能：固有受容器 感覚機能：視覚 感覚機能：触覚 感覚機能：聴覚 感覚機能：味覚・嗅覚

付録　NOC の分類構造

領域Ⅲ：心理社会的健康				領域Ⅳ：健康知識と行動		
心理的，社会的機能を説明する成果				健康と病気についての態度，理解，行動を説明する成果		
類M：心理的安寧状態	類N：心理社会的適応	類O：自己コントロール	類P：社会的相互作用	類Q：健康行動	類R：健康信念	類FF：健康管理
個人の情緒的健康と関係する自己認知を説明する成果	変化した健康，もしくは生活環境に対する個人の心理的，もしくは社会的適応を説明する成果	自分，もしくは他者に対して情緒的，もしくは身体的に有害かもしれない行動を抑制する個人の能力を説明する成果	個人の他者との相互関係を説明する成果	健康を増進するため，もしくは，回復させるための個人の行動を説明する成果	健康行動に影響する個人の考えや認知を説明する成果	急性の状態，もしくは慢性の状態を管理するための個人の行動を説明する成果
生きる意欲 希望 恐怖のレベル 恐怖のレベル：小児 興奮のレベル 個人のアイデンティティ 孤独感の重症度 自己認識 自尊感情 社会不安のレベル 情緒の安定 ストレスレベル 性同一性 動機 パニックのレベル 不安のレベル ボディイメージ 抑うつ状態のレベル	移転の適応 コーピング 個人のレジリエンス（回復力） 罪悪感の解消 受容：健康状態 小児期のいじめからの回復 身体障害への適応 心理社会的適応：生活の変化 尊厳ある人生の終焉 入院に対する子どもの適応 悲嘆の解決	怒りの自制 虐待行動の自制 恐怖の自己コントロール 攻撃性の自制 思考変調の自己コントロール 自殺企図の自制 自傷行為の自制 衝動的行動の自己コントロール 摂食障害の自己コントロール パニックの自己コントロール 不安の自己コントロール 抑うつ状態の自己コントロール	親-乳児の愛着行動 社会的関与 社会的支援 社会的相互作用のスキル 役割遂行	アルコール乱用の中止行動 運動への参加 悪心と嘔吐の自己コントロール オストミーのセルフケア 患者の契約行動 禁煙行動 筋骨格リハビリテーションへの参加 健康増進行動 健康探究行動 個人の健康スクリーニング行動 個人の時間管理 個人の自律性 コンプライアンス行動 コンプライアンス行動：処方された食事 コンプライアンス行動：治療薬 コンプライアンス行動：療養行動 自己ケアの主導的指示 手段的日常生活活動（IADL）の自立 出産後の健康行動 症状の自己コントロール 視力代償行動 心臓リハビリテーションへの参加 積極的なアドヒアランス行動 積極的なアドヒアランス行動：食事 体重管理に関する行動 体重減少に関する行動 体重増加に関する行動 聴力代償行動 てんかん発作の自己コントロール 疼痛の自己コントロール 妊娠中の健康行動 ヘルスケアの意思決定への参加 ボディメカニクスの活用 薬物乱用の中止行動 レジャーへの参加	健康志向 健康信念 健康信念：脅威の認知 健康信念：コントロールの認知 健康信念：資源の認知 健康信念：達成能力の認知	自己管理：炎症性腸疾患 自己管理：がん 自己管理：関節炎 自己管理：感染 自己管理：冠動脈疾患 自己管理：既知のアレルギー 自己管理：急性疾患 自己管理：抗凝固療法 自己管理：高血圧 自己管理：骨粗しょう症 自己管理：脂質異常 自己管理：自閉症スペクトラム 自己管理：心疾患 自己管理：腎臓疾患 自己管理：心不全 自己管理：セリアック病 自己管理：喘息 自己管理：創傷 自己管理：多発性硬化症 自己管理：糖尿病 自己管理：脳卒中 自己管理：肺炎 自己管理：ヒト免疫不全ウィルス（HIV） 自己管理：不整脈 自己管理：末梢動脈疾患 自己管理：慢性疾患 自己管理：慢性貧血 自己管理：慢性閉塞性肺疾患 自己管理：リンパ浮腫

領域Ⅳ：健康知識と行動				領域Ⅴ：健康認知		
健康と病気についての態度，理解，行動を説明する成果				個人の健康とヘルスケアの印象を説明する成果		
類GG：健康状態知識	類S：健康増進知識	類T：リスクコントロール	類HH：安全	類U：健康と生活の質	類EE：ケアに対する満足	類V：症状の状態
健康状態を管理するための情報を応用する個人の理解を説明する成果	健康を増進し，維持し，回復させるための管理を応用する個人の理解を説明する成果	識別できる健康の脅威を理解し，回避し，制限し，もしくはコントロールするための個人の行動を説明する成果	有害なものからの保護を促進するための個人の行動，もしくは状態を説明する成果	個人の健康状態の認知と関係する生活環境を説明する成果	提供されるヘルスケアの質および適切性に対する個人の認知を説明する成果	疾患，傷害，もしくは喪失に対する個人の徴候を説明する成果
知識：アレルギー管理 知識：炎症性腸疾患の管理 知識：がん管理 知識：関節炎の管理 知識：感染管理 知識：冠動脈疾患の管理 知識：急性疾患の管理 知識：筋骨格リハビリテーション 知識：抗凝固療法の管理 知識：高血圧の管理 知識：骨粗しょう症の管理 知識：脂質障害の管理 知識：疾病過程 知識：自閉症スペクトラム障害管理 知識：処方された活動 知識：処方された食事 知識：心疾患の管理 知識：腎臓疾患の管理 知識：心臓リハビリテーション 知識：心不全の管理 知識：摂食障害の管理 知識：セリアック病管理 知識：喘息の管理 知識：創傷管理 知識：多発性硬化症の管理 知識：治療計画 知識：治療処置 知識：てんかん管理 知識：糖尿病の管理 知識：認知症の管理 知識：脳卒中管理 知識：肺炎の管理 知識：ヒト免疫不全ウィルス(HIV)管理 知識：不整脈の管理 知識：末梢動脈疾患の管理 知識：慢性疾患の管理 知識：慢性貧血管理 知識：慢性閉塞性肺疾患の管理 知識：抑うつの管理 知識：リンパ浮腫管理	知識：エネルギーの管理 知識：オストミーケア 知識：カップ授乳 知識：がんの脅威を軽減する 知識：血栓の脅威軽減 知識：健康行動 知識：健康的な食事 知識：健康的なライフスタイル 知識：子どもの身体的安全 知識：時間管理 知識：自己の安全 知識：出産後の母体の健康 知識：診断と治療の手順 知識：ストレス管理 知識：性的機能 知識：早産児のケア 知識：体重管理 知識：転倒・転落予防 知識：疼痛管理 知識：乳幼児ケア 知識：妊娠 知識：妊娠中・出産後の性的機能 知識：妊娠の促進 知識：妊娠前の母性の健康 知識：脳卒中の脅威軽減 知識：避妊 知識：瓶哺乳 知識：物質（薬物・たばこ・アルコール）使用制御 知識：分娩と出産 知識：ペアレンティング 知識：保健医療資源 知識：ボディメカニクス 知識：母乳栄養 知識：薬剤	リスクコントロール リスクコントロール：圧迫による傷害 リスクコントロール：飲酒 リスクコントロール：がん リスクコントロール：環境の危険 リスクコントロール：感染過程 リスクコントロール：喫煙 リスクコントロール：血栓 リスクコントロール：高血圧 リスクコントロール：高体温 リスクコントロール：誤嚥 リスクコントロール：骨粗しょう症 リスクコントロール：子どものいじめ リスクコントロール：視覚障害 リスクコントロール：脂質異常 リスクコントロール：心臓血管疾患 リスクコントロール：性感染症(STD) リスクコントロール：脱水 リスクコントロール：聴覚障害 リスクコントロール：低血圧 リスクコントロール：低体温 リスクコントロール：転倒・転落 リスクコントロール：ドライアイ リスクコントロール：日光曝露 リスクコントロール：乳児のアレルギー リスクコントロール：脳卒中 リスクコントロール：非計画的妊娠 リスクコントロール：肥満 リスクコントロール：薬物使用 リスクの早期発見	安全な医療環境 安全な家庭環境 安全な排泄 個人の安全行動 処置前の準備状態 転倒・転落の発生頻度 転倒・転落予防行動 逃亡傾向のリスク 逃亡の頻度 予防接種行動	安楽な死 安楽の状況 安楽の状況：環境 安楽の状況：社会・文化的 安楽の状況：身体的 安楽の状況：心理・霊的 学生の健康状態 クオリティ・オブ・ライフ 健康リテラシー行動 個人の安寧状態 個人の健康状態 財政リテラシー行動 スピリチュアルヘルス体力 ライフスタイルのバランス	クライエントの満足 クライエントの満足：安全性 クライエントの満足：気づかい クライエントの満足：機能支援 クライエントの満足：教育 クライエントの満足：ケア・資源の利用 クライエントの満足：ケアの技術的側面 クライエントの満足：ケアの継続性 クライエントの満足：ケース管理 クライエントの満足：権利の擁護 クライエントの満足：コミュニケーション クライエントの満足：症状のコントロール クライエントの満足：身体の環境 クライエントの満足：身体的ケア クライエントの満足：心理的ケア クライエントの満足：疼痛管理 クライエントの満足：文化的なニーズの充足	悪心と嘔吐の重症度 悪心と嘔吐：破壊的な影響 化学療法：破壊的な身体への影響 苦悩の重症度 けいれん発作の重症度 月経前症候群の重症度 高血圧の重症度 更年期症状の重症度 症状の重症度 低血圧の重症度 低血糖の重症度 疼痛のレベル 疼痛：破壊的影響 疼痛：有害な心理的反応 ドライアイの重症度 不快レベル 物質依存症の影響 物質中毒からの離脱症状の重症度 末梢動脈疾患重症度 リンパ浮腫の重症度

付録　NOCの分類構造

領域Ⅵ：家族の健康				領域Ⅶ：地域社会の健康	
全体としての家族の，もしくは家族としての個人の健康状態，健康行動，もしくは機能を説明する成果				地域社会，もしくは母集団の健康，安寧状態，そして機能を説明する成果	
類W：家族介護者(養育者)による介護	類Z：家族の健康状態	類X：家族の安寧状態	類DD：ペアレンティング	類BB：地域社会における安寧状態	類CC：地域社会の健康保護
依存している子ども，もしくは成人に対して介護する家族の適応と達成を説明する成果	個々の家族の身体的，心理的，社会的，そして霊的な健康を説明する成果	家族の環境，一単位としての家族の全体的な健康状態，そして社会的能力を説明する成果	子どもの最適な成長と発達を促進するための両親の行動を説明する成果	地域社会，もしくは母集団の全体的な健康状態と社会的能力を説明する成果	健康脅威への地域社会の抵抗を促進させる健康リスクを排除し，もしくは低下させるための地域社会の構造と計画を説明する成果
介護者と患者との関係 介護者の介護能力：間接的ケア 介護者の介護能力：直接的ケア 介護者のストレス要因 介護者の役割持続力 介護者のライフスタイルの混乱 家族の能力：認知症ケア 患者の医療施設入所に対する介護者の適応 在宅療養における介護者の準備	介護者の安寧 介護者の心の健康 介護者の身体的健康 虐待からの回復 虐待からの回復：経済的 虐待からの回復：情緒的 虐待からの回復：身体的 虐待からの回復：性的 虐待からの保護 虐待の中止 ネグレクトからの回復 ネグレクトの停止 母体の状態：妊娠中 母体の状態：分娩後 母体の状態：分娩中	家族の機能 家族の健康状況 家族のコーピング 家族の社会的風土 家族の統合 家族のノーマライゼーション 家族のノーマライゼーション：自閉症スペクトラム障害 家族のノーマライゼーション：認知症 家族のリスクコントロール：いじめ 家族のリスクコントロール：肥満(症) 家族のレジリエンス(回復力) 専門職のケアへの家族の参画 治療中の家族支援	ペアレンティング達成 ペアレンティング達成：就学前 ペアレンティング達成：小児期初期／中期の身体的安全 ペアレンティング達成：小児期中期 ペアレンティング達成：心理社会的安全 ペアレンティング達成：青年期 ペアレンティング達成：青年期の安全 ペアレンティング達成：乳児 ペアレンティング達成：乳幼児の身体的安全 ペアレンティング達成：幼児	地域社会における免疫状況 地域社会の健康状況 地域社会の能力 地域社会の悲嘆への対応 地域社会の暴力水準 地域社会のレジリエンス(回復力)	地域社会の計画の有効性 地域社会の健康スクリーニングの効果 地域社会の災害準備 地域社会の災害反応 地域社会のリスクコントロール：いじめ 地域社会のリスクコントロール：鉛害 地域社会のリスクコントロール：環境の危険 地域社会のリスクコントロール：自殺 地域社会のリスクコントロール：伝染病 地域社会のリスクコントロール：肥満(症) 地域社会のリスクコントロール：不健全な文化的伝統 地域社会のリスクコントロール：暴力 地域社会のリスクコントロール：慢性疾患

索引

太字は主要な説明の頁を示す。

欧文

NANDA 2
NANDA-I 2
NANDA-I 2018-2020
　——看護診断分類の変更点　11
　——の7軸の名称と端的な説明（表）　32
　——の基本的理解　1
　——の分類構造　2
NANDA-I-NIC-NOCを用いる看護過程の展開　66
NANDA-I看護診断の選択
　——,急性期の事例　164
　——,終末期の事例　222, 251
　——,超急性期の事例　195
　——,慢性期の事例　114, 139
NANDA-I看護診断
　——の選定法　83
　——の提案：エビデンスレベル（LOE）の判定基準（表）　34
　——分類法Ⅱ領域1ヘルスプロモーション（表）　4
　——分類法Ⅱ領域と類（図）　3
NANDA-I看護診断モデル（図）　33
NANDAインターナショナル　2
NIC（看護介入分類）　36
　——から介入および行動を選定する方法　85
　——の構成と基本的な定義　36
　——の強み　47
　——の分類構造, 付録　260
　——の有用性　36
NIC（看護介入分類）原著第7版
　——の介入数　45
　——の基本的理解　35
　——の構成　36
　——の分類構造　38
NICの選択
　——,急性期の事例　167
　——,終末期の事例　230, 255
　——,超急性期の事例　202
　——,慢性期の事例　118, 141
NOC（看護成果分類）　50
　——から成果および成果指標を選定する方法　84
　——に使用されている単独の測定尺度（表）　53
　——の構成と基本的な定義　50
　——の強み　64
　——の分類構造, 付録　264
NOC（看護成果分類）原著第6版
　——の基本的理解　49
　——の構成　50
　——の成果数　62
　——の分類構造　55
NOCの選択
　——,急性期の事例　167
　——,終末期の事例　226, 255
　——,超急性期の事例　199
　——,慢性期の事例　115, 140
NOCの測定尺度の選定
　——,急性期の事例　171
　——,終末期の事例　231, 258
　——,超急性期の事例　202
　——,慢性期の事例　119, 141
SOAPシート
　——,急性期の事例　149
　——,終末期の事例　209, 237
　——,超急性期の事例　177
　——,慢性期の事例　93, 125

あ行

アセスメント
　——,急性期の事例　152
　——,終末期の事例　203, 232
　——,超急性期の事例　183
　——,慢性期の事例　88, 120
アレルギー反応リスク状態（NANDA-I）　30
安全(NOC)　60
安全性(NIC)　41
安全／防御(NANDA-I)　6, 25, 26, 27, 28, 29, 30, 31, 80
安楽(NANDA-I)　10, 28, 80
医師主導型治療　37
移住トランジション複雑化リスク状態(NANDA-I)　14, **22**
インフォームドコンセント　66
栄養(NANDA-I)　2, 15, 17, 18, 29, 30, 76
栄養支援(NIC)　39
エネルギー維持(NOC)　56
エネルギーフィールド平衡異常(NANDA-I)　14, **19**
エネルギー平衡(NANDA-I)　5, 19, 30
エビデンスレベル(LOE)の判定基準　34

か行

介護役割(NANDA-I)　7, 21
介入
　——,新しく加わった　43
　——,安全面への　41
　——,家族に対する　41
　——,間接的な　42
　——,身体的な側面への　38
　——,心理社会的な側面への　40
　——,地域社会に対する　43
介入および行動を選定する方法, NICから　85
介入数
　——,NIC原著第7版の　45
　——,領域・類別の（表）　46
介入の成果
　——,身体的な側面への　56
　——,心理社会的な側面に対する　58
外皮系機能(NANDA-I)　5, 19
家族
　——, (NIC)　41, 45
　——の安寧状態(NOC)　61
　——の健康(NOC)　60
　——の健康状態(NOC)　61
　——の健康に関する成果　60
家族介護者（養育者）による介護(NOC)　61
家族関係(NANDA-I)　8, 22
家族コーピング機能低下(NANDA-I)　30
家族コーピング機能停止(NANDA-I)　30
価値観(NANDA-I)　9, 24
価値観／信念／行動の一致(NANDA-I)　9, 25
活動／運動(NANDA-I)　5, 19
活動／休息(NANDA-I)　5, 19, 20, 30, 31, 77
活動と運動の管理(NIC)　38
可動性(NOC)　56
感覚機能(NOC)　57
感覚／知覚(NANDA-I)　6, 21
環境危険(NANDA-I)　6, 27
環境的安楽(NANDA-I)　10, 28
看護介入　37
看護介入分類(NIC)　36
看護感受性を評価するための基準　55

索引

看護感受的患者成果　51
　——の標準化のための規則　53
看護計画(表)
　——,急性期の事例　168
　——,終末期の事例　228, 256
　——,超急性期の事例　200
　——,慢性期の事例　116, 142
看護計画の立案　82
　——,急性期の事例　164
　——,終末期の事例　222, 251
　——,超急性期の事例　195
　——,慢性期の事例　114, 139
看護行動　37
看護師主導型治療　37
看護診断
　——,新しく加わった　11, 14
　——,原著の英語が変更された　29
　——,削除された　30
　——,診断名が変更となった　29
　——,日本語訳が変更された　30
　——の4つの型の定義　31, 32
　——の数　2
　——の選定法, NANDA-I　83
　——の定義　31
看護診断数とその割合, 側面別に見た(表)　14
看護診断分類の変更点, NANDA-I 2018-2020　11
看護成果分類(NOC)　50
患者教育(NIC)　41
患者現象
　——, 行動的な側面の　8
　——, 社会的な側面の　7
　——, 身体的な側面の　2
　——, 心理的な側面の　7
　——, 統合的な側面の　9
間接ケア介入　37
感染(NANDA-I)　6, 25
関連図
　——,急性期の事例　162
　——,終末期の事例　224, 252
　——,超急性期の事例　196
　——,慢性期の事例　110, 136
関連図の作成　81
　——,急性期の事例　161
　——,終末期の事例　221, 250
　——,超急性期の事例　195
　——,慢性期の事例　109, 135
関連する状態　11
気圧式ターニケット管理(NIC)　44

危機管理(NIC)　41
機能的健康(NOC)　56
機能の能力強化(NIC)　43
気分転換活動参加減少(NANDA-I)　29
吸収(NANDA-I)　4, 17
急性離脱シンドローム(NANDA-I)　14, **23**
急性離脱シンドロームリスク状態(NANDA-I)　14, 23, **24**
記録：ミーティング(NIC)　45
クラス(類)　2
ケアに対する満足(NOC)　60
血圧不安定リスク状態(NANDA-I)　14, **20**
検温表
　——,急性期の事例　151
　——,終末期の事例　213, 240
　——,超急性期の事例　179
　——,慢性期の事例　95, 127
健康管理(NANDA-I)　8, 15, 30
健康管理(NOC)　59
健康行動(NOC)　59
健康コーチング(NIC)　44, 45
健康自覚(NANDA-I)　8, 13, 29
健康状態知識(NOC)　59, 62
健康信念(NOC)　59
健康増進知識(NOC)　59
健康知識と行動
　——, (NOC)　59
　——の成果　58
健康と生活の質(NOC)　60
健康認知
　——, (NOC)　60
　——に関する成果　60
検査データ
　——,急性期の事例　152
　——,終末期の事例　212, 239
　——,超急性期の事例　181
　——,慢性期の事例　94, 126
倦怠感(NANDA-I)　30
見当識(NANDA-I)　6, 21
口腔乾燥リスク状態(NANDA-I)　14, **25**
口腔粘膜統合性障害(NANDA-I)　29
口腔粘膜統合性障害リスク状態(NANDA-I)　29
高血圧管理(NIC)　44
行動的(NIC)　40, 44

行動療法(NIC)　40, 44
コーピング援助(NIC)　41, 44
コーピング／ストレス耐性(NANDA-I)　8, 22, 23, 30, 79
コーピング反応(NANDA-I)　9, 23, 30
呼吸管理(NIC)　39
呼吸機能(NANDA-I)　5, 19
子育てケア(NIC)　42
コミュニケーション(NANDA-I)　6, 21
コミュニケーション強化(NIC)　40, 44

さ行

自己概念(NANDA-I)　7, 21
自己コントロール(NOC)　58
自己知覚(NANDA-I)　7, 21, 78
脂質異常症管理(NIC)　44
自尊感情(NANDA-I)　7, 21
社会的安楽(NANDA-I)　10, 28
社会的相互作用(NOC)　58
周手術ケア(NIC)　39, 44
手術部位感染リスク状態(NANDA-I)　14, **25**
出産ケア(NIC)　42, 45
消化(NANDA-I)　4, 17
生涯ケア(NIC)　42
消化・栄養(NOC)　57
消化器系機能(NANDA-I)　5, 18
症状の状態(NOC)　60
情報管理(NIC)　42, 45
情報収集
　——,急性期の事例　145
　——,終末期の事例　203, 232
　——,超急性期の事例　172
　——,慢性期の事例　88, 120
静脈血栓塞栓リスク状態(NANDA-I)　14, 25, **26**
女性器切除リスク状態(NANDA-I)　14, **26**
処置支援：乳幼児(NIC)　45
視力検査(NIC)　44
神経管理(NIC)　39
神経行動ストレス(NANDA-I)　9, 23
神経認知(NOC)　57
心血管／肺反応(NANDA-I)　5, 20, 31

新生児高ビリルビン血症（NANDA-I） 29
新生児離脱シンドローム（NANDA-I） 14, 23, **24**
身体外傷リスク状態（NANDA-I） 30
身体損傷（NANDA-I） 6, 25, 29, 30
身体的安楽（NANDA-I） 10, 28
身体的安楽促進（NIC） 39, 43
シンドローム 31
　── の看護診断の領域別にみた数（表） 12
　── の定義（表） 32
信念（NANDA-I） 9, 24
心肺機能（NOC） 57
心理社会的健康（NOC） 58
心理社会的適応（NOC） 58
心理的安寧状態（NOC） 58
心理的安楽促進（NIC） 41
水化（NANDA-I） 4, 18, 30
睡眠／休息（NANDA-I） 5, 19
成果
　──，2つの尺度が使用されている（表） 54
　──，新しく加わった 62
　── および成果指標を選定する方法，NOC から 84
成果指標 51
成果数，領域・類別の（表） 63
生活原理（NANDA-I） 9, 24, 25, 79
生殖（NANDA-I） 10, 22
成長（NANDA-I） 10, 29, 31
成長／発達（NANDA-I） 10, 29, 31, 81
成長発達（NOC） 56
性的機能（NANDA-I） 10, 22
性同一性（NANDA-I） 10, 22
生理学的：基礎（NIC） 38, 43
生理学的健康（NOC） 56
生理学的：複雑（NIC） 38, 39, 44
セクシュアリティ（NANDA-I） 9, 22, 79
摂取（NANDA-I） 4, 15, 29
セルフケア
　──，（NANDA-I） 5, 20
　──，（NOC） 56
セルフケア促進（NIC） 39, 43
全体像（表）
　──，急性期の事例 165
　──，終末期の事例 226

──，超急性期の事例 198
──，慢性期の事例 113, 138
全体像の構成要素（表） 82
全体像の描写 81
──，急性期の事例 161
──，終末期の事例 221, 250
──，超急性期の事例 195
──，慢性期の事例 109, 135
測定尺度 52
──，NOC に使用されている単独の（表） 53
── を選ぶ，5段階の 86
組織循環管理（NIC） 40, 44
組織の統合性（NOC） 58

た行

体液量と電解質（NOC） 57
体温調節
──，（NANDA-I） 7, 28, 31
──，（NIC） 40
代謝（NANDA-I） 4, 17, 29
代謝制御（NOC） 57
代謝平衡異常シンドロームリスク状態（NANDA-I） 14, 17, **18**
多軸システム 32
ダンス療法（NIC） 44
地域社会
──，（NIC） 43, 45
── における安寧状態（NOC） 62
── の健康（NOC） 61
── の健康促進（NIC） 43, 45
── の健康に関する成果 61
── の健康保護（NOC） 61
── の健康擁護（NIC） 45
── のリスク管理（NIC） 43
地域社会介入 37
知覚／認知（NANDA-I） 5, 20, 21, 77
注意（NANDA-I） 6, 20
直接ケア介入 37
治療反応（NOC） 57
低血圧管理（NIC） 44
データベースシート
──，急性期の事例 146
──，終末期の事例 204, 233
──，超急性期の事例 173
──，慢性期の事例 89, 121
データベースシートの例（表） 67
電解質と酸塩基管理（NIC） 39, 44

疼痛管理：急性（NIC） 43
疼痛管理：慢性（NIC） 43
ドメイン（領域） 2
トラウマ後反応（NANDA-I） 8

な行

乳児突然死リスク状態（NANDA-I） 29
認知（NANDA-I） 6, 21
認知療法（NIC） 40

は行

排泄
──，（NANDA-I） 31
──，（NOC） 57
排泄管理（NIC） 38
排泄と交換（NANDA-I） 4, 18, 19, 77
ハイリスク群 11
発達（NANDA-I） 10, 29
非効果的小児食生活動態（NANDA-I） 14, 15, **16**
非効果的青年食生活動態（NANDA-I） 14, **15**
非効果的体温調節機能リスク状態（NANDA-I） 14, **28**
非効果的乳児食生活動態（NANDA-I） 14, 15, **17**
泌尿器系（NANDA-I） 31
泌尿器系機能（NANDA-I） 4, 18
皮膚／創傷管理（NIC） 40
フィトセラピー（植物療法）（NIC） 44
不動性管理（NIC） 38
ペアレンティング（NOC） 61
ヘルスシステム（NIC） 42, 45
ヘルスシステム管理（NIC） 42, 45
ヘルスシステム仲介（NIC） 42
ヘルスプロモーション（NANDA-I） 8, 13, 15, 29, 30, 66
ヘルスプロモーション型看護診断 31
　── の定義（表） 32
　── の領域別にみた数（表） 12
ヘルスプロモーション，類と看護診断（表） 4
ヘルスリテラシー促進準備状態（NANDA-I） 13, **14**
防御機能（NANDA-I） 7, 27, 30
暴力（NANDA-I） 6, 26

索引

北米看護診断協会　2
ボディイメージ(NANDA-I)　7, 21
母乳分泌不足(NANDA-I)　29

ま行

免疫反応(NOC)　57
問題焦点型看護診断　31
　──の定義(表)　32
　──の領域別にみた数(表)　12

や行

薬物管理(NIC)　39, 44
役割関係(NANDA-I)　7, 21, 22, 78
役割遂行(NANDA-I)　8, 22

ら行

ラテックスアレルギー反応(NANDA-I)　30
ラテックスアレルギー反応リスク状態(NANDA-I)　30
リスク型看護診断　31
　──の定義(表)　32
　──の領域別にみた数(表)　12
リスク管理(NIC)　41
リスクコントロール(NOC)　59
領域　2
領域1《ヘルスプロモーション》　8
領域1のアセスメントのまとめ
　──, 急性期の事例　153
　──, 終末期の事例　214, 241
　──, 超急性期の事例　184
　──, 慢性期の事例　97, 128
領域2《栄養》　2
領域2のアセスメントのまとめ
　──, 急性期の事例　154
　──, 終末期の事例　215, 242
　──, 超急性期の事例　185
　──, 慢性期の事例　98, 129
領域3《排泄と交換》　4
領域3のアセスメントのまとめ
　──, 急性期の事例　154
　──, 終末期の事例　215, 243
　──, 超急性期の事例　186
　──, 慢性期の事例　100, 129
領域4《活動／休息》　5
領域4のアセスメントのまとめ
　──, 急性期の事例　155
　──, 終末期の事例　215, 243
　──, 超急性期の事例　187
　──, 慢性期の事例　101, 130

領域5《知覚／認知》　5
領域5のアセスメントのまとめ
　──, 急性期の事例　156
　──, 終末期の事例　215, 244
　──, 超急性期の事例　188
　──, 慢性期の事例　101, 130
領域6《自己知覚》　7
領域6のアセスメントのまとめ
　──, 急性期の事例　157
　──, 終末期の事例　216, 245
　──, 超急性期の事例　189
　──, 慢性期の事例　102, 132
領域7《役割関係》　7
領域7のアセスメントのまとめ
　──, 急性期の事例　158
　──, 終末期の事例　217, 245
　──, 超急性期の事例　190
　──, 慢性期の事例　103, 133
領域8《セクシュアリティ》　9
領域8のアセスメントのまとめ
　──, 急性期の事例　158
　──, 終末期の事例　217, 246
　──, 超急性期の事例　190
　──, 慢性期の事例　104, 134
領域9《コーピング／ストレス耐性》　8
領域9のアセスメントのまとめ
　──, 急性期の事例　159
　──, 終末期の事例　219, 247
　──, 超急性期の事例　191
　──, 慢性期の事例　106, 133
領域10《生活原理》　9
領域10のアセスメントのまとめ
　──, 急性期の事例　159
　──, 終末期の事例　220, 247
　──, 超急性期の事例　191
　──, 慢性期の事例　106, 134
領域11《安全／防御》　6
領域11のアセスメントのまとめ
　──, 急性期の事例　160
　──, 終末期の事例　220, 248
　──, 超急性期の事例　193
　──, 慢性期の事例　107, 131
領域12《安楽》　10
領域12のアセスメントのまとめ
　──, 急性期の事例　161
　──, 終末期の事例　221, 249
　──, 超急性期の事例　194
　──, 慢性期の事例　108, 131
領域13《成長／発達》　10

領域13のアセスメントのまとめ
　──, 急性期の事例　161
　──, 終末期の事例　221, 249
　──, 超急性期の事例　194
　──, 慢性期の事例　109, 135
類　2
連携強化(NIC)　45
労働災害リスク状態(NANDA-I)　14, **27**